Judith Koch

DER GRÜNE WEG ZUR HEILUNG

Natur-Apotheke

Herbst & Winter

Widmung

Für meine liebe Lehrerin, Schwester Alexandra Schulte. Denn es gibt auf der Welt auch sehr gute Bio-Lehrer/innen, die enorm motivierend und menschlich unschlagbar sind!

READ GLOBAL BUY LOCAL

MIX
Papier aus verantwortungsvollen Quellen
FSC® C118234
FSC www.fsc.org

ISBN 978-3-99025-506-3

www.freya.at

Layout: freya_art, Regina Raml-Moldovan, Covergestaltung: Alyssa Kamoun
Lektorat: Dorothea Forster
Fotonachweise: siehe Seite 264

printed by GPS-Group

Hinweis:
Die Angaben in diesem Buch sind von der Autorin sorgfältig geprüft worden, dennoch sind sie ohne Gewähr. Die im vorliegenden Buch beschriebenen Heilwirkungen und medizinischen Anwendungen von Pflanzen und traditionellen Heilmethoden haben lediglich informativen Charakter, eine Durchführung der Heilanwendungen findet vom Leser eigenverantwortlich statt. Dies gilt insbesondere bei ernsthaften gesundheitlichen Problemen. Eine Haftung des Autors, des Verlages oder seiner Beauftragten ist ausgeschlossen.

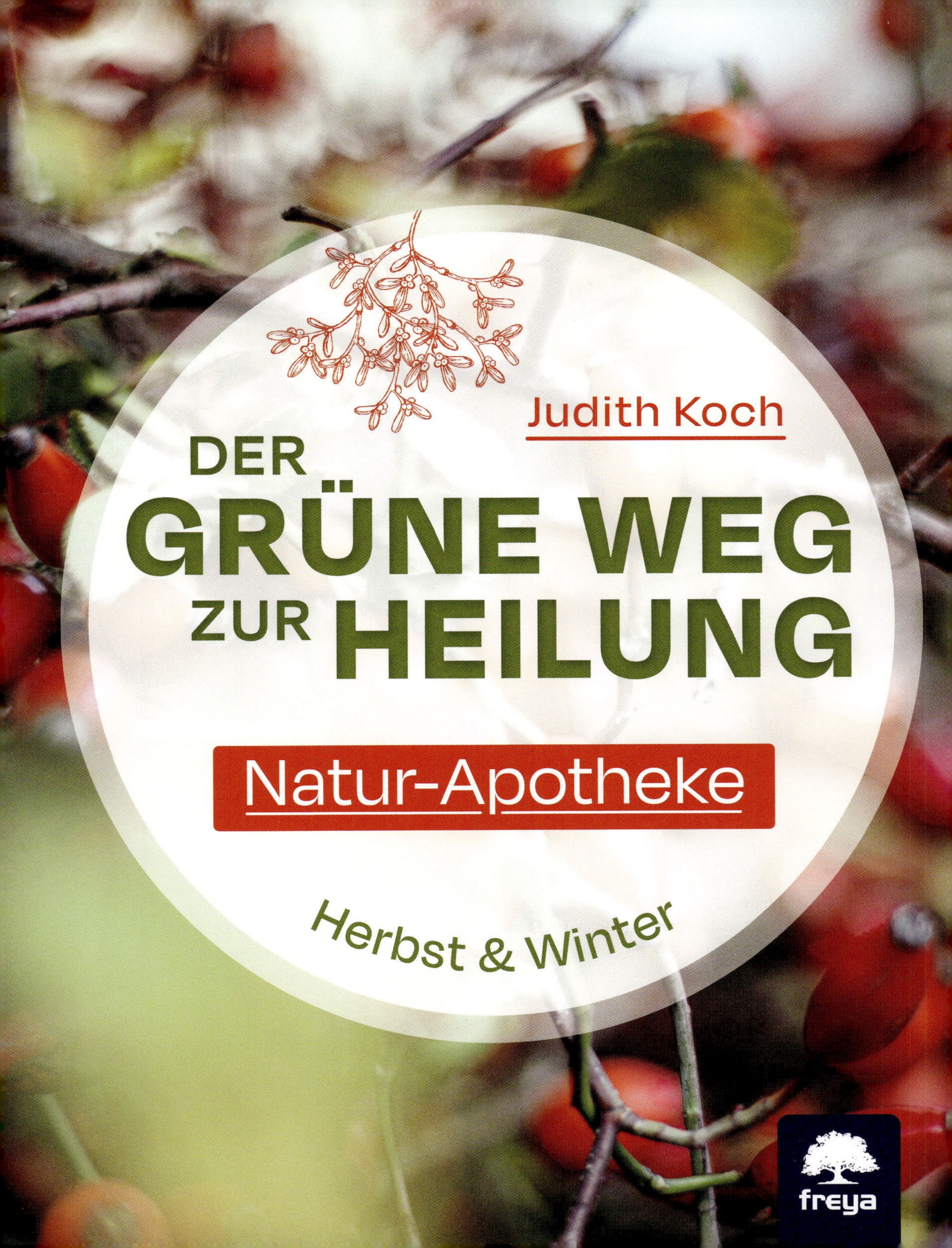

Judith Koch

DER GRÜNE WEG ZUR HEILUNG

Natur-Apotheke

Herbst & Winter

freya

Herbst

Winter

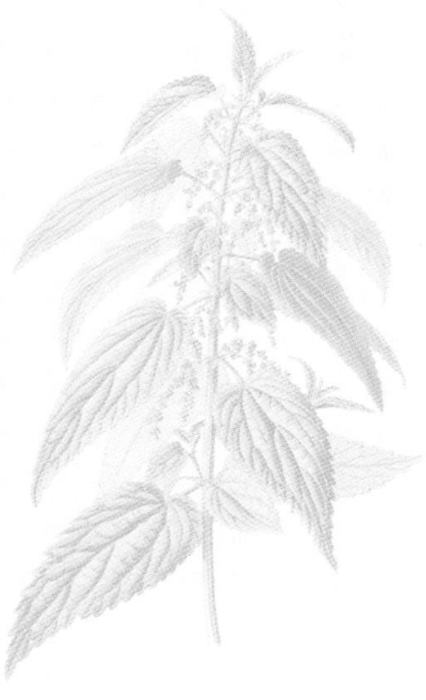

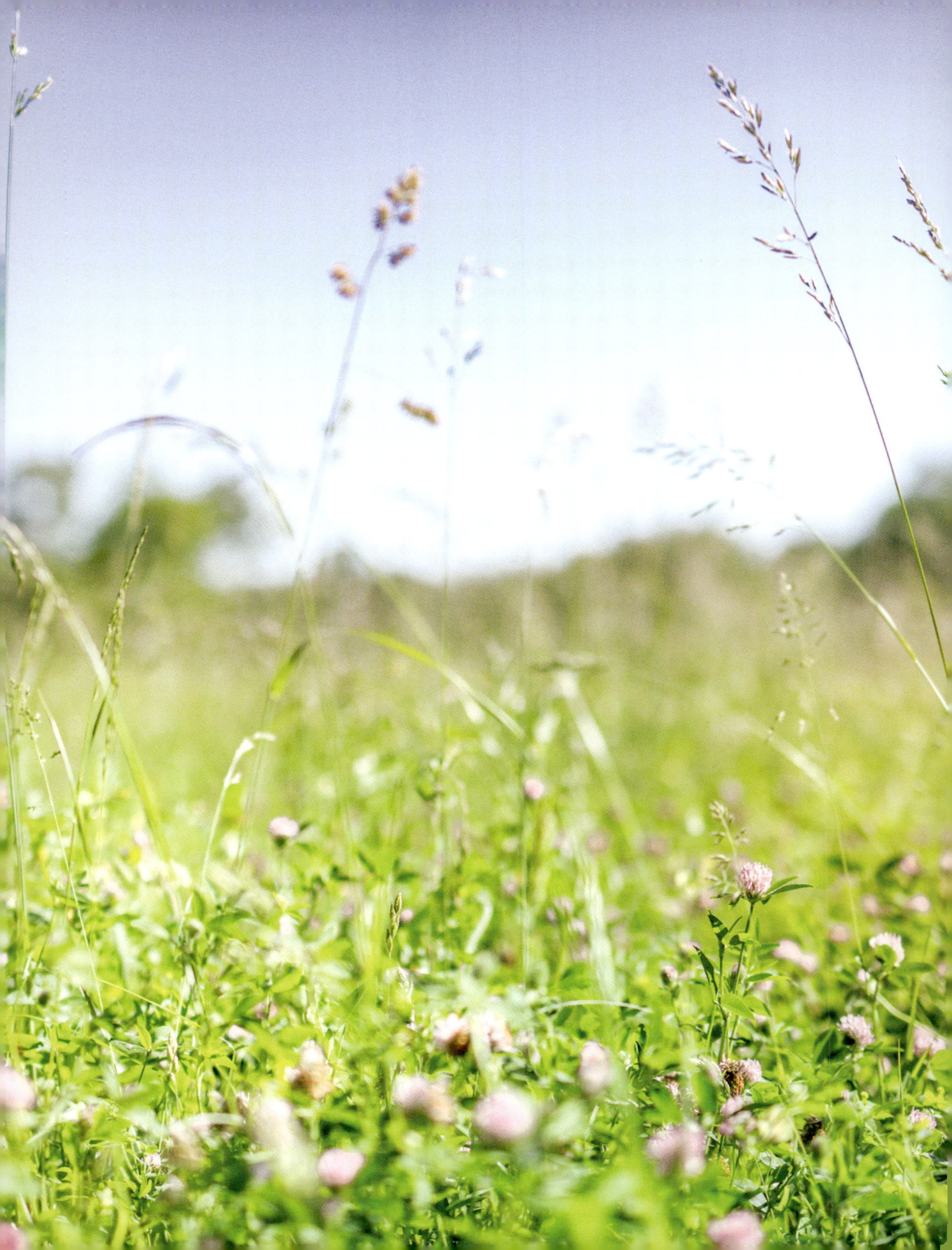

Vorwort

Dieses Buch ist der Folgeband von „*Natürlich Heilen mit Kräutern und natürlichen Hausmitteln, Frühling/Sommer*".

Es begleitet Sie durch den Herbst und den Winter und macht damit den Jahreskreis komplett.

Ein italienisches Sprichwort sagt:

*„Gesundheit ist wie das Salz im Essen:
Man bemerkt nur, wenn es fehlt."*

Gerade in den feuchten und kalten Jahreszeiten unserer Breiten wird mangelnde Gesundheit am häufigsten in Form von Erkältungserkrankungen deutlich. Doch auch chronisch erkrankte Organe, die weniger gut anpassungsfähig oder wärmeliebend sind, mucken jetzt verstärkt auf. Wir stehen dem jedoch keineswegs hilflos gegenüber. Die Natur und überlieferte Hausmittel bieten reichlich Hilfe an.

Allen, die nicht das Glück hatten in einem Haushalt aufzuwachsen, in dem die alten Rezepte noch Anwendung fanden, und zur Ergänzung des in den Familien noch vorhandenen Heilwissens über Kräuter und Hausmittel soll dieses Buch eine Stütze sein, die alltäglichen Befindlichkeitsstörungen zu lindern und vielleicht sogar zu heilen.

Ich wünsche Ihnen viel Erfolg und Spaß auf dem Weg zur Gesundheit!

Ihre

Judith Koch

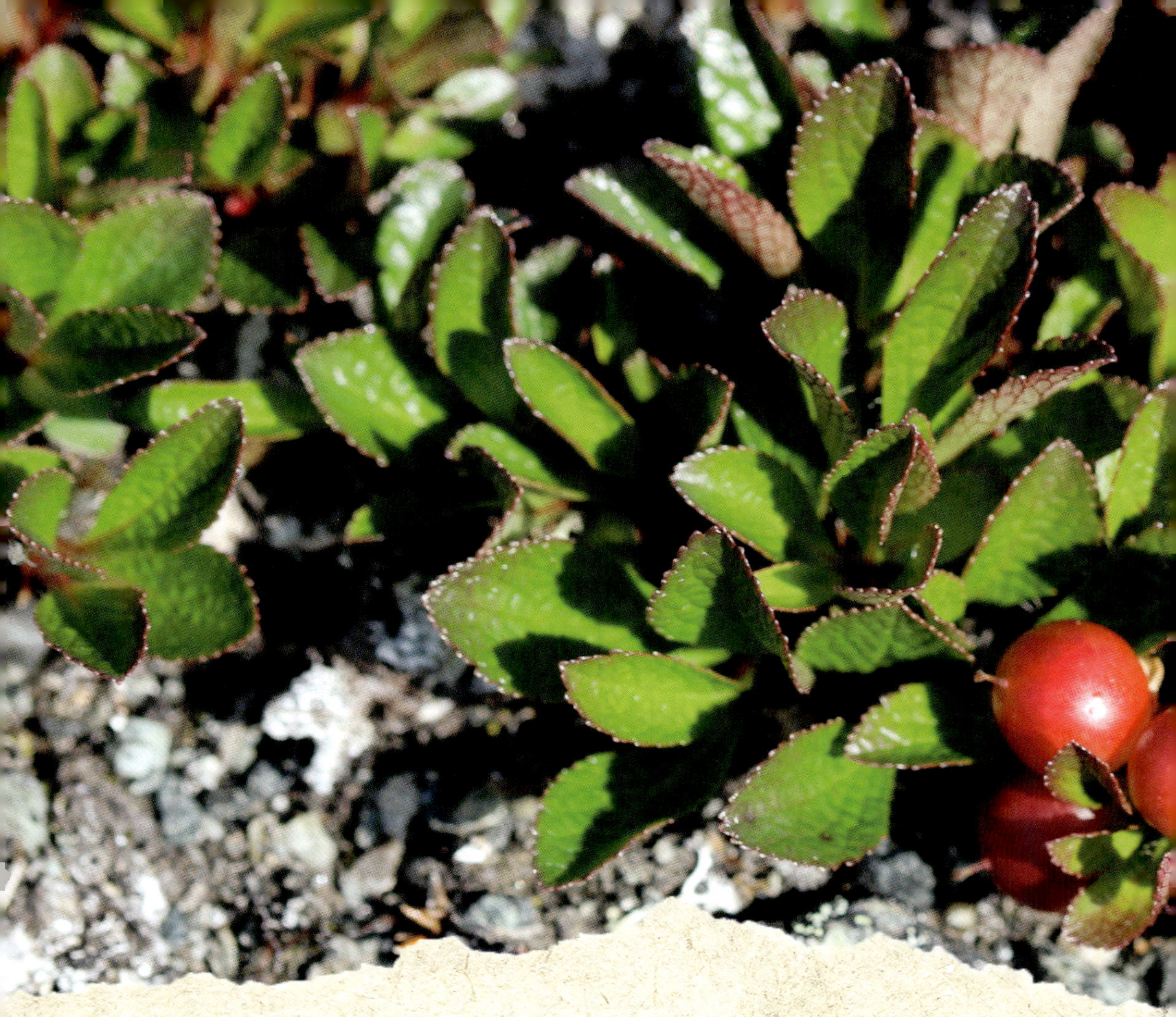

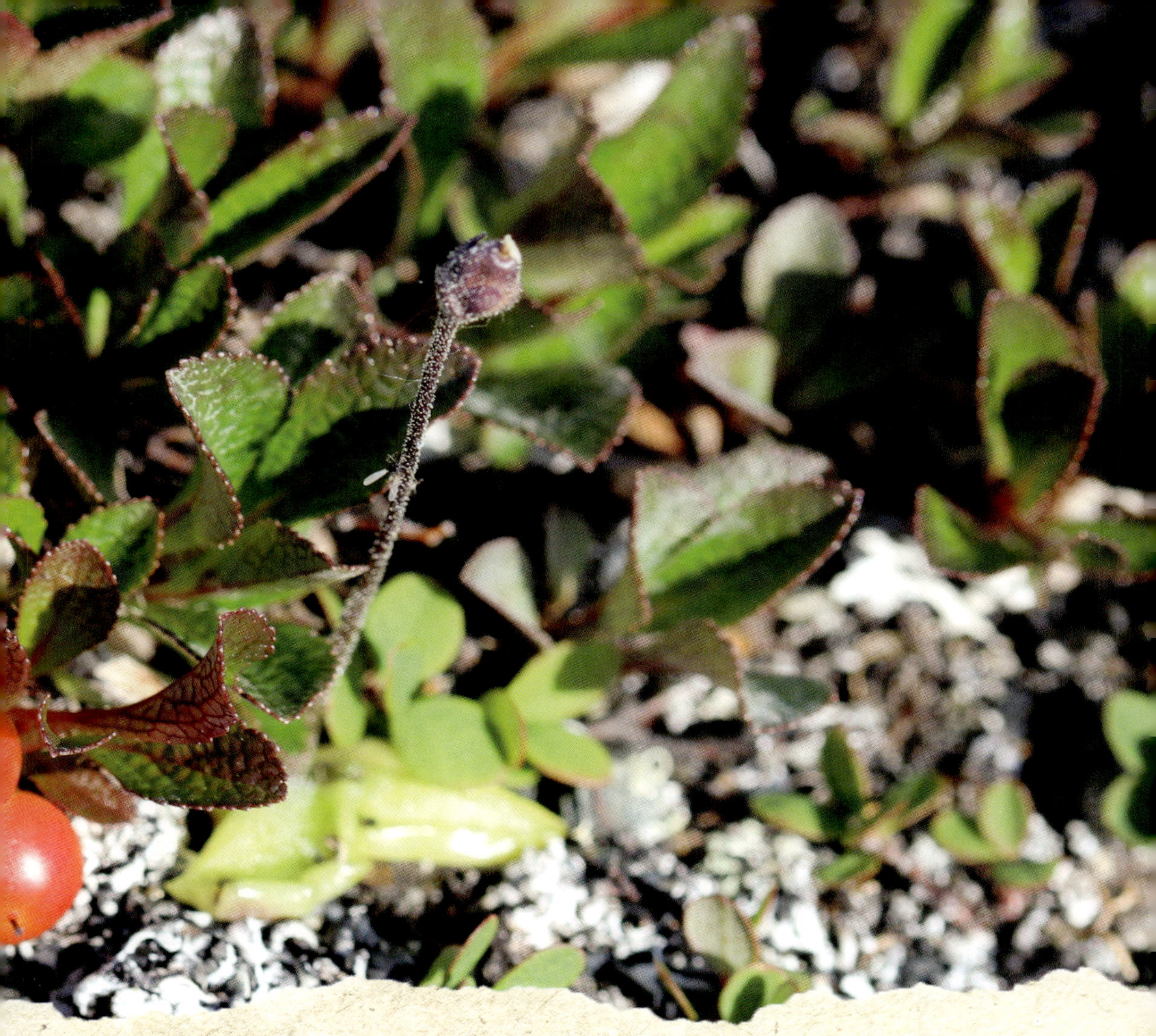

HERBST

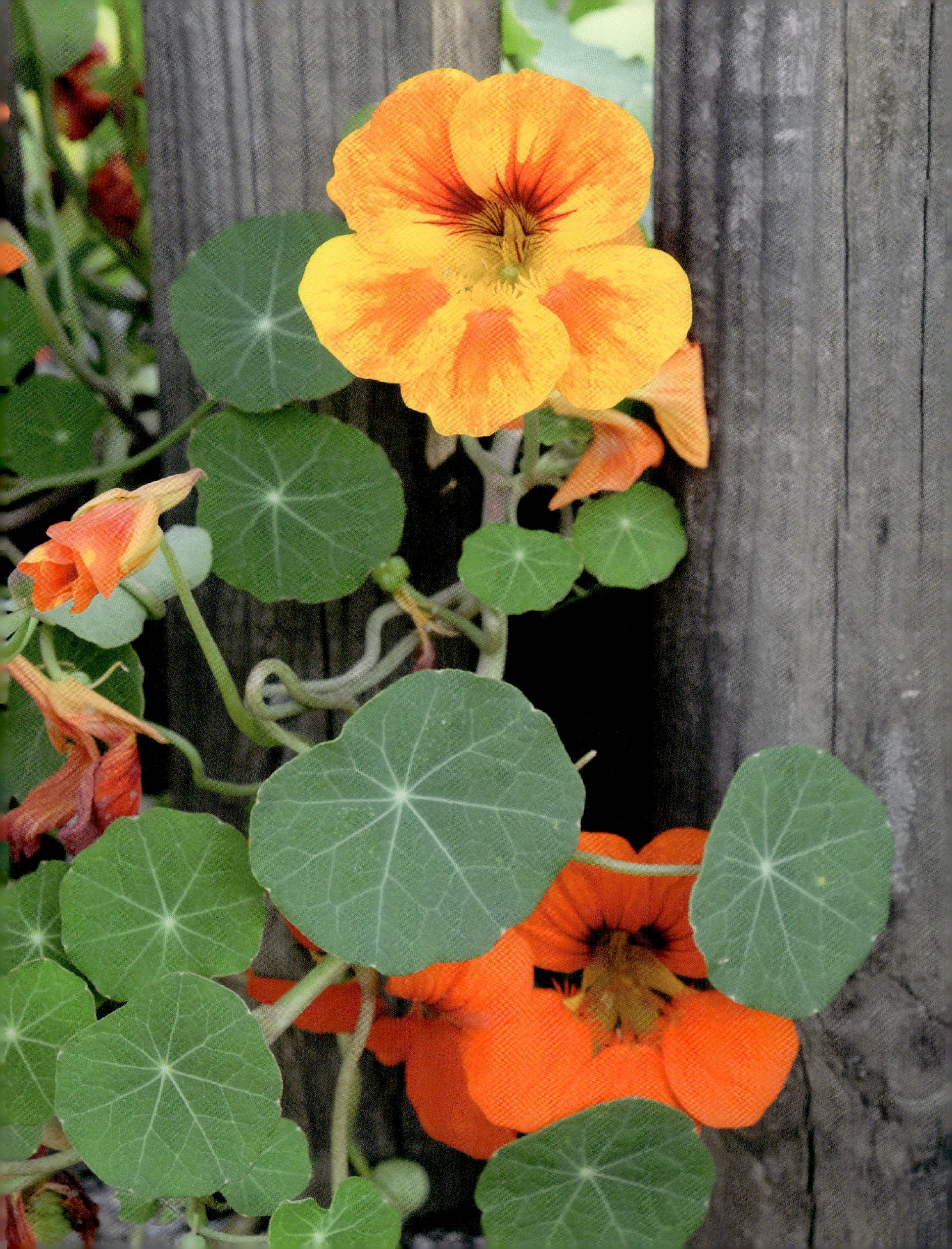

Blasenentzündung – *Vorbeugen und heilen*

Eine Entzündung der Blase, auch Zystitis genannt, ist unangenehm und tut weh. Die Natur hilft uns mit Kräutern, die Verursacher – meist Bakterien – gut in den Griff zu bekommen.

Ursachen

Brennen beim Wasserlassen und ein ständiger Harndrang sind die typischen Beschwerden bei einer Blasenentzündung. Harnwegsinfekte sind vor allem bei Frauen häufig, da bei ihnen der Harnleiter kürzer ist als beim Mann. Bakterien steigen so leichter in die Blase auf.

Dafür können Frauen in den meisten Fällen Kräuter in Anspruch nehmen, um sich Linderung zu verschaffen. Männer sollten lieber gleich zum Arzt gehen, da bei ihnen oft eine entzündete Prostata beteiligt ist.

Die häufigsten Ursachen für die Erkrankung bei Frauen sind Stress, Unterkühlung im Unterbauchbereich, zu wenig Schlaf, Nässe, neue Sexualpartner und damit der Kontakt zu fremden Bakterienstämmen.

Dies alles sind Faktoren, die das Immunsystem schwächen und dadurch Bakterien, seltenen Viren oder Pilzen die Möglichkeit bieten, sich unkontrolliert zu vermehren. Einer solchen Erkrankung ist man allerdings nicht schutzlos ausgeliefert. Die Natur bietet eine ganze Reihe von Kräutern, die entkrampfend, schmerzlindernd und entzündungshemmend wirken und leicht angewendet werden können.

Wer zudem noch einige generelle Verhaltensregeln beachtet, kann sich gut vor einer neuen Erkrankung schützen.

Vorbeugen und heilen

Da die Hauptverursacher für eine Blasenentzündung meistens Bakterien sind, gilt es, ihre Zahl durch Fortspülen zu verringern.

Zwei bis drei Liter Flüssigkeit in Form von stillem Wasser und Heiltees helfen dabei. Nicht sehr geeignet sind Kaffee, Alkohol oder süße Limonaden und Fruchtsäfte.

Zusätzlich erleichtern harntreibende Lebensmittel die Durchspülung. Der Spargel ist dafür hinlänglich bekannt, aber auch der Lauch.

Erdbeeren, Birnen, Reis, Kartoffeln, Petersilie und viele mehr wirken harntreibend – diuretisch.

Wer zu Brennnesseltee greift, der sollte die Flüssigkeitsmenge noch einmal erhöhen, damit keine Austrocknungserscheinungen auftreten.

Genügend Schlaf, wenig Stress und genug Wärme sowie eine zuckerarme, milde und reizfreie Ernährung unterstützen den Abwehrprozess.

Kommt es bereits zu Schmerzen beim Wasserlassen, so helfen ein Tee und ein gleichzeitig angewendetes Sitzbad mit dem Kraut des **Stiefmütterchens**, *Viola tricolor*.

Sehr gute Erfolge werden mit dem bakteriostatisch wirkenden **Bärentraubenblättertee** erzielt.

Der darin enthaltene Wirkstoff *Arbutin* ist allerdings nur bei alkalischem Harn wirksam! Durch basische Ernährung (siehe Frühling Seite 51) lässt sich der pH-Wert sehr schnell beeinflussen, zum Beispiel indem man mit Petersilie würzt und Spinat, Trockenfeigen oder Grünkohl verzehrt.

REZEPT

Bärentraubenblättertee

» Für den **Tee** setzt man 1 gehäuften TL Bärentraubenblätter mit 250 ml **kaltem** Wasser an und lässt ihn über Nacht ziehen. So werden weniger Gerbstoffe gelöst, die Magenprobleme verursachen können.

ø 3–4 Tassen Tee pro Tag reichen aus.

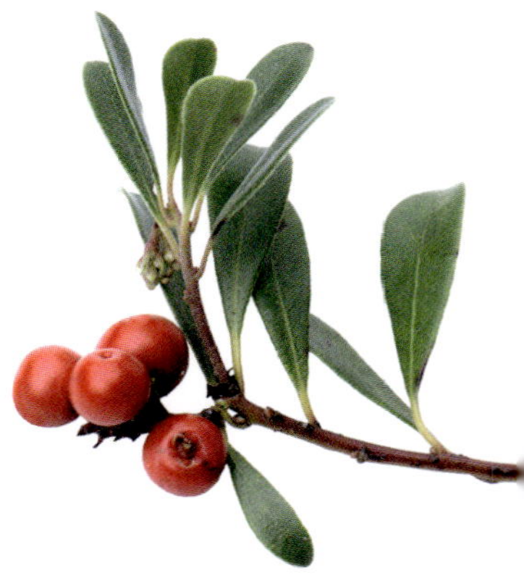

Eine weitere Hilfe bieten die sogenannten natürlichen Antibiotika.

Wer häufig unter einer Blasenentzündung leidet, der sollte diese verzehren. Dazu zählen beispielsweise folgende Pflanzen:

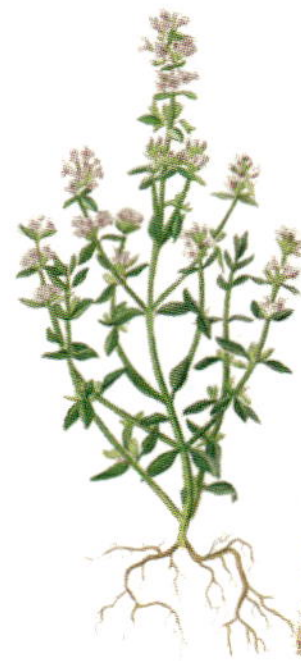

Thymian

Er enthält das ätherische Öl Thymol, das wachstumshemmend auf Bakterien, Pilze und Viren wirkt.

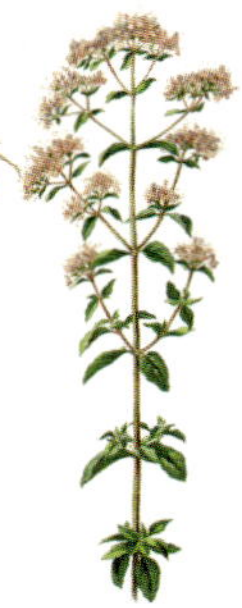

Oregano

Das beliebte Pizzagewürz, auch Dost oder Wilder Majoran genannt, gilt aufgrund seiner ätherischen Öle als starkes natürliches Antibiotikum.

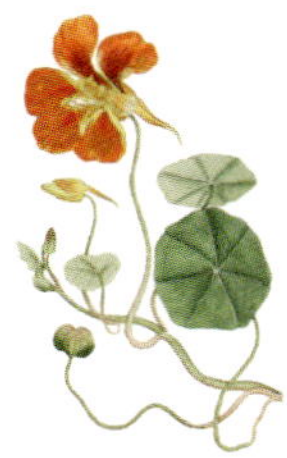

Kapuzinerkresse

Der Wirkstoff Benzylsenföl ist als pflanzliches Antibiotikum mit breitem Spektrum anerkannt. Die Kapuzinerkresse enthält ihn und wird deshalb gern bei Infekten der Harnwege eingesetzt.

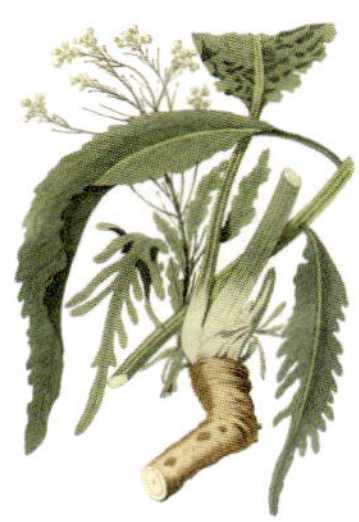

Meerrettich

Neben der verdauungsfördernden und harntreibenden Wirkung sorgen Senföle dafür, dass Meerrettich auch als natürliches Antibiotikum angesehen wird.

REZEPT

Großmutters effektive Blasentee-Sitzbad-Kombination

ZUTATEN

- Frisches oder getrocknetes Kraut von Ackerschachtelhalm, Thymian, Echter oder Kanadischer Goldrute, blühender Schafgarbe sowie Kamillenblüten

SO GEHT'S

» Jeweils 1 EL frische oder 1 TL getrocknete Kräuter mischen.

» 1 TL mit 250 ml kochendem Wasser überbrühen.

» 10 Minuten ziehen lassen.

» Abseihen.

ANWENDUNG

- Insgesamt 1 Liter dieses Tees trinken. Zusätzlich noch 2 Liter stilles Wasser.

GLEICHZEITIG

» 1 Liter Tee herstellen, diesen aber 20 Minuten ziehen lassen.

» In ein Gefäß für Sitzbäder geben und mit warmem Wasser auffüllen.

» Darin so lange sitzen bleiben, bis das Wasser kühl wird, danach den Unterleib unbedingt warmhalten.

» Beide Anwendungen so lange wiederholen, bis die Beschwerden weg sind.

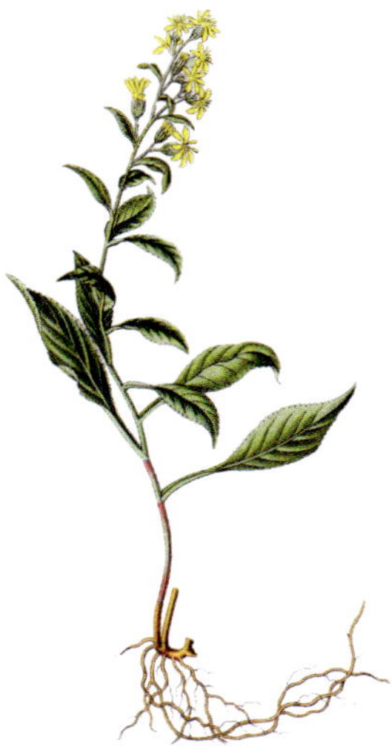

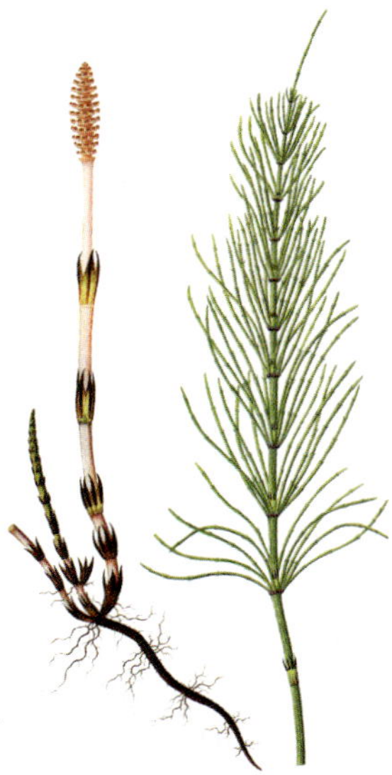

Wann zum Arzt?

Unter normalen Umständen heilt eine Blasenentzündung innerhalb von fünf bis sechs Tagen ab. Wenn allerdings Kräutertees und Sitzbäder, genügend Schlaf, richtige Ernährung, Wärme und Ruhe nicht spätestens nach zwei bis drei Tagen zu einer deutlichen Besserung führen, sollte man zu einem Arzt gehen, um zu vermeiden, dass die Bakterien in den Nierenbereich vordringen.

Schwangere, Menschen mit Diabetes mellitus und Kinder müssen schon bei den ersten Symptomen einen Arzt aufsuchen! Das gilt genauso für Menschen, die Medikamente einnehmen, die das Immunsystem herabsetzen, bei auftretendem Fieber oder Blut im Urin.

Die meisten Harnwegsinfekte sind jedoch sehr gut mit der Kombination von harntreibendenden und harnwegsdesinfizierenden Heilkräutern in den Griff zu bekommen.

Wer häufiger unter Blasenentzündung leidet, der sollte auch in der entzündungsfreien Zeit auf eine richtige Ernährung, genügend Flüssigkeitszufuhr und warmen Füße achten, um die Blase vor einer erneuten Erkrankung zu schützen.

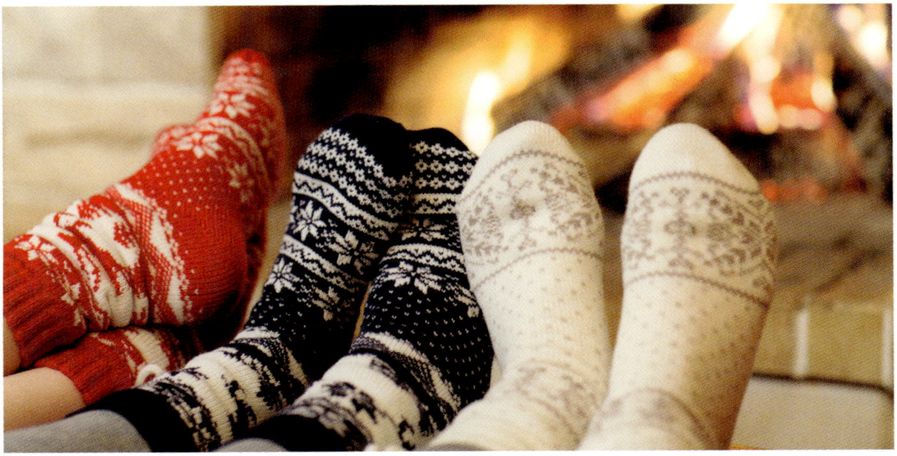

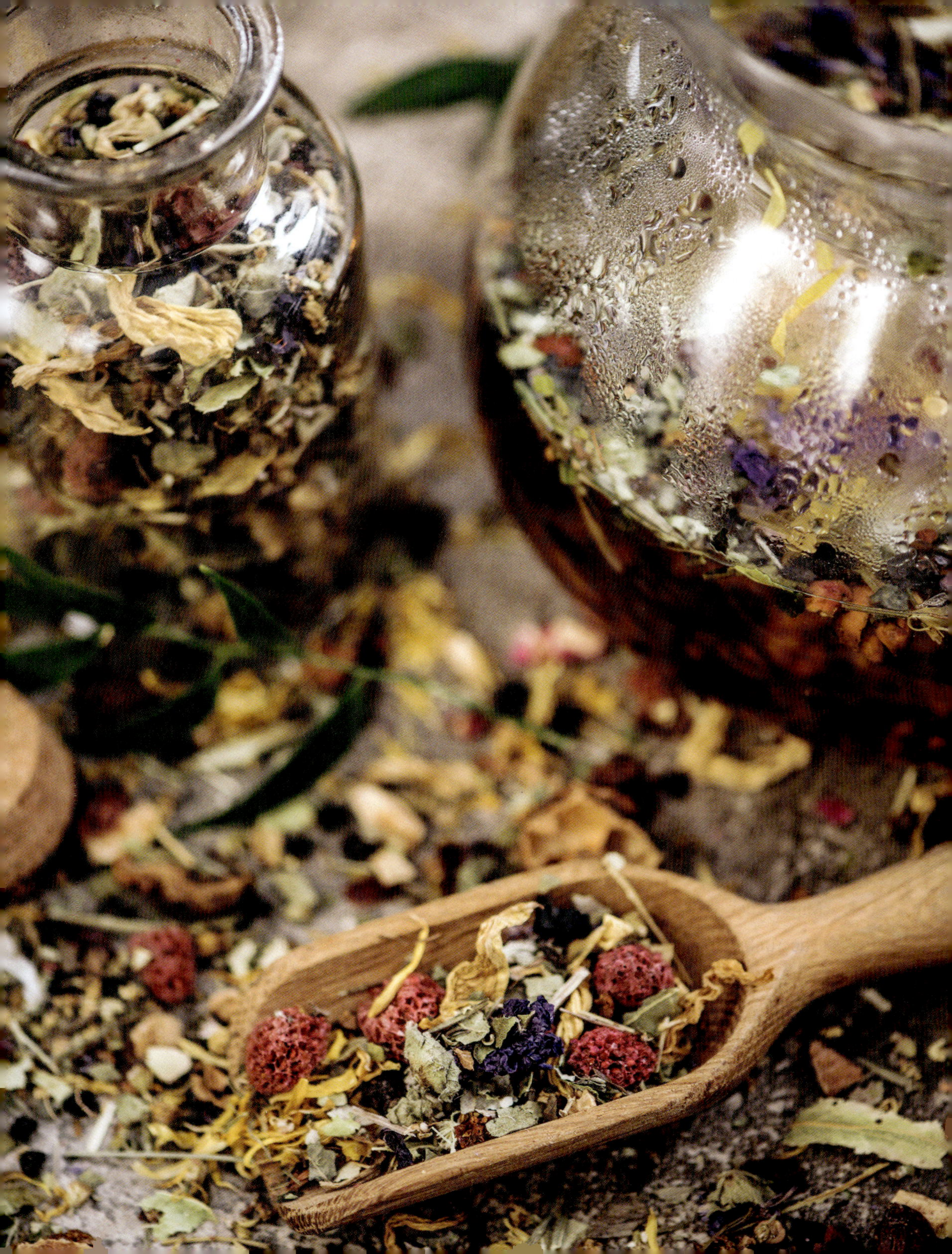

Inhalation bei Erkältung und Atemwegs-beschwerden

Sowohl in der Schul- als auch in der Volksmedizin ist die Inhalation von Wasserdampf mit Kräutern oder Ölen ein anerkanntes Heilverfahren bei Erkältungen und Atemwegsbeschwerden.

So lindernd und wirksam wie ein Spaziergang am Meer kann das Einatmen von Wasserdampf mit ausgesuchten Zusätzen sein. Wichtig hierbei ist die Auswahl der passenden Kräuter und Öle oder anderer überlieferter Hausmittel wie zum Beispiel Salz, Zwiebeln oder Bockshornkleesamen und deren korrekte Verwendung bei akuten Erkrankungen und festsitzenden Symptomen.

Speziell moderne Apparate und Aerosolzerstäuber, Kräuter- oder Ölbäder sowie Brusteinreibungen mit entsprechenden Salben zählen zu den vielen Möglichkeiten, heilende Dämpfe tief zu inhalieren. Am häufigsten wird jedoch das traditionelle Kopf-Dampfbad angewendet, bei dem die bewährten Hausmittel in einer Schüssel mit heißem Wasser gelöst werden.

TROCKENE INHALATION

Bei einer sogenannten trockenen Inhalation werden 1–2 Tropfen ätherisches Öl von geeigneten Kräutern, beispielsweise von Thymian, Minze oder Kampfer, auf ein Tuch geträufelt und eingeatmet.

Das Tuch wird dabei so gefaltet, dass das Öl keinen Hautkontakt erlangt.

Diese Methode ist hervorragend für den schnellen und unkomplizierten Gebrauch geeignet. In der Arbeit, auf dem Nachhauseweg oder zu Hause mit einem guten Buch gemütlich auf der Couch liegend, ist die Trockeninhalation eine praktische und doch effektive Hilfe bei Erkältungserscheinungen, wie zum Beispiel einer verstopften Nase und lästigen Kopfschmerzen, die eine Erkältung begleiten.

Durch die Inhalation geeigneter ätherischer Öle wird der Kopfdruck gemildert, da die Dämpfe in die Nasenräume und die Bronchien eindringen und so den Sekretabfluss in den Nebenhöhlen beschleunigen.

Sind die aufgeträufelten ätherischen Öle verflogen, können sie schnell und problemlos erneut auf das Tuch gegeben werden. Eine Anwendung ist so oft, wie es als angenehm empfunden wird, möglich.

KOPF-DAMPFBAD

Die Anwendung eines Kopf-Dampfbades ist denkbar einfach, erfordert aber etwas Vorsicht.

SO GEHT'S

- 1–2 Liter Wasser werden abgekocht und in eine Schüssel oder einen Topf gefüllt.
- Nachdem das Wasser leicht abgekühlt ist, gibt man nun je nach Beschwerden eine Handvoll getrockneter oder frischer Kräuter, einen starken Heiltee oder 1–3 Tropfen eines ätherischen Öls hinzu.

ANWENDUNG

- Anfänglich reicht es, den Kopf über die Schüssel zu halten und über die Nase bis tief in die Bronchien hinein einzuatmen.
- Kühlt das Wasser weiter ab, nimmt man nun ein Handtuch dazu und hängt es sich wie ein Zelt über den Kopf.
- Die Inhalationsdauer beträgt für Erwachsene bei der Verwendung von Kräutern oder Tee maximal 10 Minuten, bei der Zugabe eines ätherischen Öls maximal 5 Minuten
- Da die Wirkung ungefähr 4 Stunden anhält, sollte die Inhalation ruhig mehrmals täglich angewendet werden.

Der Sekretfluss aus den Nasennebenhöhlen wird durch die Inhalation beschleunigt und der unangenehme Kopfdruck, der häufig bei Erkältungen auftritt, gemindert oder ganz beseitig.

Gleichzeitig werden die Bronchien weit gestellt, sodass ein Abhusten erfolgen kann und das Atmen deutlich leichter fällt.

Viele Heilkräuter und Volksheilmittel enthalten zusätzliche Stoffe, die Bakterien und Viren den Garaus machen oder eine beruhigende Wirkung auf Reizungen ausüben. Insgesamt wird dadurch eine schnelle Heilung vorangetrieben.

WORAUF ZU ACHTEN IST

Im Allgemeinen hat die Inhalation bei der Selbstbehandlung keine Nebenwirkungen. Einige wenige Grundsätze sind jedoch zu beachten:

- Die Temperatur des Wassers sollte bei Benutzung des Handtuchs zur Abdeckung des Kopfes nicht zu heiß sein, da es ansonsten zu Verbrühungen kommen kann.
- Kinder sollten nur unter Aufsicht eines Erwachsenen eine Inhalation durchführen.
- Stellt man fest, dass das heiße Wasser oder die verwendeten Zusätze einen Hustenreiz oder Atemnot auslösen, dann bricht man die Inhalation am besten sofort ab!
- Menthol- und kampferhaltige Zusätze können bei Kindern, Asthmatikern und Menschen mit empfindlichen Atemwegen Atemnot hervorrufen und sollten deswegen gemieden werden.
- Fenchelöl ist für Kinder und Schwangere nicht geeignet.

Es gibt allerdings eine Vielzahl von alternativen Heilkräutern und Volksmitteln, die allgemein gut verträglich und heilsam sind. Die neun beliebtesten Heilkräuter und die traditionell am häufigsten verwendeten Volksheilmittel werden im Folgenden aufgeführt. Damit können auch all jene, die nicht die Möglichkeit haben am Meer spazieren zu gehen, wirksam und sanft gegen Erkältungserscheinungen vorgehen.

Die 9 beliebtesten Inhalationskräuter

KAMILLE *(Matricaria recutita)*

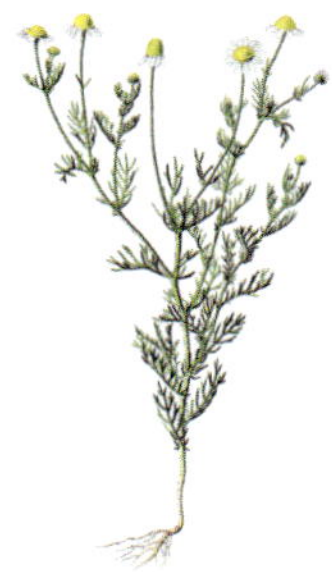

Es ist das einzigartige Zusammenspiel der Kamilleninhaltsstoffe, das diese Heilpflanze so wertvoll macht. Durch die Inhalation wirkt die Kamille antibakteriell und wundheilungsfördernd. Um ein Austrocknen der Schleimhäute zu vermeiden, verwendet man sie nicht allzu häufig.

ANWENDUNGSFORM FÜR DIE INHALATION

- Frische oder getrocknete Blütenköpfe, starker Heiltee oder/und ätherisches Öl

SCHAFGARBE *(Achillea millefolium)*

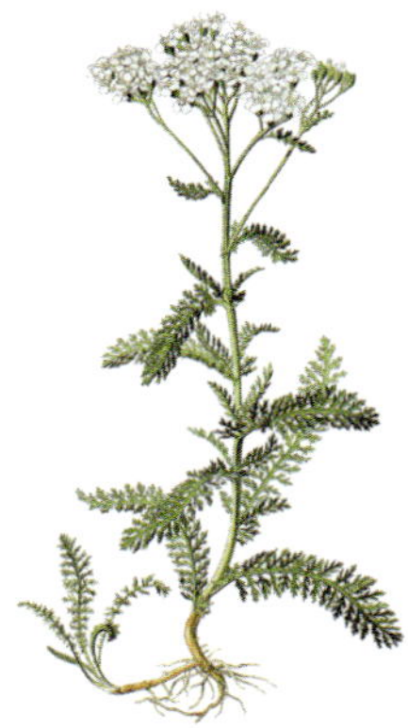

Die Schafgarbe wird oft aufgrund ihrer Bitterstoffe bevorzugt im Bereich der Magen-Darm-Erkrankungen eingesetzt. Sie hat jedoch auch als Inhalationskraut einen festen Platz in der Volksmedizin und gehört dort zu den entzündungshemmenden und leicht krampflösenden Kopf-Dampfbad-Kräutern.

ANWENDUNGSFORM FÜR DIE INHALATION

- Frisches oder getrocknetes blühendes Kraut, starker Heiltee

SALBEI *(Salvia officinalis)*

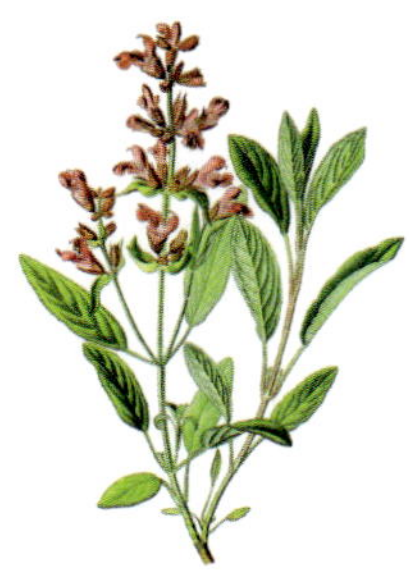

Vor allem bei festsitzendem Husten und Entzündungen der Atemwege leistet der Salbei gute Dienste. Seine Inhaltsstoffe wirken zudem sekretionsfördernd, sodass ein Abhusten erleichtert wird. Die antibakterielle, pilzhemmende und antivirale Eigenschaft ist wissenschaftlich belegt. Salbeiöl sollte jedoch nicht über einen längeren Zeitraum hinweg genutzt werden.

ANWENDUNGSFORM FÜR DIE INHALATION

- Frisches oder getrocknetes blühendes Kraut, starker Heiltee oder/und ätherisches Öl

SCHWARZKÜMMEL *(Nigella sativa)*

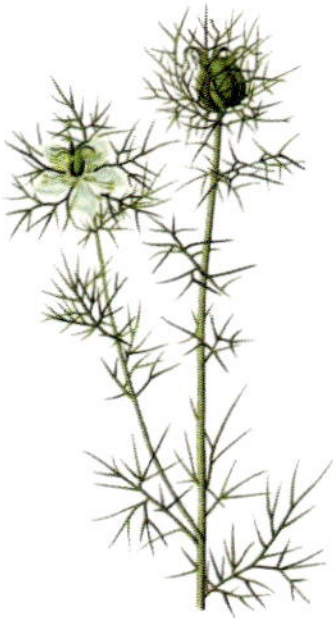

In der Volksmedizin finden sowohl die im Mörser leicht zerdrückten und mit heißem Wasser überbrühten schwarzen Samen als auch Schwarzkümmelöl Anwendung. Im Bereich der Wasserdampf-Inhalation gelten Öl und Samen als bakterienabtötend und entzündungshemmend bei Atemwegsproblemen.

ANWENDUNGSFORM FÜR DIE INHALATION

- Zerdrückte Samen und ätherisches Öl

THYMIAN *(Thymus vulgaris)*

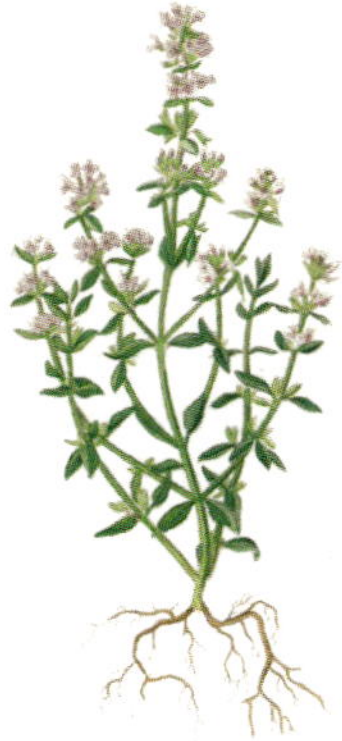

Das ätherische Öl des Thymians hat aufgrund seines hohen Thymolgehaltes eine starke keimtötende Eigenschaft. Er ist deswegen das bekannteste schleimlösende, auswurffördernde und krampflindernde Heilkraut bei festsitzendem Husten und Keuchhusten.

ANWENDUNGSFORM FÜR DIE INHALATION

- Frisches oder getrocknetes blühendes Kraut, starker Heiltee oder/und ätherisches Öl

MELISSE *(Melissa officinalis)*

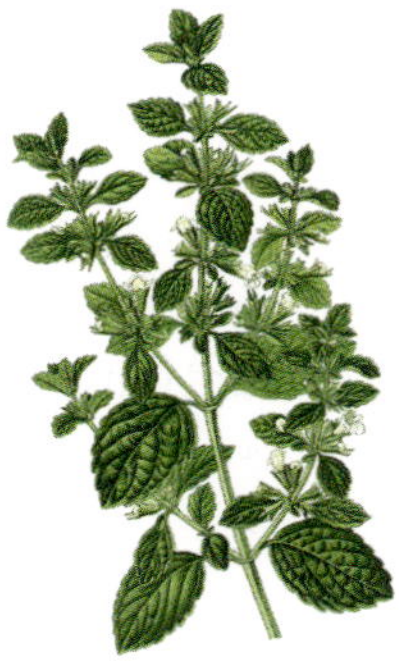

Die Wirkstoffe der Melisse haben eine beruhigende und leicht entkrampfende Eigenschaft. Deswegen wird sie im Bereich der Wasserdampf-Inhalation dort verwendet, wo Muskelanspannungen unangenehme Reizungen ausüben, wie zum Beispiel bei krampfhaftem Reizhusten.

ANWENDUNGSFORM FÜR DIE INHALATION

- Frisches oder getrocknetes Kraut, starker Heiltee oder/und ätherisches Öl

WINTERLINDE *(Tilia cordata)*

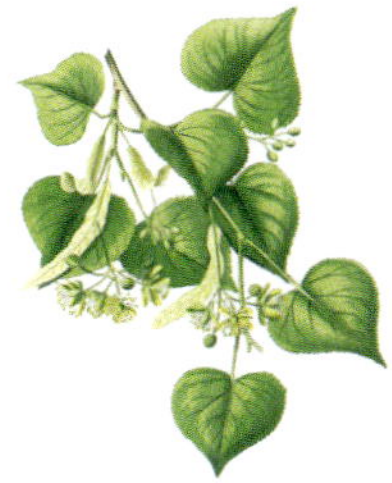

Lindenblüten sind ein beliebtes Heilmittel bei Erkältungserkrankungen und damit verbundenem Husten. Hustenreizlindernd wirkt hier der hohe Schleimgehalt in den Blüten. Sie gelten zudem als Abwehrkräfte steigernd und lösen zusammen mit heißem Wasser einen heilenden Schwitzeffekt aus.

ANWENDUNGSFORM FÜR DIE INHALATION

- Lindenblüten und starker Heiltee

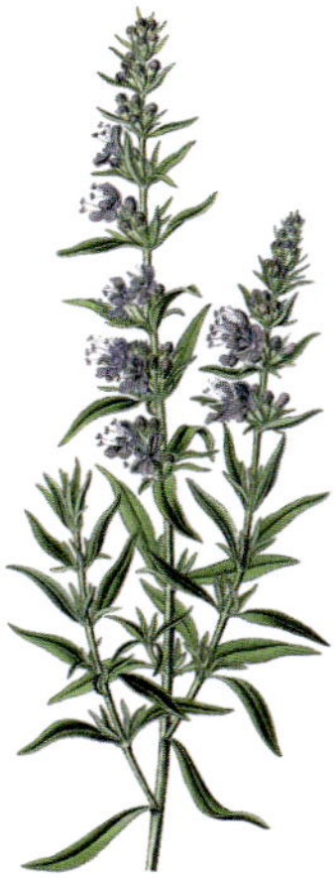

YSOP *(Hyssopus officinalis)*

Ysopkraut wird in der Volksmedizin genau wie Salbeiblätter verwendet. Der Hauptwirkstoff *Pinocamphon* ist im ätherischen Öl vorhanden und wirkt bei Erkältung und chronischer Bronchitis lindernd. Ysop ist genau wie Salbei eine Heilpflanze, die nicht täglich oder über einen längeren Zeitraum verwendet werden sollte.

ANWENDUNGSFORM FÜR DIE INHALATION

- Frisches oder getrocknetes Kraut, starker Heiltee oder/und ätherisches Öl

ANIS *(Pimpinella anisum)*

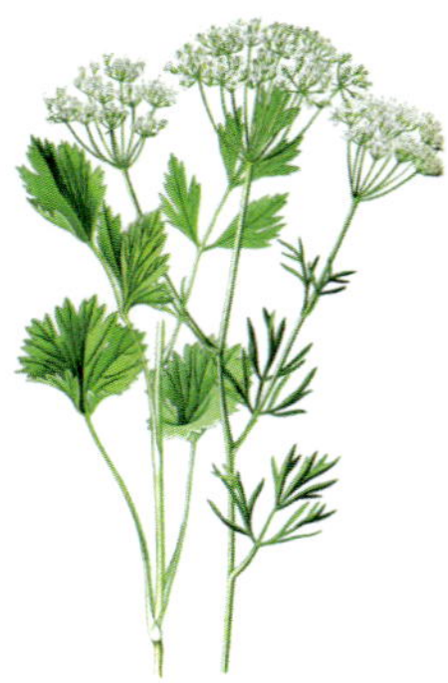

Das ätherische Anisöl hat eine antimikrobielle, schleimlösende und auswurffördernde Eigenschaft. Vor allem bei festsitzendem, krampfendem Husten wirkt eine Wasserdampf-Inhalation mit Anisöl oder den frisch zerstoßenen Früchten angenehm lindernd.

ANWENDUNGSFORM FÜR DIE INHALATION

- Anisfrüchte, starker Heiltee oder/und ätherisches Öl

Alte Hausmittel

Salz

Mit dem Inhalieren von Salzwasser lässt sich eine Erkältung auf sanfte Art bekämpfen.

» 10 g Steinsalz (kein Meersalz, da es leider sehr häufig mit Mikroplastikteilen verunreinigt ist) auf 1 Liter Wasser reichen aus, um wieder leichter durchatmen zu können und die Atemwege zu beruhigen. Eine gleichzeitige Anwendung mit Heilkräuter ist bei der Salzwasserinhalation möglich und sinnvoll.

Meerrettich

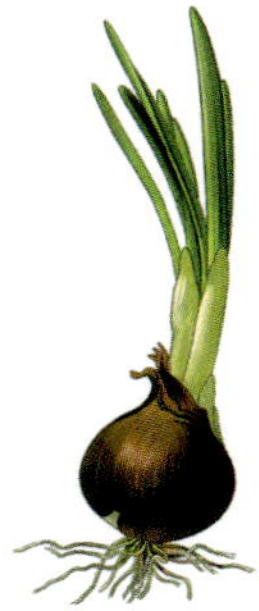

Der Hauptwirkstoff der Meerrettichwurzel – *Senigrin* – ist bekannt dafür, dass er Bakterien abtötet.

» 2–3 EL geriebene Meerrettichwurzel in heißes Wasser geben und die Dämpfe einatmen. Wirkt bei Erwachsenen erleichternd bei Husten und Schnupfen.

Zwiebeln

» Gegen Erkältungserscheinungen schneidet man eine Zwiebel in kleine Stücke, kocht sie mit 2 Liter Wasser auf und inhaliert anschließend wie bei der Wasserdampf-Inhalation die aufsteigenden Dämpfe.

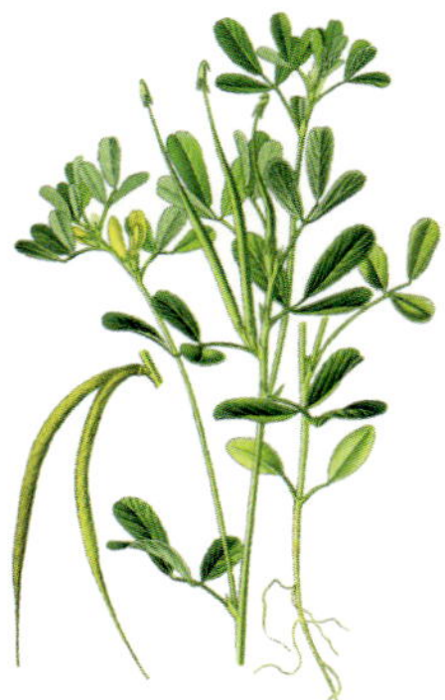

Bockshornklee und Senfsamen

» Bei einer vorliegenden Nebenhöhlenentzündung geben Erwachsene 2 TL frisch zerstoßene Bockshorn- oder Senfsamen in je 1 Liter heißes Wasser und inhalieren die Dämpfe.

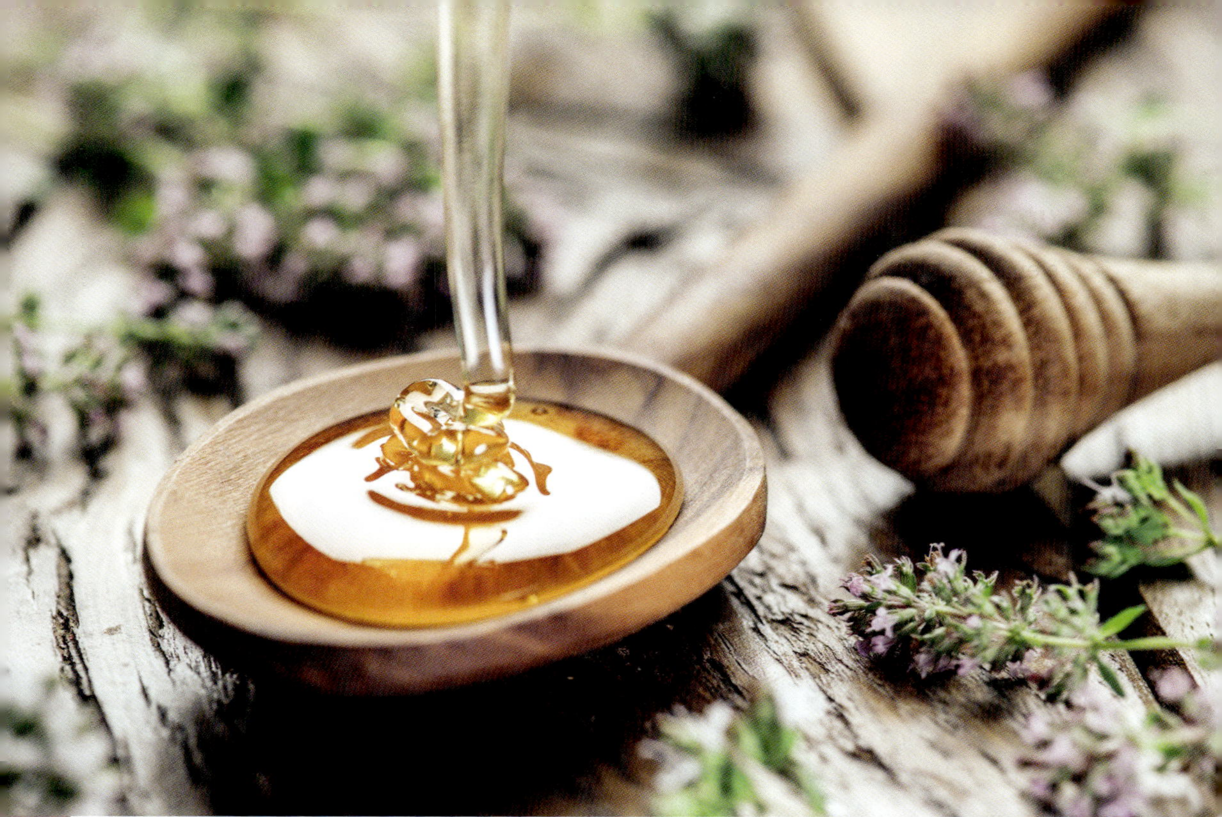

Hilfe für die Bronchien

Atemwegserkrankungen werden häufig von trockenem und schmerzhaftem Husten begleitet. Für rasche Linderung der lästigen Beschwerden hält die Natur reizmildernde Kräuter und auswurffördernde Wurzeln bereit.

Bronchitis ist eine Schleimhautentzündung der Luftröhrenverzweigungen. Man unterscheidet zwischen akutem und chronischem Verlauf. Die akute, oftmals fieberhafte Bronchitis, tritt meist im Rahmen viraler Infektionen auf, kann aber auch allergische oder chemische Ursachen haben.

Eine chronische Bronchitis wird häufig durch Rauchen, Luftverschmutzung oder Staubinhalation verursacht.

Akute Bronchitis

Eine entgleitende Bronchitis kann durchaus zu einer Lungenentzündung werden, deswegen ist der Gang zum Arzt bei dieser Erkrankung unerlässlich.

Zusätzlich können jedoch Kräuter dazu beitragen, die Beschwerden schnell wieder loszuwerden. Neben den typischen Erkältungssymptomen wie Mattigkeit, Kopf- und Gliederschmerzen, Schnupfen und sogar Fieber ist ein unangenehmer, oft schmerzhafter Husten das Hauptproblem.

Bei einer akuten Bronchitis ist dieser meist trocken, sodass ein Abhusten nicht stattfinden kann. Schnell stellen sich dadurch Brustschmerzen und Reizhusten ein. Beruhigende und auswurffördernde Kräuter helfen, den festsitzenden Schleim loszuwerden.

Der Husten sollte jedoch auf keinen Fall unterdrückt werden, da er ein wichtiger Abwehrmechanismus ist, mit dem unser Körper schädliche Keime aus der Lunge entfernt. Deswegen ist es wichtig, den Schleim flüssiger und abhustfähig zu machen und nicht etwa einen Hustenblocker zu verwenden. Sogenannte Schleimdrogen wie das Isländische Moos, Echter Eibisch oder Huflattich sind hier erfolgreiche Helfer.

Reizmildernde und entzündungshemmende Kräuter verstärken und fördern die Heilung zusätzlich. Hierzu zählen zum Beispiel die Schlüsselblumenwurzeln sowie Thymian- und Lungenkraut.

Teegaben sollten grundsätzlich schluckweise über den Tag verteilt getrunken werden, um die Schleimhäute dauerhaft zu befeuchten. Dafür kann man die Tagesmenge bereits am Morgen zubereiten und in einer Thermoskanne aufbewahren. Eine akute Bronchitis heilt übrigens am schnellsten im Bett! Mit viel Ruhe sollte sie in 2–3 Wochen auskuriert sein.

TIPP: HONIG

Hustentee sollte man immer mit Honig verfeinern. Der süße Geschmack reizt die parasympathischen Nerven und regt damit die Schleimbildung an. Das schützt die Atemwege und beugt einer Austrocknung vor.

REZEPTE

Tee bei akuter Bronchitis

Dieser Tee wirkt reizlindernd und auswurffördernd.

ZUTATEN

- Königskerzenblüten, Huflattichblätter, Eibischwurzel, Anisfrüchte, Honig

SO GEHT'S

- » Circa 20 g jeweils von jedem Kraut und den Wurzeln in eine Schüssel geben und gut miteinander vermischen.
- » Für 1 Tasse Tee 2 TL der Mischung mit 250 ml heißem Wasser übergießen.
- » Abgedeckt 20 Minuten ziehen lassen.
- » Abseihen und nach Geschmack mit Honig süßen.

ANWENDUNG

- Mehrmals täglich eine Tasse trinken.

Tee bei bereits länger andauernder Bronchitis

Dieser Tee fördert das Abhusten und wirkt schleimlösend und keimtötend.

ZUTATEN

- Schlüsselblumenwurzel, Thymiankraut, Spitzwegerichblätter, Honig

SO GEHT'S

- » Jeweils 30 g von jedem Kraut und der Wurzel in eine Schüssel geben und gut miteinander vermischen.
- » Für 1 Tasse Tee 1 TL mit 250 ml heißem Wasser übergießen.
- » Abgedeckt 20 Minuten ziehen lassen.
- » Abseihen und mit Honig süßen.

ANWENDUNG

- 3 Mal täglich 1 Tasse über den Tag verteilt trinken.

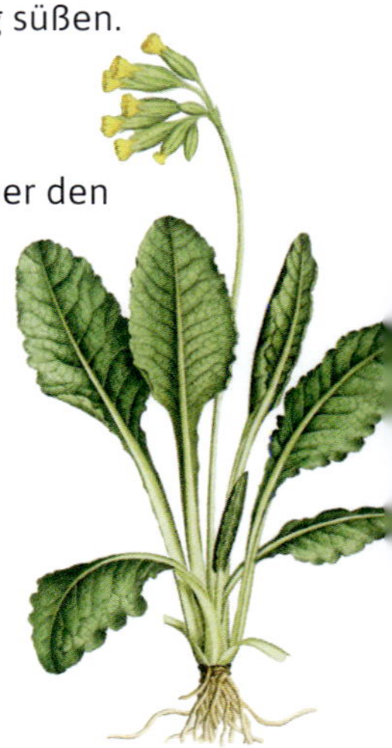

Chronische Bronchitis

Von einer chronischen Bronchitis spricht man, wenn man in zwei aufeinanderfolgenden Jahren insgesamt mindestens drei Monate lang unter einer oben genannten Bronchitis leidet.

Auch hierbei kann der Husten trocken sein, ist aber meistens produktiv, das heißt man kann ihn abhusten. Das Hauptproblem besteht in der starken Entzündung der Bronchien, die durch das Anschwellen von Lungengewebe zusätzlich zu Atemnot führen kann.

Da es sich hierbei nicht mehr hauptsächlich um eine virale Infektion handelt, sondern um eine bakterielle, wird oft mit Antibiotika behandelt.

Phytotherapeutisch kommen hier deswegen vor allem antibakterielle, heilungsfördernde und beruhigende Kräuter zum Einsatz. Dazu zählen der Huflattich, Alant- und Mannstreuwurzeln.

Wer unter chronischer Bronchitis leidet, sollte das Rauchen aufgeben, da die Lunge es ansonsten kaum noch schafft sich zu erholen.

REZEPT

Tee bei chronischer, wiederkehrender Bronchitis

Dieser Tee wirkt stark schleimlösend und desinfizierend.

ZUTATEN

- Alantwurzel, Isländisches Moos, Huflattichblätter, Lungenkraut, Honig

SO GEHT'S

- » Jeweils circa 20 g jedes Krautes und der Wurzel in eine Schüssel geben und gut vermischen.
- » Für 1 Tasse Tee 1 TL der Mischung mit 250 ml heißem Wasser übergießen.
- » Abgedeckt 15 Minuten ziehen lassen.
- » Abseihen und mit Honig süßen.

ANWENDUNG

- 3 Mal täglich 1 Tasse Tee trinken.

REZEPT

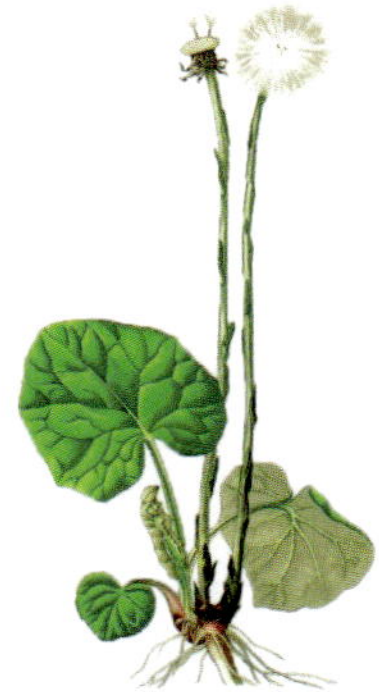

Huflattich-Zigarette
bei chronischer Bronchitis

Wirkt schnell heilend, beruhigend und desinfizierend.

ZUTATEN

- Getrocknete Huflattichblätter, dünnes Zigarettenpapier

SO GEHT'S

» Einige Blätter zerbröseln.

» Den *Huflattich-Tabak* auf ein Zigarettenpapier legen und zu einer Zigarette zusammenrollen.

ANWENDUNG

- Erwachsene rauchen 1 Woche lang 3 Zigaretten über den Tag verteilt.
- Wegen der im Huflattich enthaltenen Pyrrolizidinalkaloide maximal 3–4 Mal im Jahr anwenden.

ALTERNATIVE

- Wer keine Zigaretten drehen kann oder will, der kann die Blätter auf einer feuerfesten Unterlage anzünden und den entstehenden Rauch tief einatmen.

ANMERKUNGEN ZUM HUFLATTICH UND DEN PYRROLIZIDINALKALOIDEN

Vor allem die Blätter finden pharmazeutische Verwendung. Sie erscheinen erst nach der Blüte. Aus diesem Grund nennt man den Huflattich auch eine *Sohn-vor-dem-Vater-Pflanze*. Huflattichblätter sind ideal, um vor allem eine **chronische Bronchitis** in den Griff zu bekommen, allerdings enthält die Pflanze Pyrrolizidinalkaloide, deren Abbaustoffe ab einer gewissen Menge lebertoxisch und kanzerogen wirken können.

2–3 Tassen am Tag über 2–3 Wochen, maximal 3–4 Mal im Jahr getrunken, schaden aber normalerweise nicht.

REZEPT

Tee bei krampfartigem Husten und chronischer Verschleimung

Er ist schleimlösend, keimtötend und zugleich beruhigend.

ZUTATEN

- Thymiankraut, Sonnentaukraut, Mannstreuwurzel, Anisfrüchte, Honig

SO GEHT'S

- Jeweils 20 g der Kräuter, Wurzel und Früchte in eine Schüssel geben und gut vermischen.
- Für 1 Tasse Tee 1 TL der Mischung in eine Tasse geben und mit einem Teelöffel die Mischung zerdrücken, damit die Anisfrüchte angequetscht werden und ihr ätherisches Öl freigeben.
- Mit 250 ml heißem Wasser übergießen.
- Abgedeckt 20 Minuten ziehen lassen.
- Abseihen und mit Honig süßen.

ANWENDUNG

- Mehrmals täglich eine Tasse Tee trinken.

ANMERKUNG
ZU LANGER ODER KURZER ZUGZEIT BEI TEE

Immer wenn sich **Wurzeln** in einer Teemischung befinden, erhöht sich die Zugzeit auf 15–20 Minuten, damit sich die Inhaltsstoffe aus der Wurzel lösen können.

Bei reinen **Kräuterteemischungen** reicht in der Regel eine Zugzeit von 10 Minuten.

Hilfreiche Hausmittel bei Bronchitis

Die Tipps unserer Großmütter bewähren sich bei Bronchitis nach wie vor.

Feuchte, heiße (nicht zu heiß, sonst besteht Verbrühungsgefahr) Brustwickel mit Thymian, Fichtennadeln- oder Fencheltee sowie warme Kartoffel-, Quark- oder Leinsamenkompressen sind sehr entspannend, erweitern und entkrampfen die Atemwege und beschleunigen die Heilung.

Für sehr stark entzündete Bronchien eignen sie sich allerdings nicht! Hilfreich werden sie erst, wenn die Entzündung abgeklungen ist.

Zur Befeuchtung der Schleimhäute sind Inhalationen mit Meersalz empfehlenswert (siehe Seite 25: *Inhalationen bei Erkältung und Atemwegsbeschwerden*).

Zudem sollte die Raumluft angefeuchtet werden, zum Beispiel durch feuchte Tücher auf der Heizung oder dem Ofen. Gerade bei fieberhafter, akuter Bronchitis ist ein ausgeglichener Wasserhaushalt sehr wichtig, weshalb man viel trinken sollte. Zusätzlich zu den Heiltees eignen sich Quellwasser und verdünnte Hausteesorten wie zum Beispiel Melissentee (siehe *Natürlich heilen mit Kräutern und traditionellen Hausmitteln – Traditioneller Haustee* Seite 231). Auch eine heiße Gemüse- oder Hühnerbrühe ist hier sehr hilfreich.

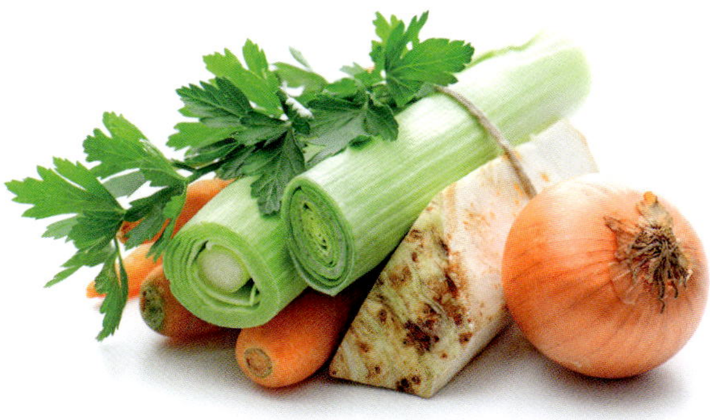

REZEPT

Warme Kartoffel-Brustauflage

nach dem Abklingen der entzündeten Bronchien

Diese Auflage wärmt und unterstützt die Heilung.

ZUTATEN

- 5 mittelgroße Kartoffeln, Baumwollbeutel oder Mulltücher

SO GEHT'S

» Die Kartoffeln mit der Schale weich kochen.

» In einen Baumwollbeutel geben und vorsichtig zerquetschen.

ANWENDUNG

- Den Kartoffelbeutel auf die Brust legen (die Temperatur sollte als angenehm empfunden werden).
- Anwenden, sooft man mag.

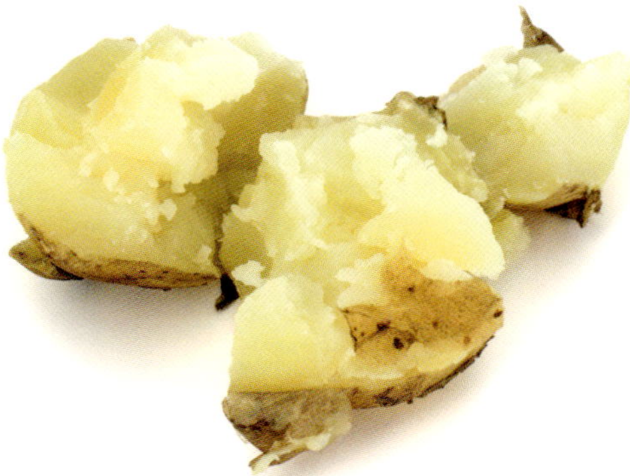

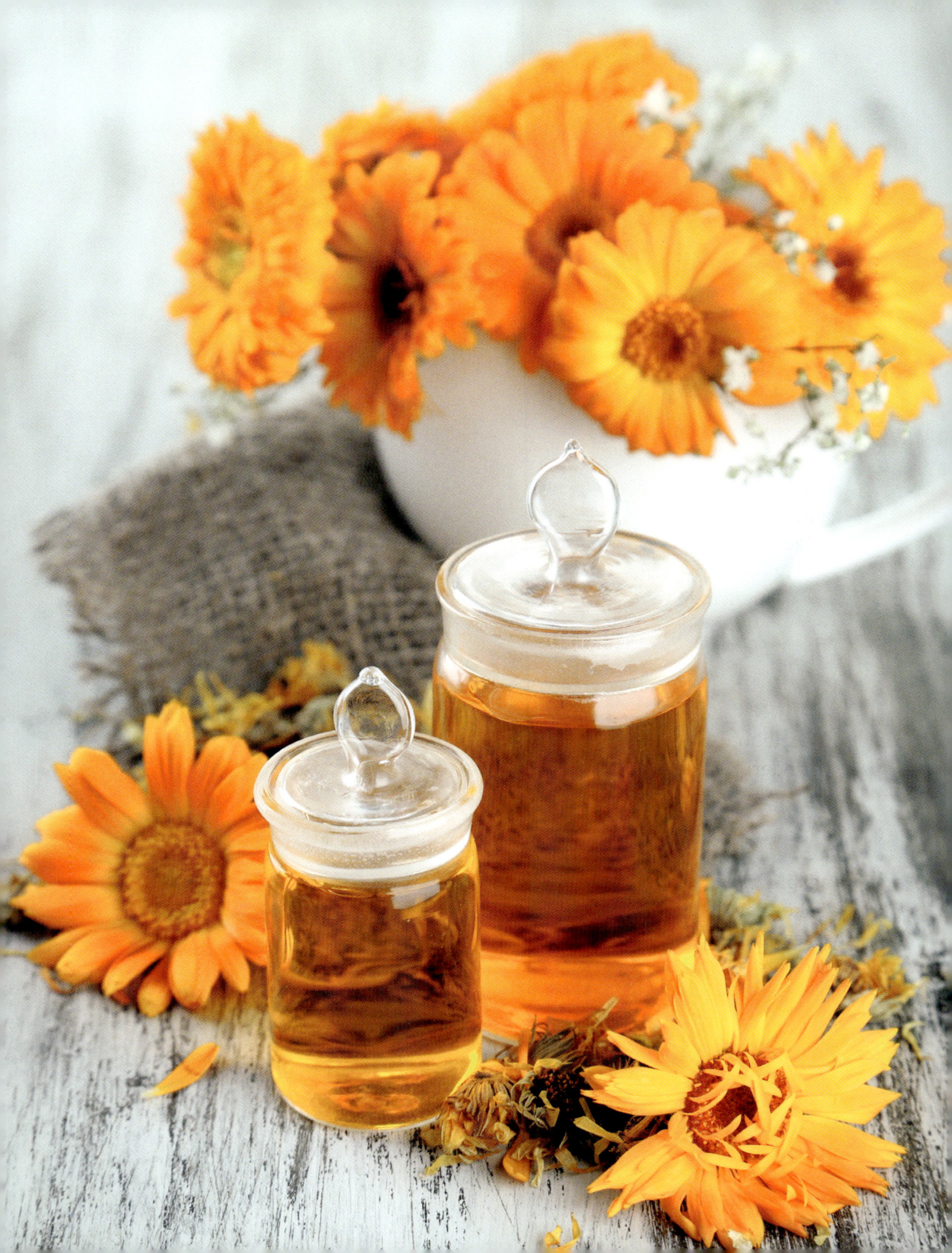

Gurgeln, Spülen, Pinseln

Hilfe bei entzündetem Mund- und Rachenraum

Bis zu 100 Milliarden Bakterien, Pilze und Viren leben in einem einzigen Milliliter Speichel – und es kommen täglich neue Keime dazu.

Entzündungen in Mund- und Rachenraum sollten daher schnell behoben werden. Wenn sie länger andauern, können sie den ganzen Körper krankmachen.

Die Erkrankungsmöglichkeiten im Mund- und Rachenraum sind vielfältig. Sie reichen von einer Entzündung der Mundschleimhaut, der Zunge, des Zahnfleischs, der Mandeln und des Rachens bis zu Schleimhautverletzungen zum Beispiel durch zahnärztliche Eingriffe oder auch scharfkantige Nahrungsmittel.

Häufig werden solche Probleme von Halsschmerzen mit Schluckbeschwerden, Kratzen im Hals und einer rauen Stimme begleitet. Dann ist schnelle Abhilfe erforderlich, um Schlimmeres zu vermeiden.

Schnelle Hilfe ist wichtig

Die Mundhöhle steht mit der Außenwelt in Verbindung und ist deswegen alles andere als steril. Ist die Mundflora im Gleichgewicht, sind die vielen darin enthaltenen Keime jedoch meist harmlos. Eine länger bestehende Wunde oder eine entzündete Stelle, zum Beispiel durch eine Ansteckung mit einem Bakterium oder einem Virus, kann allerdings eine ideale Eingangspforte für weitere Erreger sein.

Sie können dort zu verschiedenen Infektionen auch anderer Organe wie des Herzens führen. Es ist deswegen generell von Vorteil, für eine gesunde Mundflora zu sorgen. Eine sorgfältige Mundhygiene und Zahnpflege gehören genauso dazu wie eine vitaminreiche Ernährung. Erhöhter Alkohol- und Nikotinkonsum, Fehlernährung oder bestimmt Medikamente können die Mundflora ebenfalls nachhaltig stören und so den Mund- und Rachenraum anfällig für krankheitserregende Mikroorganismen machen.

Ist eine Entzündung bereits vorhanden, kann man mithilfe von Gurgellösungen, Mundspülungen und Pinselungen für eine Linderung der Schmerzen, eine bessere Durchblutung der Schleimhaut und eine Keimreduzierung sorgen. Ein rasches Abklingen der Beschwerden ist normalerweise die Folge.

Bei Schleimhautdefekten ist eine Pinselung mit gerbstoffhaltigen Tinkturen sehr hilfreich. Bei Schleimhautentzündungen im Mund- und Rachenraum verwendet man je nach Beschaffenheit der Schleimhäute unterschiedliche Kräuter.

Heilende Schleime

Ist die Schleimhaut trocken, gereizt und wund, kratzt der Hals und ist die Stimme rau, dann kommen die sogenannten Schleimdrogen zum Einsatz.

Pflanzliche Schleime sind wasserlöslich, aber nicht hitzebeständig, weshalb sie primär durch einen Kaltwasserauszug (Mazerat) gelöst werden können. Isländisches Moos, die Eibischwurzel oder Huflattichblätter sind typische Schleimdrogen. Doch auch das Pektin in der Apfelschale gehört hierzu.

Schleime legen sich schützend auf unsere Schleimhäute und wirken allein dadurch bereits schmerz- und reizlindernd.

Durch ihren quellfähigen Charakter sind sie jedoch auch in der Lage, Giftstoffe aufzunehmen und einzuschließen, damit sie vom Körper ausgeschieden werden können.

Weitere typische Schleimdrogen sind die Königskerze, die Ringelblume, der Wegerich, die Linde, Malven- und Rosengewächse. Bei trockener, schmerzender Mund- und Rachenschleimhaut, starkem Gefühl von Wundsein, Heiserkeit und Schluckbeschwerden können Schleimdrogen als Gurgel- und Mundspülmittel verwendet werden.

Trockene Schleimhäute & heiser, das kann man tun

Bei trockener, wunder und gereizter Mund- und Rachenschleimhaut, die meist von Schluckbeschwerden begleitet ist, sowie bei Heiserkeit helfen vor allem Schleimdrogen.

Da Hitzeeinwirkung den heilenden Schleim der Pflanze zerstört, wird er mit Hilfe eines Kaltwasserauszuges (Mazerat) herausgelöst.

KALTWASSERAUSZUG / MAZERAT

Um die heilenden Schleime bestimmter Pflanzen wie Eibischwurzel oder Huflattich zu gewinnen, ist ein Kaltwasserauszug notwendig.

SO GEHT'S

- 1 TL des Heilkrauts bzw. der Wurzel in 250 ml kaltem Wasser mindestens 3 Stunden einweichen, lauwarm erhitzen, abseihen.
- Anschließend schnell verbrauchen.

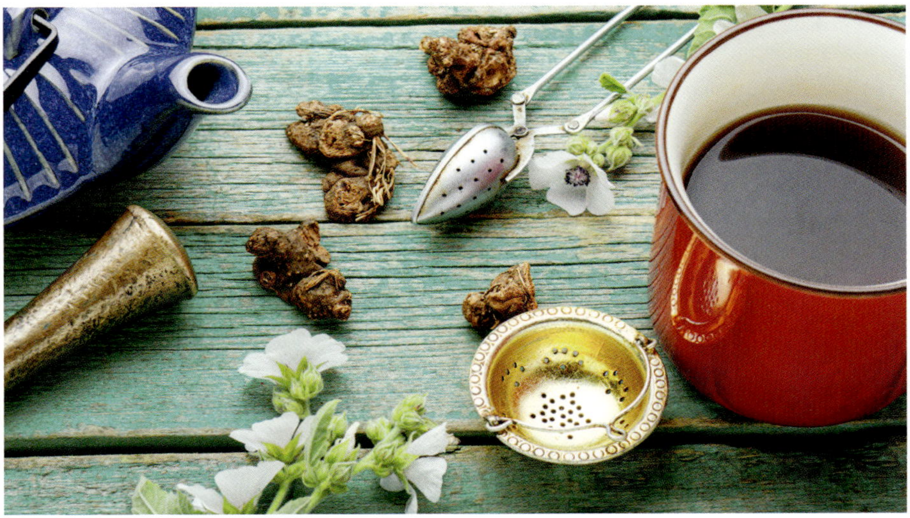

REZEPTE

Eibischwurzel-Mazerat

Die Eibischwurzel enthält bis zu 30 % der heilenden Schleimstoffe, die Blätter 6–8 %.

» Für einen Kaltwasserauszug zum Gurgeln oder Spülen verwendet man 1 TL stark zerkleinerte Wurzeln oder 1 TL Blätter (mildere Wirkung), die mindestens 3 Stunden in 250 ml kaltem Wasser ziehen sollten.

ø Maximal insgesamt pro Tag 6 g Wurzeln verwenden.

ø Wer gleichzeitig Medikamente einnehmen muss, sollte mit dem Arzt sprechen, da Eibisch deren Aufnahme verzögert oder sogar verhindert!

Isländisches Moos-Mazerat

Enthält 50–70 % wasserlösliche heilende Schleime.

» Für ein Gurgelmazerat werden 1–2 TL Isländisches Moos mit 250 ml kaltem Wasser angesetzt.

» Mindestens 3 Stunden ziehen lassen.

ø Tageshöchstdosis: circa 4–6 g

Spitzwegerich-Mazerat

» Für ein Gurgelmazerat oder eine Mundspülung 1 TL Blätter in 250 ml kaltem Wasser mindestens 3 Stunden ziehen lassen.

ø Verwendbar, sooft man mag.

Ringelblumen-Mazerat

Hier helfen zusätzlich wundheilungsfördernde und entzündungshemmende Inhaltsstoffe.

» 1 TL Blüten auf 250 ml kaltem Wasser zum Gurgeln oder Spülen, mindestens 3 Stunden ziehen lassen.

ø Verwendbar, sooft man mag.

Huflattich-Mazerat

Huflattichblätter sind zur Behandlung von erkrankten Bronchien unersetzlich. Jedoch enthalten sie Pyrrolizidinalkaloide, die in größeren Mengen Krebs auslösen können. Deswegen nur 3–4 Mal im Jahr kurzfristig anwenden.

» Ein Auszug zum Gurgeln oder Spülen wird genauso hergestellt wie der mit Ringelblume.

Abschwellende Gerbstoffe

Sind die Schleimhäute im Mund- und Rachenraum hingegen geschwollen, entzündet und rot und eher nässend als trocken, dann verwendet man die sogenannten Gerbstoffdrogen.

Gerbstoffe sind ebenfalls wasserlöslich, doch im Gegensatz zu pflanzlichen Schleimen hitzestabil. Sie lassen sich durch Überbrühen mit heißem Wasser oder Kochen sehr gut aus den Kräutern lösen.

Bei Pflanzen wirken Gerbstoffe als Schutz vor Fäulnis und Fraßfeinden.

Beim Menschen fällen Gerbstoffe die Eiweiße von entzündetem Gewebe aus und bewirken dadurch, dass es sich zusammenzieht. Der Effekt ist eine nahezu sofortige Blutstillung, Wundränder schließen sich schnell, Schwellungen klingen rasch ab und durch die zusätzliche antibakterielle Eigenschaft wirken Gerbstoffe entzündungshemmend. Nässende Wunden werden zudem trocken gelegt.

Typische Gerbstoffdrogen sind die Eiche, die Walnuss, der Gundermann, die Heidel-, Brom- und Preiselbeere sowie der Odermennig, die Blutwurz und andere.

Sie können als Gurgeltee, zur Mundspülung, als Mundspray und zur Pinselung mithilfe einer Tinktur eingesetzt werden.

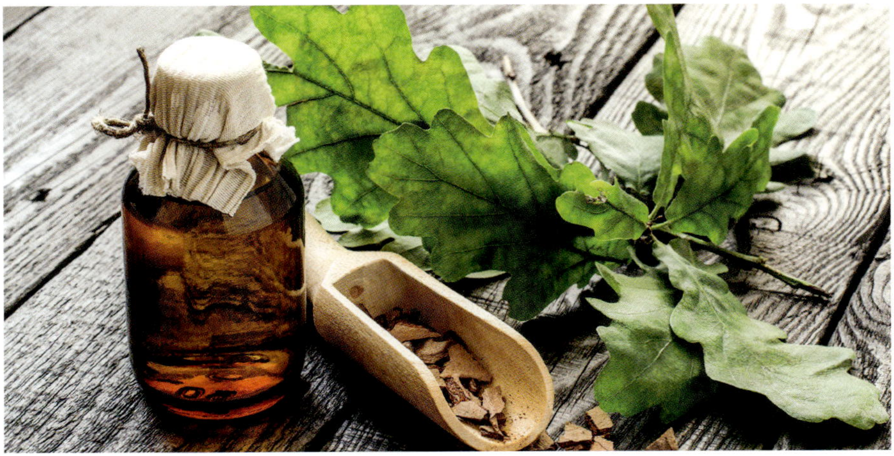

Geschwollene Schleimhäute & rot, das kann ich tun

Ist die Schleimhaut rot, heiß, nässend und geschwollen, dann kommen die Gerbstoffdrogen zum Zug.

Zum Gurgeln, Spülen und Pinseln werden Gerbstoffdrogen vor allem bei Mundschleimhautentzündungen, blutenden und schmerzhaften Aphten (kleineren Verletzungen im Mund), bei Zahnfleischbluten, nach Zahnextraktionen und bei schmerzhaften Prothesendruckstellen verwendet.

ODERMENNIG *(Agrimonia eupatoria)*

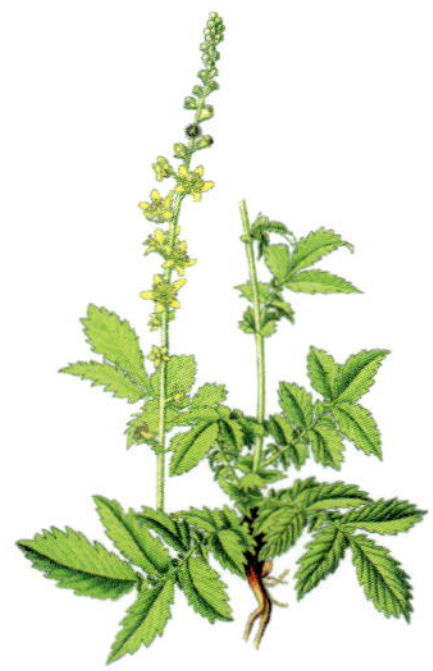

Enthält 4–10 % Gerbstoffe.

ANWENDUNGSFORM

» Zum Gurgeln oder Spülen überbrüht man 1 TL Kraut mit 250 ml heißem Wasser, 10 Minuten ziehen lassen, abseihen und abkühlen lassen.

ø 3–5 Mal täglich anwenden.

BLUTWURZ *(Potentilla erecta)*

In der Wurzel befinden sich 15–20 % Gerbstoffe.

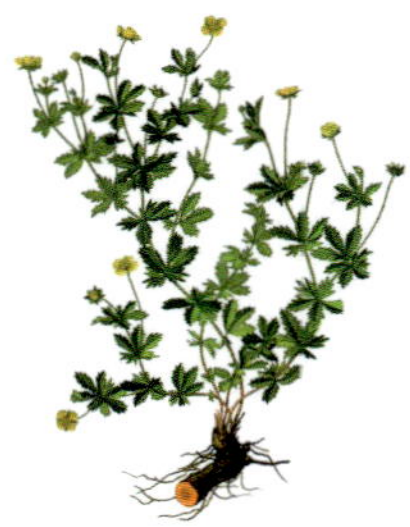

ANWENDUNGSFORM

» ½ TL Wurzel mit 250 ml heißem Wasser übergießen, 10 Minuten ziehen lassen, abseihen. Erkalten lassen und damit spülen oder gurgeln.

» Zum Pinseln eignet sich eine Tinktur.

ø Die Tageshöchstdosis beträgt 4–6 g.

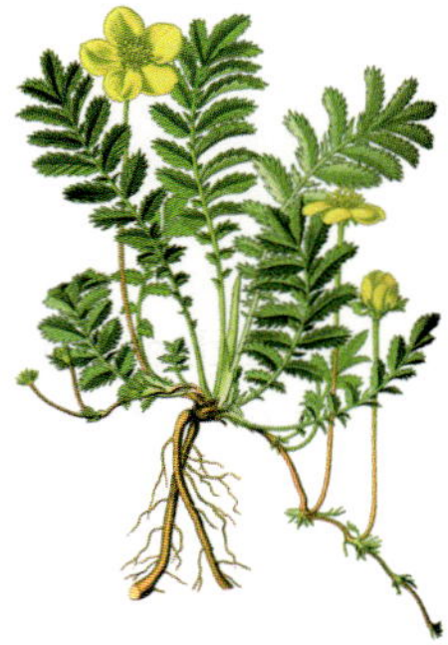

GÄNSEFINGERKRAUT *(Potentilla anserina)*

Das Kraut enthält 5–10 % Gerbstoffe.

ANWENDUNGSFORM

» Zum Gurgeln und Spülen bereitet man einen Tee von 1 TL Gänsefingerkraut, lässt ihn 10 Minuten ziehen. Dann abseihen und abkühlen lassen.

ø Die Tageshöchstdosis beträgt 4–6 g.

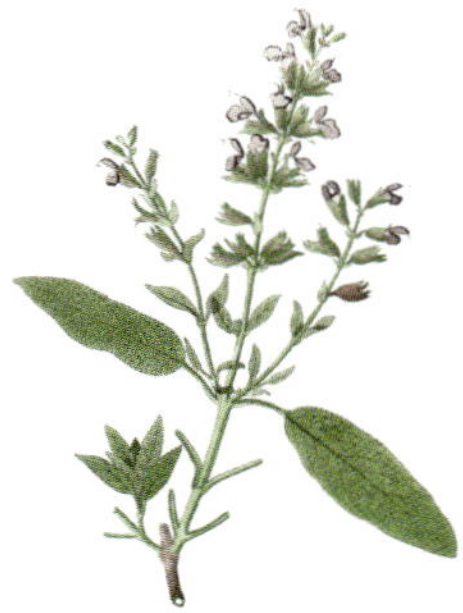

SALBEI *(Salvia officinalis)*

Salbeiblätter enthalten neben ätherischem Öl auch 7–8 % Gerbstoffe.

ANWENDUNGSFORM

» 1 TL Blätter mit 250 ml heißem Wasser übergießen und 5 Minuten ziehen lassen, abseihen und abkühlen lassen. Mehrmals täglich gurgeln oder spülen.

ø Die Tageshöchstdosis liegt bei 4–6 g.

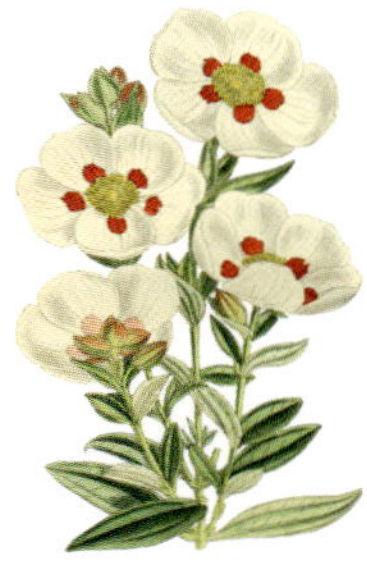

ZISTROSE *(Cistus creticus)*

ANWENDUNGSFORM

» Zum Gurgeln oder Spülen 1 TL Kraut heiß überbrühen, 5–10 Minuten ziehen lassen, abseihen, abkühlen lassen.

ø Mehrmals täglich anwenden.

Aromatika gegen Keime

Aromatika sind Pflanzen, die aufgrund ihrer ätherischen Öle zur Keimreduzierung eingesetzt werden können.

Ätherische Öle sind vor allem fettlöslich (Ölauszüge herstellen geht deswegen ganz hervorragend), können aber auch durch Überbrühen mit heißem Wasser (Tee) oder durch Alkohol (Tinktur) aus der Pflanze gelöst werden.

Ihre Heilwirkung besteht zum einen darin, dass sie stark antiseptisch wirken und zum anderen, dass sie ohne Probleme die Haut und die Schleimhäute durchdringen können.

Die Barriere Haut ist für ätherische Öle nicht existent. Sie wirken somit nicht nur oberflächlich, sondern auch direkt im ganzen Organismus und bekämpfen damit Keime, die bereits durch Wunden in den Körper gelangt sind.

Stark duftende Pflanzen weisen zumeist einen hohen Anteil an ätherischen Ölen auf. Zu den stark antibakteriell wirkenden Kräutern gehören zum Beispiel der Thymian, der Ingwer, Salbei, Myrrhe, Kamille und die Gewürznelke.

EINEN ÖLAUSZUG HERSTELLEN

Will man vor allem die ätherischen Öle für die Behandlung gewinnen, dann ist es sinnvoll, sie in Öl auszuziehen, denn ätherische Öle sind fettlöslich.

Die frische Heilpflanze ein wenig zerkleinern und 1 Woche mit zum Beispiel Sonnenblumenöl bedecken. Danach abseihen, in dunkle Flaschen füllen und kühl und lichtgeschützt aufbewahren.

EINE TINKTUR HERSTELLEN

Ein Schraubglas wird zu einem Drittel mit frischen oder getrockneten Kräutern gefüllt. Die Kräuter werden mit 70 % Ethanol aus der Apotheke fingerhoch bedeckt. 3 Wochen an einem warmen Ort stehen lassen, täglich 1 Mal gut durchschütteln, abseihen und in dunkle Tropffläschchen füllen.

» 2–3 Jahre haltbar.

Die Schleimhäute sind entzündet, das kann ich tun

Ist die Schleimhaut zusätzlich keimbesetzt und somit entzündet, helfen vor allem die sogenannten Aromatika. Das sind Heilpflanzen, die besonders durch ihre ätherischen Öle eine Heilung entfalten. Von frischen Pflanzen lässt sich sehr gut ein Ölauszug zubereiten, von getrockneten Heilkräutern stellt man besser einen Tee oder eine Tinktur zum Gurgeln, Pinseln oder Spülen her.

INGWER *(Zingiber officinale)*

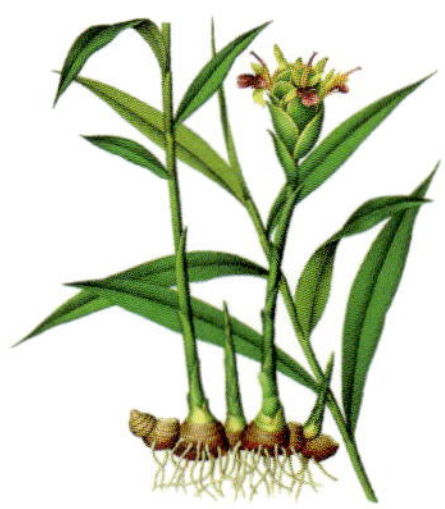

Die Ingwerwurzel enthält etwa 23 % ätherische Öle und wirkt dadurch keimwidrig. Vor allem bei Halsschmerzen kann Ingwer gute Dienste leisten. Mit einer Ingwertinktur sind Gurgeln, Spülen und Pinseln möglich, doch auch der in der Herstellung weniger aufwendige Ingwertee ist für die oben genannten Anwendungen geeignet.

ANWENDUNGSFORM

» Dafür brüht man ½ TL frisch geriebene Ingwerwurzel mit 250 ml heißem Wasser, lässt sie 5–10 Minuten ziehen und seiht ab.

ø Bei Halsschmerzen so oft damit gurgeln, spülen oder pinseln, wie man mag.

MYRRHE *(Commiphora myrrha)*

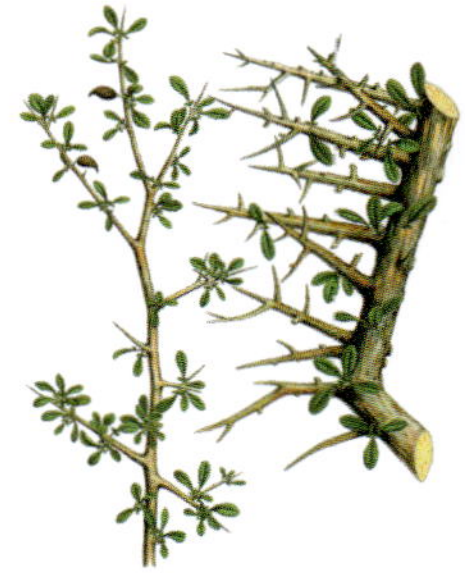

Eine mit Myrrhenharz hergestellte Tinktur wirkt antibakteriell und pilzwidrig.

ANWENDUNGSFORM

» Die Tinktur kann unverdünnt (Vorsicht, brennt bei Entzündungen!) oder verdünnt zum Pinseln betroffener Stellen verwendet werden.

ø 10 Tropfen mit ein wenig Wasser verdünnen und damit gurgeln oder spülen.

KAMILLE *(Matricaria chamomilla)*

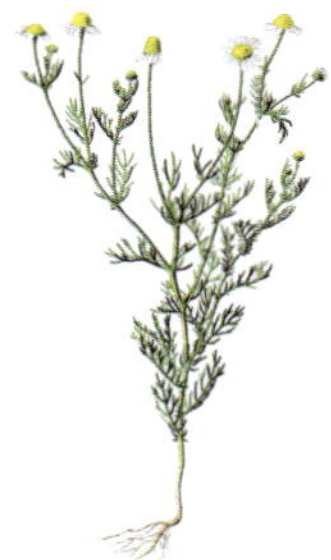

Die Kamille gehört zu den Klassikern bei Behandlungen gegen Keime.

ANWENDUNGSFORM

» 1 TL Blüten mit 250 ml heißem Wasser überbrühen, 10 Minuten abgedeckt ziehen lassen.

ø Der Tee dient genauso wie ein Kamillenölauszug oder eine Kamillentinktur zum Gurgeln, Pinseln oder Spülen.

THYMIAN *(Thymus vulgaris)*

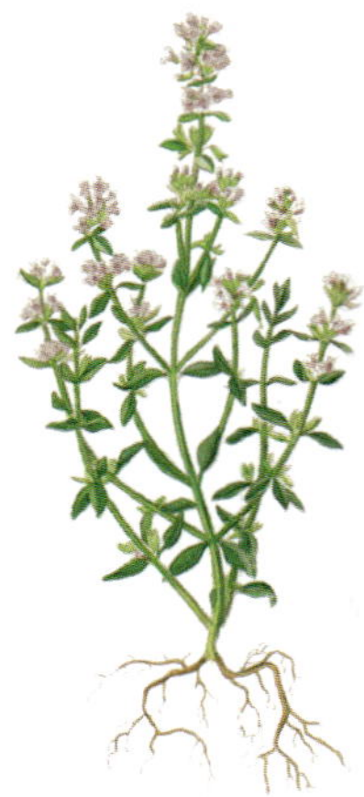

Der Thymian enthält einen sehr hohen Anteil des ätherischen Öls Thymol, ein extrem keimhemmendes ätherisches Öl. Zum Gurgeln, Spülen und Pinseln können sowohl der Tee als auch eine Tinktur und ein Ölauszug verwendet werden.

ANWENDUNGSFORM

» Siehe Zubereitung des Tees bei der Kamille; verwendet werden die Blätter und die Blüten

Der Hals schmerzt, das kann ich tun

Vor allem bei Halsschmerzen mit Schluckbeschwerden und kleineren Entzündungen im Mund ist schnelle Hilfe sehr wohltuend und erleichternd.

Sanddornfruchtfleischöl

Bei Schmerzen im Mundraum 1 TL Öl langsam im Mund hin- und herschieben und zergehen lassen, dann schlucken. Sanddornfruchtfleischöl ist auch bei kleineren Schleimhautdefekten und Prothesendruckstellen hilfreich. Das Öl ist recht schmackhaft, aber stark färbend, sodass sich Zahnbelag sofort orange verfärbt (was nach einiger Zeit wieder vergeht). Prothesen sollten aus diesem Grund jedoch vor der Anwendung herausgenommen werden.

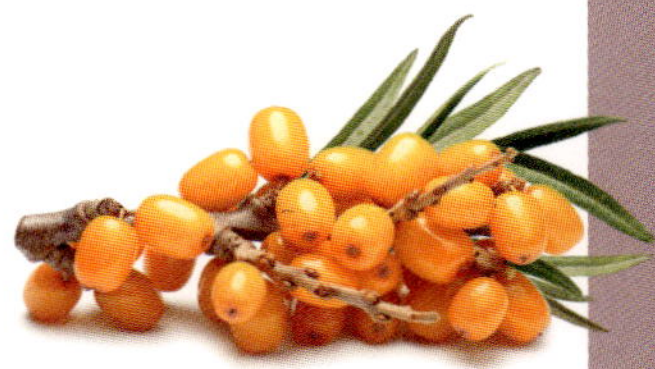

Zaubernuss / Hamamelis

Sogar bei der sehr schmerzhaften und gefürchteten Mundschleimhautentzündung infolge einer Chemotherapie kann eine Spülung mit Zaubernussblättertee hilfreich sein.

ANWENDUNGSFORM

» Dafür 5–10 g der Blätter mit 250 ml heißem Wasser überbrühen und 15 Minuten ziehen lassen, abseihen, abkühlen lassen.

ø Damit den Mund spülen. Danach ausspucken.

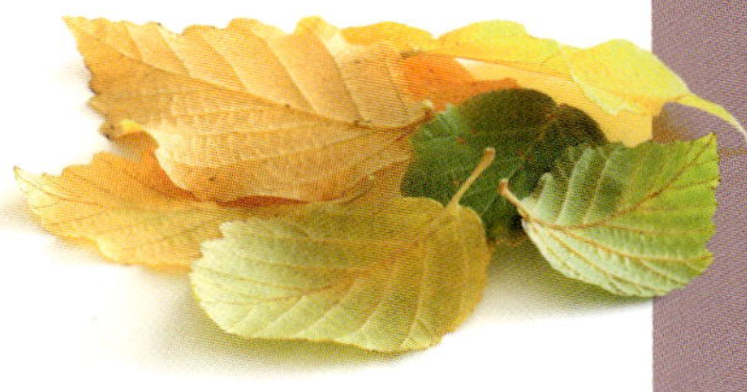

Heidelbeere und Brombeere

Sowohl der Saft als auch die Früchte von Heidelbeere und Brombeere gelten in der Volksmedizin als schnelle Entzündungshemmer.

ø Bei akuter Glossitis (Zungenentzündung) und Halsschmerzen die Früchte langsam zerkauen. Bei Halsschmerzen zusätzlich mit dem Beerensaft gurgeln oder spülen.

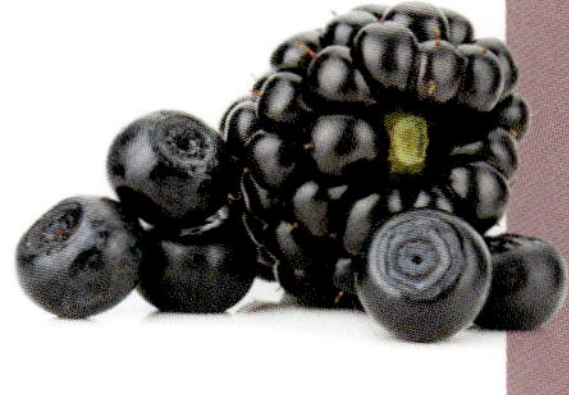

Gewürznelken

Gewürznelken enthalten das stark antiseptische Eugenol. 1 Gewürznelke lutschen, Tee oder eine Tinktur helfen sogar bei stärkeren Schmerzen.

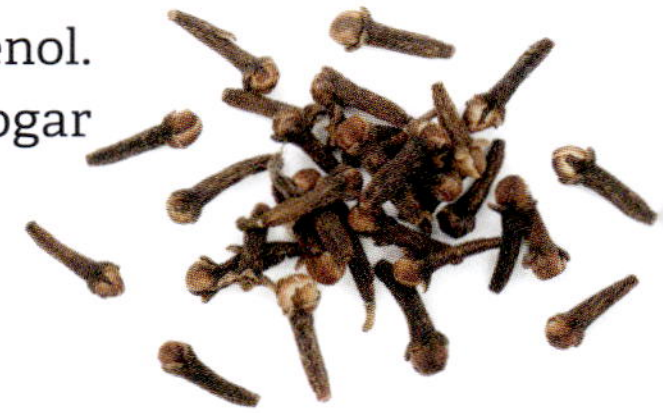

Die richtigen Anwendungen

Pinseln

- Mit einem speziellen Pinsel (Apotheke) wird verdünnte Tinktur, Tee oder ein Ölauszug direkt auf die betroffene Stelle aufgetragen.
- 4–5 Mal täglich die Pinselung wiederholen, bis die Beschwerden abgeklungen sind.

Gurgeln

- Mit Kräutertee, verdünnter Tinktur, Ölauszug oder Beerensaft, wenn möglich ohne Unterbrechung, mindestens 1 Minute gurgeln.
- Das Gurgelmittel wird nach dem Gurgeln ausgespuckt.
- 2–3 Mal wiederholen, 3–4 Mal täglich anwenden, bis die Beschwerden nicht mehr vorhanden sind.

Spülen

- Den Mund mit Kräutertee, verdünnter Tinktur, Ölauszug oder Beerensaft mindestens 5 Minuten spülen.
- 3–4 Mal am Tag anwenden, das Spülmittel ausspucken.

Thymian-Kräuterbonbons *selbst gemacht*

Lutschbonbons mit ausgewählten Kräutern sind in der kalten Jahreszeit eine Wohltat für die angegriffenen Schleimhäute und Atemwege – und können ganz einfach selbst hergestellt werden.

Gerade im Anfangsstadium eines Hustens oder einer beginnenden Erkältung ist es wichtig, die Schleimhäute feucht zu halten und mit effektiven Heilkräutern den Bakterien entgegenzuwirken. Kräuterhustenbonbons können hierbei sehr hilfreich sein.

Der aus dem Mittelmeerraum stammende, würzige Thymian ist für seine antibakteriellen und entzündungshemmenden Eigenschaften bekannt. Außerdem wirkt er leicht schmerzstillend und vor allem im Bronchialbereich krampf- und schleimlösend.

Auch für Kinder ist dieses Kraut geeignet, da es im Allgemeinen gut vertragen wird.

Wobei zu beachten ist, dass Bonbons generell erst für Kinder ab 3 Jahren empfohlen werden, da die Erstickungsgefahr dann nicht mehr so hoch ist!

DOSIERUNG

Die Dosierung ist stark altersabhängig und beträgt je zubereiteter Tasse Tee á 250 ml Wasser:

- Ca. 1,5 g für Kinder bis 4 Jahre
- Ca. bis 2 g für Kinder von 4–12 Jahren
- 2 g für Kinder ab 12 Jahren
- Die empfohlene Tagesdosis bei Erwachsenen liegt bei 10 g

Diese Angaben gelten auch für die Teeherstellung für weiche Thymian-Kräuterbonbons im unten aufgeführten Rezept.

Die weichen Kräuterbonbons verringern zwar nicht das Erstickungsrisiko, aber sie sind beim Verschlucken im Ganzen nicht so schmerzhaft, da sie zum einen weicher und zum anderen üblicherweise gerade von Kindern gerne gekaut werden.

Wer nun einwendet, dass zuckrige Bonbons wohl generell für Kinder nicht geeignet sind, darf an dieser Stelle eine Ausnahme machen. Die Süße des Zuckers führt durch Nervenstimulation zur Steigerung der Bronchialsekretion und dient damit dem leichteren Abhusten von zähem Schleim.

Das ist auch der Grund, weshalb Hustentees generell gesüßt werden sollten.

Es muss auch keine große Menge dieser Heilbonbons gelutscht werden, um eine Linderung der Erkältungsbeschwerden, des Hustens oder Keuchhustens zu erzielen, deshalb kann man ausnahmsweise diese leckere Hilfe genießen.

REZEPT

Weiche Thymian-Kaubonbons

Bei Halsschmerzen, Heiserkeit, Husten und Keuchhusten

ZUTATEN

- 1 Tasse Apfel- oder Birnensaft (ohne Fruchtfleisch)
- ½ Tasse Thymiantee (frisch zubereitet und abgekühlt; Dosierung siehe Text)
- ¼ Tasse Gelatinepulver (alternativ Agar-Agar-Pulver)
- 1 Prise getrocknetes Thymianpulver
- 3 EL Reissirup
- kleine Schokoladen- oder Eiswürfelformen

SO GEHT'S

» Alles miteinander verrühren und in die Formen füllen.

» Warten, bis alles komplett ausgeliert ist, dann die Bonbons aus den Formen lösen.

ANWENDUNG

- Erwachsene können bis zu 10 Bonbons über den Tag verteilt kauen.
- Kinder ab 3 Jahren 3 Bonbons.

REZEPT

Feste Thymian-Bonbons

Wirkung siehe Rezept weiche Thymian-Kaubonbons

ZUTATEN

- ✗ 1 Handvoll frischem, aber trockenem Gewürz-, Zitronen-, Orangen- oder normalem Thymian
- ✗ 150 g Birkenzucker

ZUBEREITUNG

- » Die Thymianblättchen vom Stiel entfernen und klein schneiden.
- » Den Birkenzucker im Topf erhitzen, bis er eine durchsichtige Flüssigkeit geworden ist.
- » Dann die Thymianblätter hineinrieseln lassen, umrühren und die Masse sofort auf ein Backpapier gießen.
- » Mindestens 1 Stunde erkalten lassen.
- » Mit einem Messer oder einer Schere in kleine Stücke schneiden.
- » Dunkel und luftdicht gelagert halten sich die Hustenbonbons ungefähr 1 Monat.

ANWENDUNG

- Bei Entzündungen im Mund- und Rachenraum, bei Husten und Keuchhusten ab und zu ein Bonbon lutschen. Wirkt desinfizierend, schleim- und krampflösend.
- Die maximale Dosis speziell für Kinder beträgt 40 g.
- Übermäßiger Verzehr kann abführend wirken.

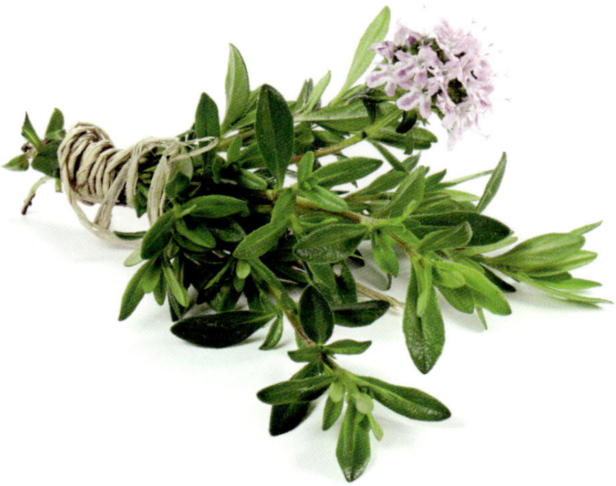

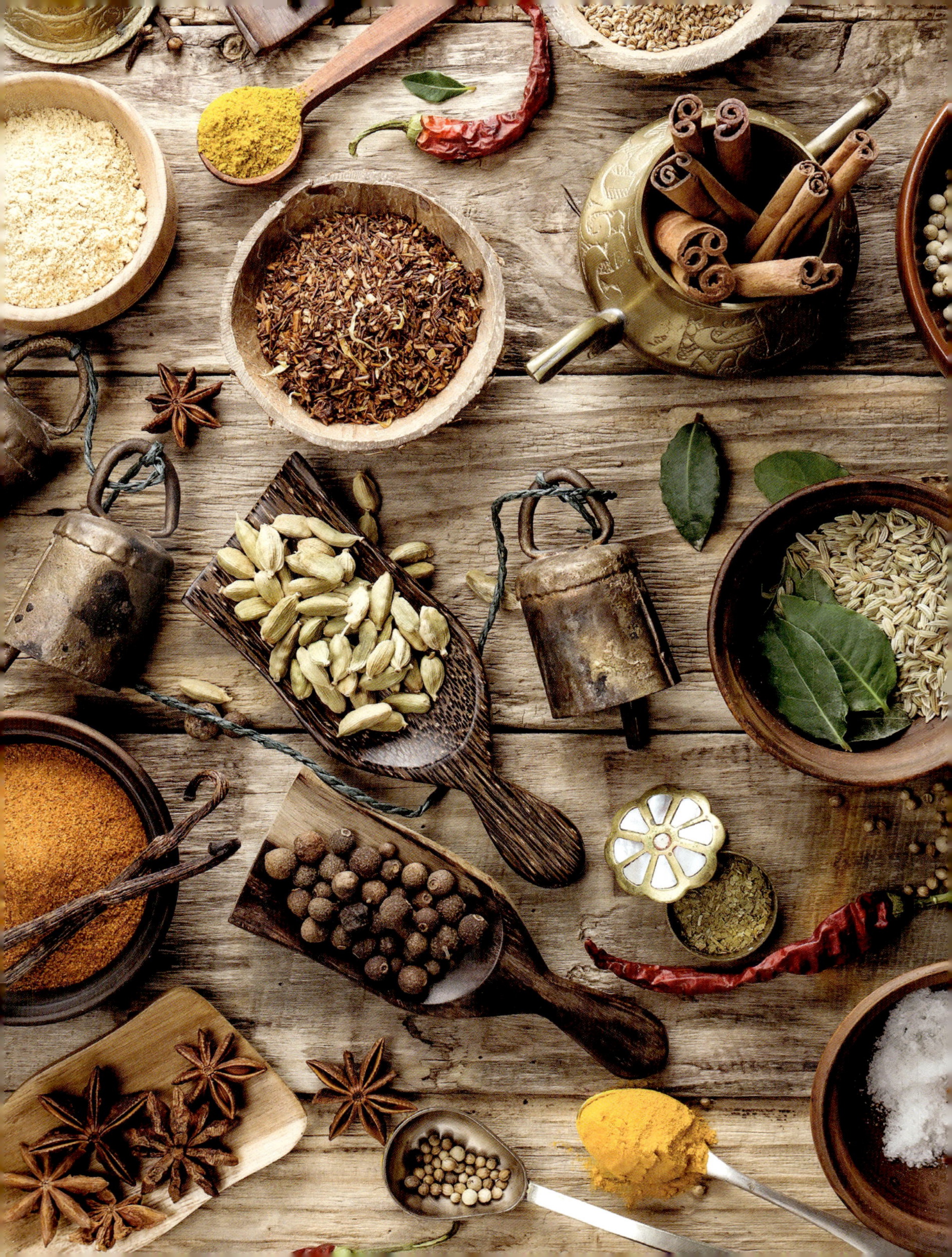

Kochen mit heilsamen Gewürzen

Gewürze verleihen unseren Mahlzeiten das gewissen Etwas. Sie verwöhnen uns mit wundervollen Aromen und viele ihrer Inhaltsstoffe tragen dazu bei, dass wir gesund bleiben oder schnell wieder gesund werden.

Die getrockneten Heilkräuter sind zu dieser Jahreszeit bereits zum größten Teil sorgsam in die passenden Gläser oder Beutel verpackt und nur die eine oder andere Wurzel und Beere gilt es noch auszugraben und zu pflücken, um die Kräuterhausapotheke für das kommende Jahr aufzufüllen.

Die meisten Pflanzen kann man allerdings bereits im Vorfeld einer Erkrankung zur Vorbeugung verwenden – als Gewürze für die täglich genossenen Speisen.

Viele traditionelle Gerichte enthalten bestimmte Kräuter und Gewürze nicht nur wegen ihres guten Geschmacks, sondern auch, weil sie eine ganz bestimmte Eigenschaft haben. So finden wir auf einem Zwiebelkuchen oder im Sauerkraut die würzigen Früchte des Kümmels. Sie sind dafür bekannt, dass sie blähungswidrig wirken, und sorgen so dafür, dass Zwiebeln und Sauerkraut leichter verdaut werden können. Schmerzhafte Koliken treten damit erst gar nicht auf.

Gewürzmedizin

Gewürze sind also nicht nur lecker, sie helfen auch, Unwohlsein und Krankheiten vorzubeugen oder die Genesung voranzutreiben.

Bereits um 4000 v. Chr. wurden in der ägyptischen und indischen Heilkunde Gewürze systematisch zu Heilzwecken im Essen verwendet. Das belegen sowohl ägyptische archäologische Funde als auch die alten Aufzeichnungen der indischen Ayurveda-Medizin.

Auch bei uns existieren viele volksmedizinische Anwendungen mit Gewürzen, die aber nie intensiv erforscht wurden, sondern eher innerhalb der Familie oder der Dorfgemeinschaft weitergegeben wurden.

So gehörten das Beifußkraut und die Wacholderbeeren ganz einfach deshalb zum fetten Braten, weil es bei der Großmutter auch schon so gewesen ist. Dass hier ätherische Öle am Werk waren, um die Verdauung fetter Speisen zu fördern, war oftmals nicht bekannt.

Es wurde ohnehin nicht eindeutig zwischen medizinischen Pflanzen und Nahrungspflanzen unterscheiden. Hauptsache man fühlte sich nach dem Essen wohl und wenn es zudem geschmeckt hatte, dann wurde das Rezept einfach beibehalten und an die nächste Generation weitervererbt.

Lediglich in den Klöstern hat man die Wirkweise der Gewürze schriftlich festgehalten. Allerdings wurde hier die lateinische Sprache verwendet, die so gut wie niemand außerhalb der Kirche beherrschte, ganz abgesehen davon, dass die wenigsten Menschen lange Zeit überhaupt lesen konnten.

Die Überlieferung erfolgte aus diesem Grund in unseren Breiten vornehmlich mündlich – und damit typisch für die Volksmedizin.

Vielfältig und heilsam

Heutzutage sind die meisten Forschungsergebnisse über die Inhaltsstoffe und Wirkweisen der verschiedenen Gewürze für jeden zugänglich. Es ist damit möglich, ganz gezielt ein Heilkraut oder die entsprechenden Samen und Wurzeln als heilungsförderndes, schmackhaftes Mittel auf dem täglichen Speiseplan einzusetzen.

Es sind vor allem ätherische Öle, die den Gewürzpflanzen ihren charakteristischen Geruch und Geschmack und damit die würzende Eigenschaft verleihen.

Zusätzlich erhält eine mit Heilkräutern verfeinerte Speise damit aber auch einen heilenden Aspekt.

Ätherische Öle lindern oftmals schon allein durch Aromen und Geschmack, bestimmte Düfte wirken unwillkürlich auf unser zentrales Nervensystem und sorgen für die Ausschüttung bestimmter Botenstoffe (siehe auch *Ätherische Öle – Die Seele der Pflanzen* Seite 200).

Aus diesem Grund ist der Majoran beruhigend und schlaffördernd. Er veranlasst die Ausschüttung von Serotonin.

Ätherische Öle haben aber auch eine antibakterielle, antifungizide und teilweise sogar antivirale Wirkung, sodass sie desinfizierend im Bereich des Magen und Darmes sowie vorbeugend und heilend bei Erkältungserkrankungen eingesetzt werden können.

Weitere bedeutende Inhaltsstoffe sind **Bitterstoffe**, die gerade im Bereich der Magen-Darm-Beschwerden und der Verdauungsförderung Großartiges leisten.

Sie regen die Magenschleimhaut und das Speicheldrüsensystem an, sodass die gesamte Verdauungstätigkeit angekurbelt und die Leistung des Magens und der Gallenblase deutlich erhöht wird.

Viele weitere Inhaltsstoffe helfen während einer Erkrankung oder vorbeugend auf unterschiedliche Weise, wie beispielsweise Scharfstoffe, pflanzliche Farbstoffe, Gerb- oder Ballaststoffe.

Die richtige Dosierung

Da viele Gewürze also auch eine Heilwirkung haben, ist es wichtig, sie richtig zu dosieren.

Einige Kräuter, Samen und Beeren machen es uns leicht, weil sie in zu hoher Konzentration nicht mehr schmecken. Spätestens dann ist jedem klar, dass er zu viel des Guten getan hat.

In den meisten Fällen bleibt es bei dem unangenehmen Geschmack. Es gibt aber auch Gewürze, deren Überdosierung schaden kann.

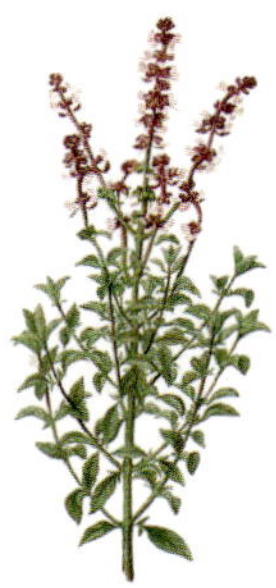

Es handelt sich dabei oftmals um Pflanzen, die heute von den meisten Menschen als absolut harmlos eingeschätzt werden, so beispielsweise das Basilikum oder die Petersilie.

Basilikum enthält ein ätherisches Öl namens Estragol. Es gibt Hinweise auf zellschädigende und krebserregende Eigenschaften dieses Öls. Vor allem Schwangere, Stillende,

Säuglinge und Kinder sollten auf Basilikum deshalb lieber verzichten. Ein Konsum größerer Mengen dieses Krauts sollte auf keinen Fall von langer Dauer sein.

Als Gewürz verwendet, gilt für Basilikum eine Obergrenze von 5 % der Zubereitung. Ein reines Basilikum-Pesto sollte also mit viel gutem Brot oder Nudeln gegessen werden und nicht pur gelöffelt werden. Beachtet man dies, so darf man das leckere Gewürzkraut bedenkenlos genießen.

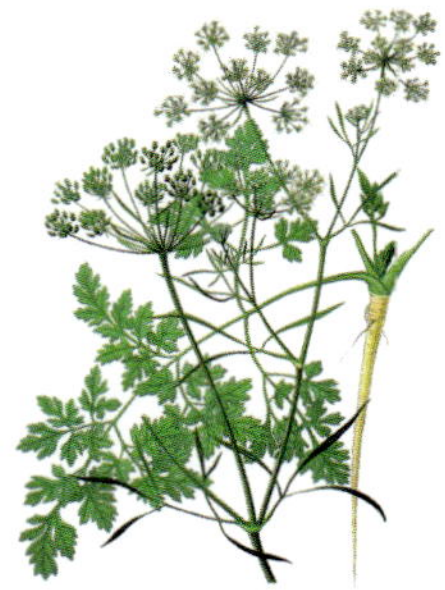

Auch **Petersilie** sollte mit Bedacht verwendet werden.

Beim Verzehr größerer Mengen bewirkt das ätherische Öl Apiol eine gesteigerte Krampfneigung der glatten Muskulatur von Magen, Darm, Blase und vor allem der Gebärmutter.

Vor allem Schwangere sollten deswegen auf den Konsum von reichlich Petersilie verzichten, da sie wehenauslösend wirken kann. Es kommt nicht von ungefähr, dass im Mittelalter die Petersilie verwendet wurde, um ungewollte Schwangerschaften abzubrechen.

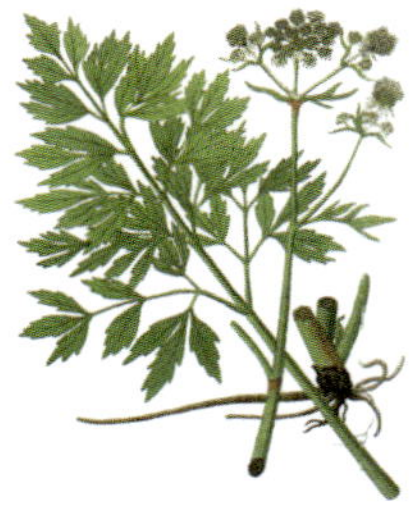

Im beliebten **Maggikraut**, dem **Liebstöckel**, ist ein ätherisches Öl enthalten, das bei einer akuten Entzündung der ableitenden Harnwege und bei Schwangeren reizend wirken kann. Deswegen ist Liebstöckel nur eingeschränkt empfehlenswert.

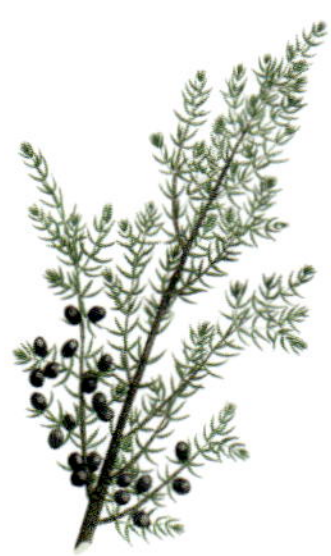

Und auch der **Wacholder** kann eine Nierengewebereizung hervorrufen. Typisches Indiz für ein Zuviel an Wacholder ist ein Atem, der nach Veilchen riecht.

Auch der beruhigende und schlaffördernde **Majoran** sollte zum Würzen sparsam eingesetzt und für Säuglinge und Kleinkinder gar nicht verwendet werden, denn durch ihn wurde, bisher ungeklärt, eine Depigmentierung der Haut beobachtet.

Bewusstes und verantwortungsvolles Würzen verbindet jedoch die Heilwirkung und den Geschmack von Pflanzen und verleiht Mahlzeiten damit ein gewisses Etwas.

Kreatives, heilsames Kochen

Kräuter und Gewürze sind für das Kochen essenziell. Ohne sie würden unsere Speisen fad und wenig abwechslungsreich schmecken. Darüber hinaus sind Gewürze ein wichtiger Teil unserer Kultur. Allein anhand der verwendeten Gewürze und Kräuter in einem Gericht lässt sich sicher bestimmen, aus welchem Land der Welt es ursprünglich stammt.

Überall auf der Erde dienen die schmackhaften Zutaten nicht nur der Verfeinerung der Speisen, sondern auch der Heilung von Krankheiten und dem vorbeugenden Schutz vor ihnen.

Damit diese Tatsache wieder stärker in das Bewusstsein der Menschen rücken kann, hier eine Idee für Ihre nächste Einladung zum Essen: Bewirten Sie Ihre Freunde doch einmal mit einem Menü, das nicht nur lecker ist, sondern zugleich der Vorbeugung gegen die fast schon obligatorische Wintererkältung dient.

Die Gäste werden überrascht sein, wie gut die traditionellen volksmedizinischen Anwendungen schmecken.

Mit Zwiebeln und Knoblauch, Thymian und Oregano, Anis, Schnittlauch, Kerbel und vielen anderen frischen oder getrockneten Zutaten lassen sich vielseitige Gerichte, Soßen und Nachspeisen zaubern.

Oder wie wäre es zur Abwechslung einmal mit einer Einladung zum Anti-Stress-Essen mit unbeschwerten Glücksgefühlen? Bohnenkraut und Anis, Majoran, Kakao, Vanille und Gewürznelke sind dann genau die richtige Wahl, um die Speisen zu verfeinern.

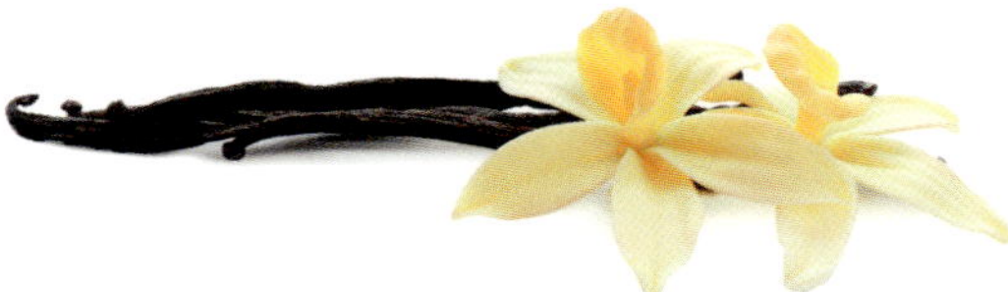

Gewürze, die bei Erkältung und vorbeugend wirken

Anis

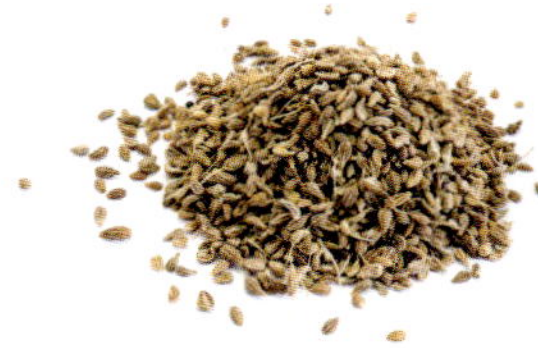

Anisöl wird teilweise über die Lunge ausgeschieden. Die Früchte gelten als schleimlösendes und auswurfförderndes Mittel, das bei Husten verwendet wird.

Basilikum

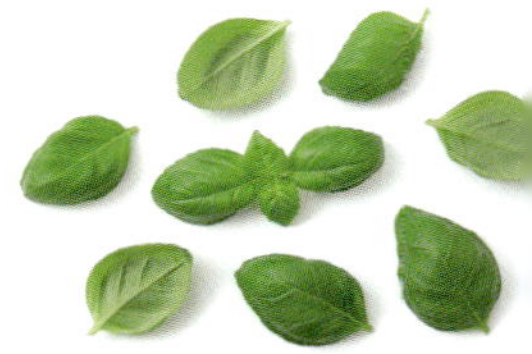

Seine Inhaltsstoffe wirken antimikrobiell, sodass Basilikum sowohl bei einer bereits bestehenden Erkältung als auch vorbeugend verwendet werden kann. Nicht überdosieren!

Kerbel

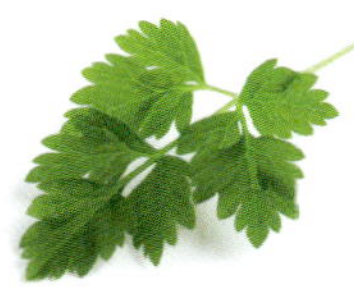

Frisches Kerbelkraut wird in der Volksmedizin traditionell zur Abhärtung gegen verschiedene Erkältungserkrankungen genutzt.

Liebstöckel

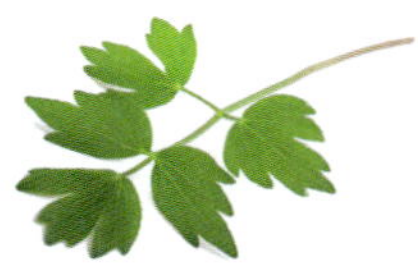

Die Volksmedizin verwendet den Liebstöckel als schleimlösendes Gewürz bei festsitzendem Husten. Nicht überdosieren!

Majoran

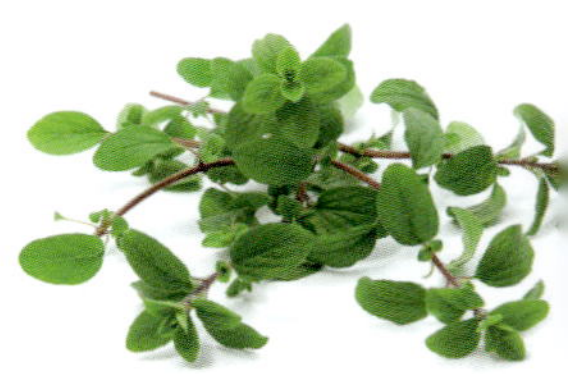

Majoran enthält ätherische Öle und Rosmarinsäure, die schleimlösend bei Krampfhusten wirken. Sparsam verwenden!

Oregano

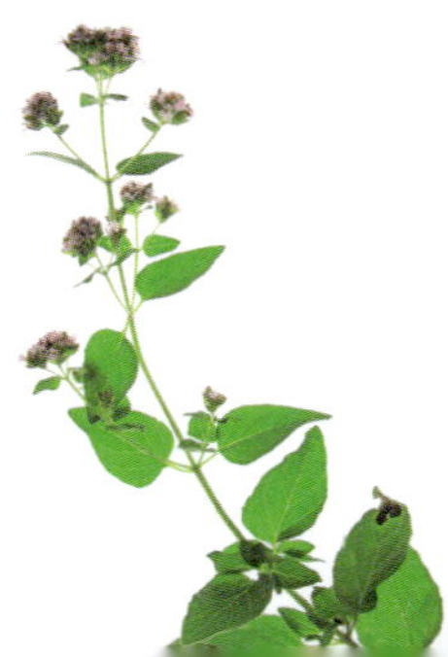

Bei bronchialen Beschwerden, Keuch- und Krampfhusten kann das Kraut Linderung verschaffen.

Peperoni

Die scharfen Peperonifrüchte wirken antibakteriell und stark schweißtreibend.

Schnittlauch

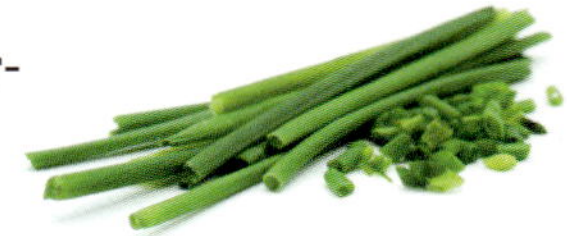

Wird in der Volksheilkunde zur schnelleren Heilung von Erkältungserkrankungen eingesetzt.

Thymian

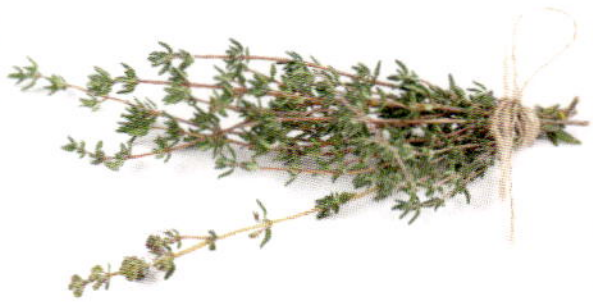

Aufgrund des hohen Thymolgehaltes hat das beliebte Kraut eine stark antibakterielle und zudem schleimlösende Wirkung.

Zimt

Zimt hat antibakterielle, auswurffördernde, schleimlösende und schweißtreibende Eigenschaften.

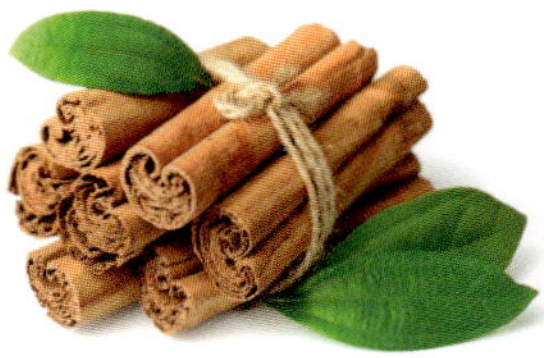

Zur Verwendung als Lebens- oder Heilmittel bitte Ceylon-Zimt, auch Kaneel genannt, verwenden. Er enthält kaum Cumarine, die in größeren Mengen gesundheitliche Probleme hervorrufen können.

Der qualitativ schlechtere und billigere Zimt kommt aus Südchina und heißt Cassia-Zimt. Er enthält größere Mengen Cumarine, ist jedoch billiger und wird deswegen vor allem in Fertigprodukten wie Backwaren, Fertigteemischungen oder Fertiggewürzmischungen verwendet. Deswegen bitte die Deklaration auf den Etiketten beachten.

Zwiebeln

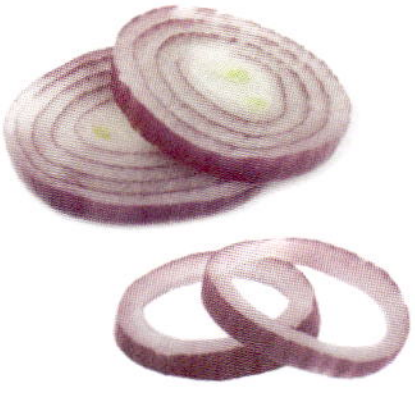

Rohe Zwiebeln wirken antibakteriell, schleimlösend und entzündungshemmend.

REZEPTE

Nelkenplätzchen

Bei Erkältung

ZUTATEN

- 200 g Mehl
- je 50 g gemahlene Haselnüsse und Mandeln
- 150–200 g Rohrohrzucker
- 150 g Butter oder Margarine
- 1 TL Nelkenpulver
- je 1 Messerspitze Kardamom und Muskat

SO GEHT'S

- Alle Zutaten zu einem Mürbeteig verarbeiten.
- Etwa 1 Stunde im Kühlschrank ruhen lassen.
- Den Teig zu kleinen Kugeln formen.
- Auf einem mit Backpapier ausgelegten oder geölten Blech möglichst flach drücken.
- Im vorgeheizten Ofen bei 200 Grad 10 Minuten backen.

ANWENDUNG

- Erwachsene 5 und Kinder 3 Kekse pro Tag naschen.

Zwiebel-Knoblauch-Häubchen

Zur Vorbeugung vor Erkältungserkrankungen

ZUTATEN

- 1 Zwiebel (rote Zwiebeln bieten mehr gesundheitliche Vorteile als gelbe oder weiße)
- 1 Knoblauchzehe
- Salz
- Öl

SO GEHT'S

- Die Zwiebel sehr fein schneiden.
- Die Knoblauchzehe frisch pressen.
- Alles mit Salz und Öl würzen.

ANWENDUNG

- Als Häubchen auf Salaten oder gegrilltem Fleisch, Fisch oder Grillkartoffeln.
- Ein Häubchen täglich zur Verbeugung ist ausreichend.

Gewürze zur Beruhigung und Entspannung

Bohnenkraut

Die Volksmedizin setzt Bohnenkraut für körperliche und seelische Entspannung ein.

Anis

Anis beruhigt durch sein ätherisches Öl die glatte Muskulatur der Magenwände, was eine allgemeine körperliche Anspannung lindert.

Kakao

Er wirkt zwar belebend auf Körper und Geist, senkt aber gleichzeitig den Blutdruck, sodass beispielsweise bei einem heißen dunklen Kakao das Lernen leichterfällt.

Majoran

Der Geruch von Majoran wirkt unwillkürlich auf das zentrale Nervensystem und veranlasst die Ausschüttung von beruhigendem und schlaffördernden Serotonin.

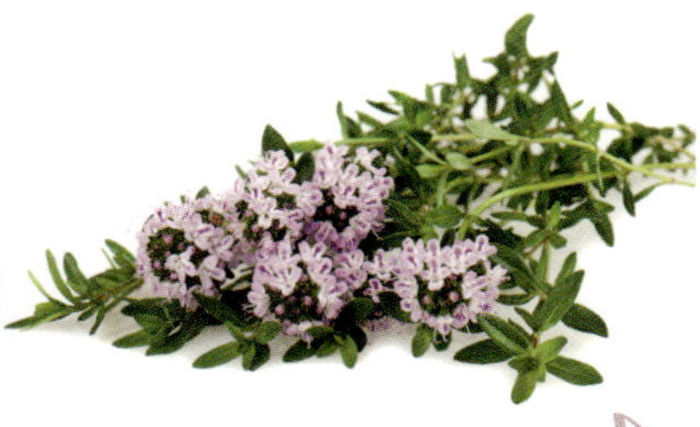

Bohnenkraut

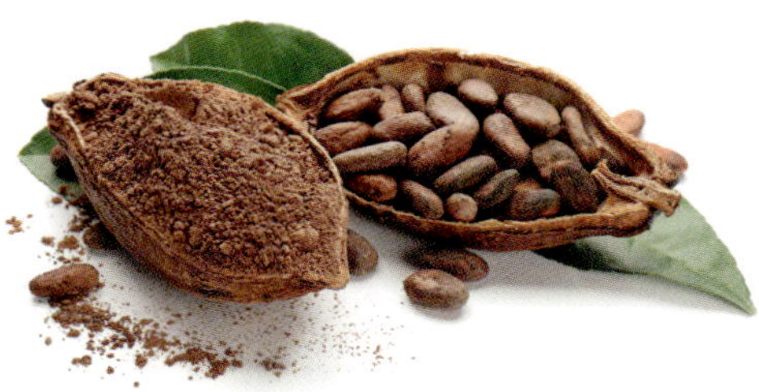

Kakao

REZEPT

Gewürz-Apfelsuppe

Macht zufrieden und entkrampft bzw. entspannt; ideal als Vorspeise für einen gemütlichen Abend.

ZUTATEN

- 3 Äpfel
- 1 EL Sonnenblumenöl
- 500 ml Apfelsaft
- 375 ml Möhrensaft
- 2 Messerspitzen Zimt
- ½ TL gemahlene Vanille
- je 1 Messerspitze gemahlener Anis, Nelkenpulver und Kardamom
- 1 TL frisch geriebene Ingwerwurzel
- 2 EL Honig oder Agavensirup

SO GEHT'S

» Die Äpfel schälen und in Stückchen schneiden.

» Mit den restlichen Zutaten in einen Topf geben und alles vermischen.

» 10 Minuten köcheln lassen.

» Alles pürieren.

ANWENDUNG

ø Bei Stress, Unruhe oder einfach nur zum Wohlfühlen, sooft man mag.

Gewürze für den Magen-Darm-Trakt

Anis

Das ätherische Öl wirkt leicht krampflösend und blähungstreibend.

Basilikum

Basilikum regt die Verdauungstätigkeit und den Appetit an.

Dill

Kraut und Früchte regen die Magensaftsekretion an, wirken verdauungsfördernd und blähungstreibend.

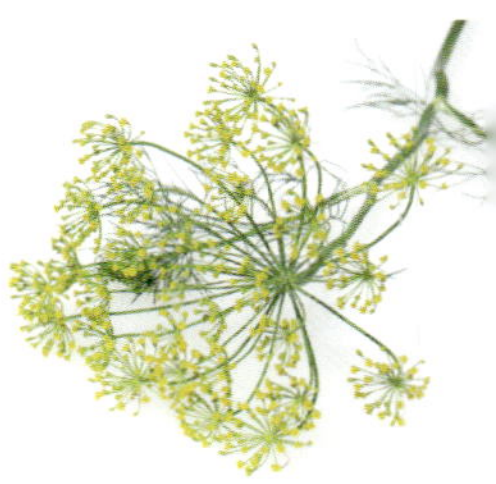

Fenchel

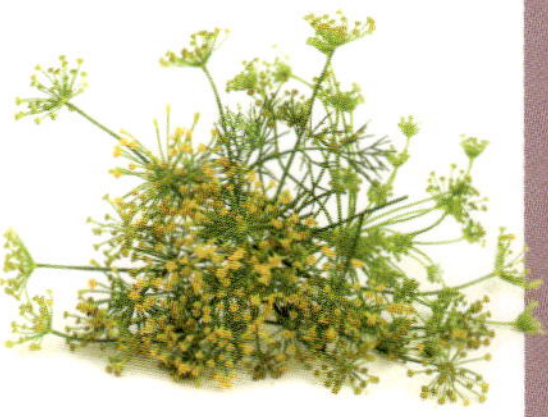

Das ätherische Öl in den Fenchelfrüchten hilft bei Verdauungsbeschwerden mit Völlegefühl und Blähbauch.

Gewürznelke

Sie reguliert die Magen-Darm-Tätigkeit und soll gegen Candida albicans im Verdauungstrakt helfen.

Knoblauch

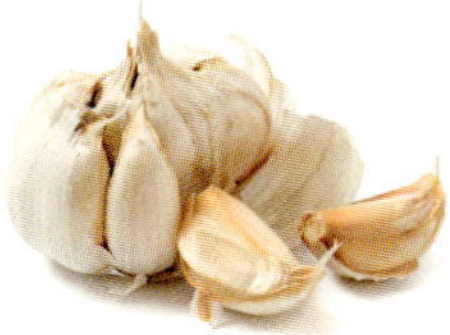

Knoblauch wird seit dem Altertum frisch verwendet; zur Darmdesinfizierung und Verdauungsförderung.

Kümmel

Der hohe Carvongehalt beruhigt den Magen; zudem wirkt Kümmel blähungswidrig und antibakteriell.

Koriander

Gemahlene Korianderfrüchte helfen bei Völlegefühl, Blähungen und leichten Magen-Darm-Koliken.

Muskatnuss

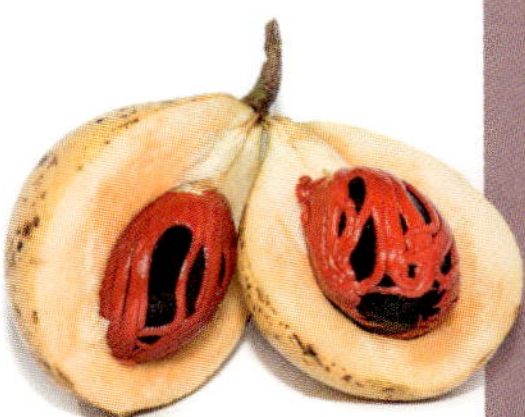

Nur in geringen Mengen verwenden! Klassisches Stomachikum (magenstärkendes Mittel), verdauungsfördernd und appetitanregend.

Petersilie

Petersilie gehört zu den am häufigsten verwendeten Gewürzkräutern. Sie wirkt positiv bei Verdauungsbeschwerden allgemein. Nicht überdosieren (siehe Seite 54)!

Wacholder

Das in den Beeren enthaltene ätherische Öl fördert eine gute Verdauung und regt den Appetit an. Nicht überdosieren (siehe Seite 54)!

REZEPTE

Heilende Dillpfanne

Bei Magen-Darm-Beschwerden

ZUTATEN

- ✗ 175 g Dill
- ✗ 4 mittelgroße Kartoffeln
- ✗ 1 Zwiebel (am besten rot)
- ✗ etwas Chilipulver
- ✗ 3 Tomaten
- ✗ Salz und Pfeffer
- ✗ 3 EL Olivenöl

SO GEHT'S

» Die Kartoffeln waschen, schälen und in sehr dünne Scheiben schneiden.

» Zwiebel klein schneiden und mit dem Öl in einer Pfanne glasig dünsten.

» Die Kartoffelscheiben und etwas Wasser hinzufügen und 5 Minuten köcheln.

» Dill waschen, leicht abtropfen lassen und etwas zerrupfen.

» Tomaten klein schneiden und mit dem Dill zu den Kartoffelscheiben in die Pfanne geben.

» Alles weiterköcheln, bis die Kartoffeln gar sind.

ANWENDUNG

ø Passt gut zu Gerichten, die schwer verdaulich sind, oder als Mittagessen bei Magen-Darm-Beschwerden.

Mildes Currypulver

Bei Magen-Darm-Verstimmung, blutdruckregulierend

ZUTATEN

- ✗ 4 EL Korianderpulver
- ✗ 3 EL gemahlene Fenchelsamen
- ✗ je 3 TL Ingwerpulver und Kurkuma
- ✗ 1 TL gemahlener schwarzer Pfeffer
- ✗ je ½ TL Ceylon-Zimt und Nelkenpulver

SO GEHT'S

» Alles gut miteinander vermengen und nach Belieben als Gewürzmischung verwenden.

REZEPT

Gemüse-Joghurt-Drink

Für einen gut funktionierenden Magen-Darm-Trakt

ZUTATEN

- 100 ml Bio-Joghurt natur oder Sojajoghurt
- je 100 ml Möhren- und Tomatensaft
- 100 ml Wasser
- ¼ Bund Petersilie
- 7–9 Basilikumblätter
- 2 EL Honig oder Agavendicksaft
- 1 Messerspitze gemahlener Kümmel
- 1 Prise Salz
- 1 EL Olivenöl

SO GEHT'S

» Alle Zutaten in ein hohes Gefäß geben und mit dem Stabmixer kräftig verquirlen, bis sich die Petersilie und das Basilikum gut im Getränk verteilt haben.

ANWENDUNG

- Dient dem Erhalt einer guten Magen-Darm-Flora. Man sollte darauf achten, dass das Joghurt oder Sojajoghurt lebende Milchsäurebakterien enthält, denn dann ist es besonders wertvoll für unseren Darm.

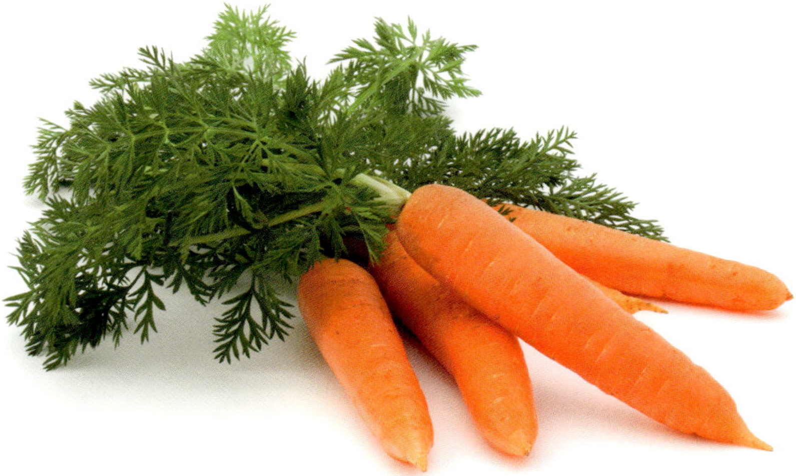

Gewürze, die schmerzlindernd und krampflösend wirken

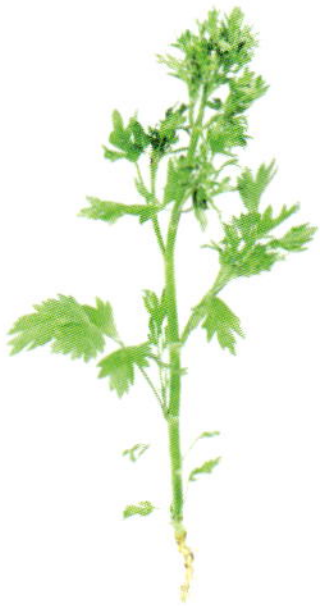

Anis

Anis wirkt vorbeugend und bei akuten kolikartigen Magenschmerzen.

Basilikum

Es entkrampft und entspannt die glatte Muskulatur und ist dadurch schmerzlindernd.

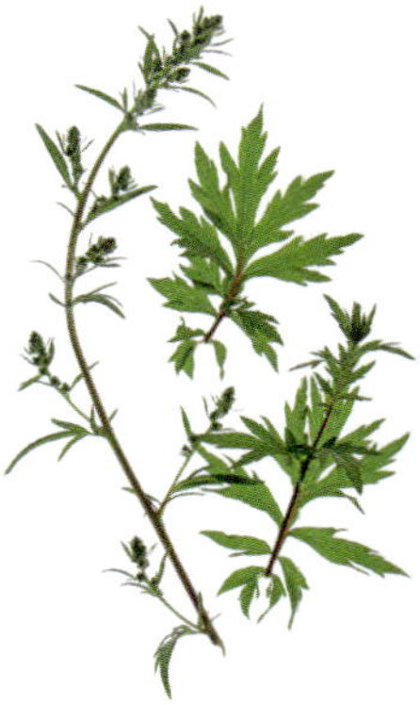

Beifuß

Lindert krampfartige Magen-Darm- und Gallebeschwerden sowie Menstruationsbeschwerden.

Bohnenkraut

Hilft bei krampfartigen Schmerzen des Magen-Darm-Traktes und bei Magen-Darm-Entzündungen.

Chili

Durch Capsaicin wird die Schmerzweiterleitung unterbunden; Entzündungsprozesse werden abgeschwächt.

Gewürznelke

Nelkenöl hat eine schmerzbetäubende und entzündungshemmende Wirkung.

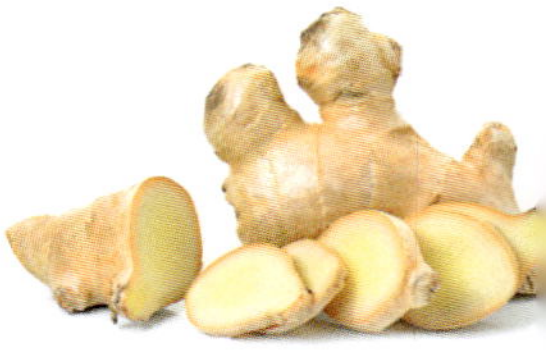

Ingwer

Wirkt lindernd bei Reizmagen und beruhigend bei Entzündungen der Magenschleimhaut.

Kümmel

Hilft bei kolikartigen Magen-Darm-Störungen.

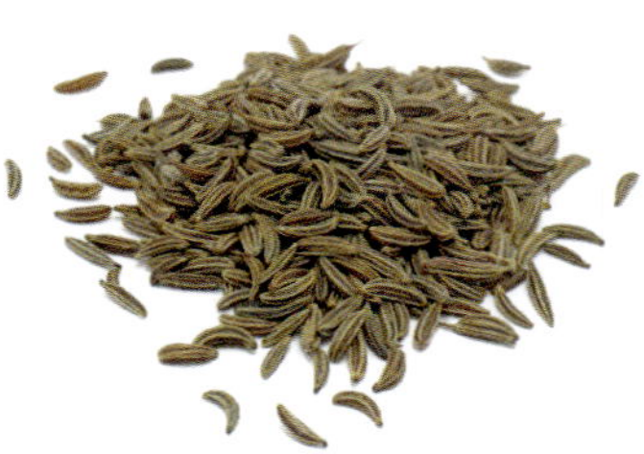

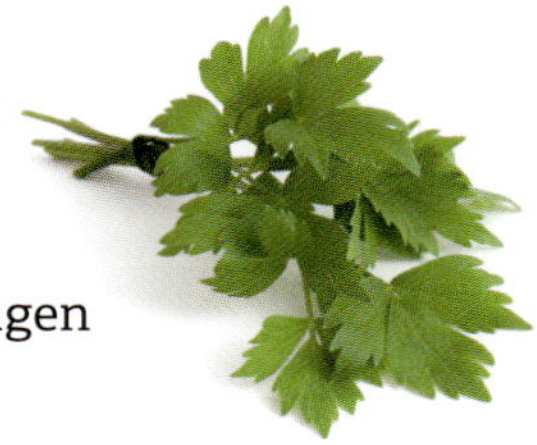

Liebstöckel

In der Volksmedizin wird die getrocknete Wurzel bei schmerzhaften Verdauungs- und Menstruationsstörungen verwendet.

Majoran

Verabreicht man in der Volksheilkunde zur Linderung von Magen-Darm-Krämpfen.

Muskatnuss

Ist in geringen Mengen hilfreich bei schmerzhaften Blähungen, Durchfall und Magenkrämpfen.

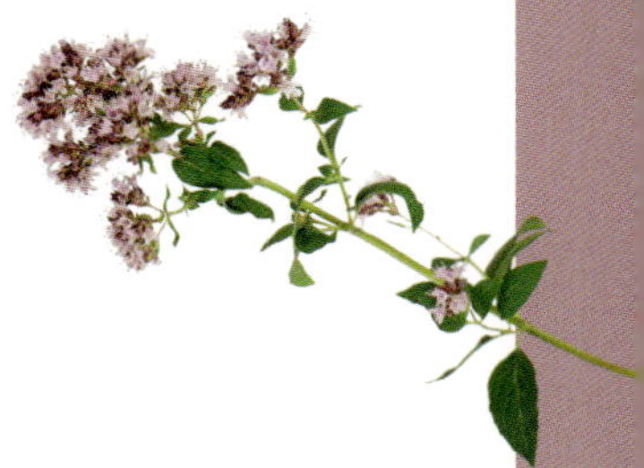

Oregano

Hat krampflösende und blähungswidrige Eigenschaften und hilft bei Kopfschmerzen.

Rosmarin

Innerlich wirkt Rosmarin anregend und krampflösend bei Magen-Darm- und Gallebeschwerden; äußerlich verwendet man das Öl für durchblutungsfördernde und schmerzstillende Einreibungen, beispielsweise bei Muskel- und Gelenkrheumatismus.

Thymian

Wirkt krampflindernd bei Husten- und Keuchhusten sowie bei Magen-Darm-Krämpfen.

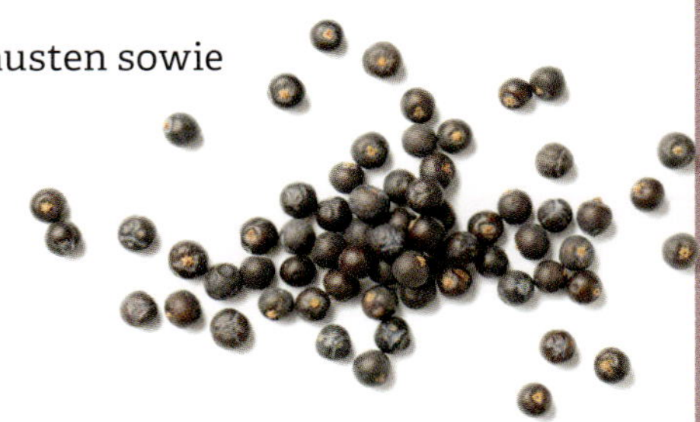

Wacholder

Lindert kolikartige Magenschmerzen.

Zimt

Als Gewürz wirkt Zimtrinde unter anderem krampflösend; äußerlich wird das Öl gegen Schmerzen angewendet.

Gewürze für Glücksgefühle

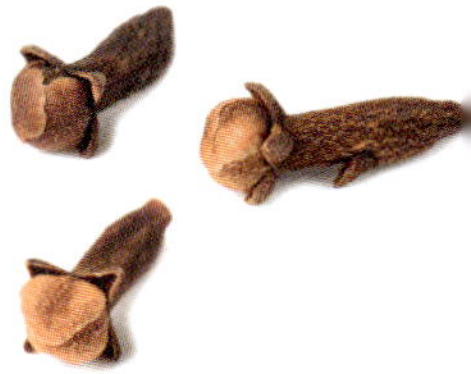

Gewürznelke

Das ätherische Öl der Gewürznelke wirkt anregend, euphorisierend und wurde schon in alter Zeit als Aphrodisiakum eingesetzt.

Kakao

Pulver mit einem Kaokaoanteil über 70 % enthält die Wirkstoffe Dopamin, Serotonin und Theobromin, die stimmungsaufhellende Eigenschaften haben.

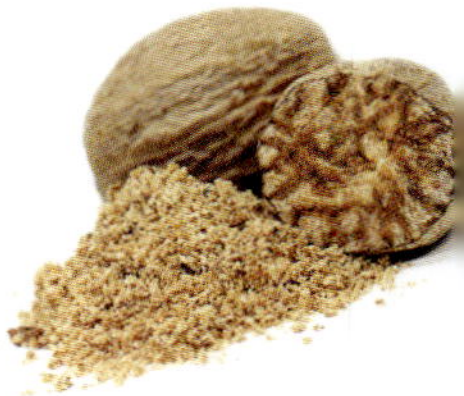

Muskatnuss

Wirkt ähnlich wie Ecstasy und ist ab einer Menge von 20 g bereits tödlich! In geringen Mengen löst die Muskatnuss Glücksgefühle aus. Hildegard von Bingen hat diesen Umstand für ihre Heilplätzchen genutzt.

Oregano

Hat eine ausgleichende Wirkung auf das zentrale Nervensystem. Man fühlt sich wohl und zufrieden.

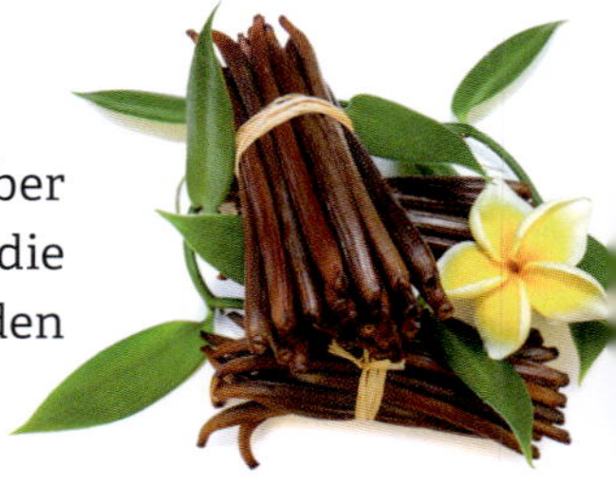

Vanille

Das Mark der Vanilleschote und echtes Pulver (nicht aber Aroma) enthalten Serotonin stimulierende Substanzen, die Glücksgefühle erzeugen und bei depressiven Zuständen stimmungsaufhellend wirken können.

Danach machen die meisten Weihnachtsplätzchen glücklich und italienisches Essen wohlig zufrieden.

Medizinalweine aus dem Mittelalter

Der Gewürzwein – Vinum medicatum – war eine im Mittelalter beliebte Arzneizubereitung. Mit dem Übergang vom Früh- zum Hochmittelalter, um 900 n. Chr., vollzog sich in Europa ein Klimawandel, der den Weinanbau auch nördlich der Alpen möglich machte. Wein war bis dahin ein Luxusgut, das importiert werden musste.

Ein alltägliches Getränk wie Dünnbier, Met oder Molkeprodukte wurde Wein jedoch auch noch lange nach dem Anbau von Weintrauben nicht. Wein galt als Medizin und wurde überdies in den Klöstern und den Kirchen während der heiligen Messe eingesetzt.

Eine Klostertradition

So waren es auch die Klöster, die nach dem Untergang des Römischen Reiches die Kunst des Weinbaus weiterpflegten. Die ersten Ergebnisse brachten wohl ein sehr saures Getränk hervor, da ihm anfänglich stets Honig zugefügt wurde, um ihn süßer zu machen.

Doch recht bald schon tauschte man Wein vom Rhein gegen Textilien aus Norddeutschland. Ab diesem Zeitpunkt trat der Wein seinen Siegeszug an. Met wurde vom Wein verdrängt und der *Vinum medicatum* wurde so auch für einfache Menschen erschwinglich.

Die Herstellung

Die Kräuterbücher aus der Zeit von Hildegard von Bingen enthalten Hunderte Arzneiweinrezepte. Für nahezu jedes Zipperlein, aber auch für viele schwere Erkrankungen gab es ein passendes Rezept.

Die alten Anleitungen enthalten jedoch oft Pflanzen und andere Zutaten, die aus heutiger Sicht, sei es aus gesundheitlichen (giftige Kräuter oder Mineralien) oder ethischen (beispielsweise Froschaugen oder Schlangenzungen) Gründen, nicht mehr vertretbar sind. Im Laufe der Jahrhunderte haben sich dennoch einige Mischungen bewährt.

EINEN VINUM MEDICATUM SELBST HERSTELLEN

Wer einen Vinum medicatum selbst herstellen will, benötigt lediglich

- ein verschließbares Glasgefäß von einem Liter Fassungsvermögen
- einige Kräuter oder Wurzeln je nach Rezept
- einen guten Rotwein

Am besten eignen sich Süßweine. Diese kommen meist aus südeuropäischen Ländern und sind etwas alkohol- und zuckerreicher als hiesige Rotweine. Zudem werden sie durch die Konzentration des Traubensaftes mit nachfolgender Gärung hergestellt und weisen einen höheren Alkoholgehalt auf, was für eine längere Haltbarkeit sorgt.

- Bei normalen **Tafelweinen** mit 10 bis 12 Prozent liegt die Haltbarkeit bei 2 bis 3 Wochen.
- **Süßweine** wie beispielsweise Sherry, Port oder Málaga haben einen Anteil von 17 Prozent Alkohol und erreichen eine Haltbarkeit von ungefähr 4 Monaten.

Der **HERBST** eignet sich besonders für die Herstellung von Medizinalweinen, da häufig Wurzeln als Zutat verwendet werden, die gerade jetzt frisch ausgegraben werden.

Der dazugegebene Wein löst innerhalb von 1 bis 2 Wochen die Inhaltsstoffe aus den Wurzeln und Kräutern. Danach seiht man alles ab und lagert den *Vinum medicatum* am besten im Kühlschrank.

NUR EIN „PINNCHEN'" VOLL

Gewürzweine sind keine Genussweine, das heißt, sie sollten nicht zum Essen oder in großen Mengen getrunken werden. Sie haben eine medizinische Wirkung und daher auch eine Gebrauchsanweisung, die eingehalten werden soll.

- So trinken Erwachsene bei Bedarf nur ein *Pinnchen* voll, das sind circa 2 cl, maximal 3 Mal täglich.
- Bei bitteren Wurzelweinen reicht sogar 1 Esslöffel vor der Mahlzeit.

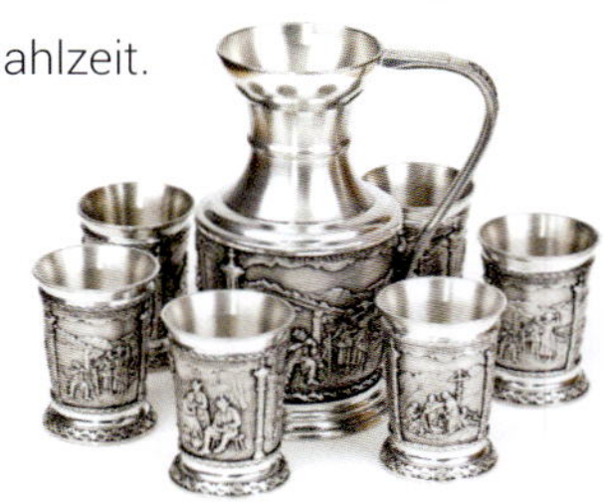

REZEPTE

Wurzelwein

Verdauungsfördernd, harmonisierend, kräftigend

ZUTATEN

- 1 TL im Mörser zerkleinerte, getrocknete Löwenzahn-, Wegwarten- und Angelikawurzel
- 200 ml Likörwein

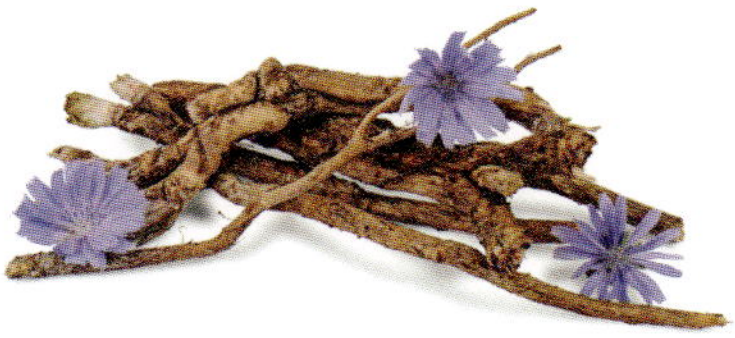

SO GEHT'S

» Die zerkleinerten Wurzeln mit Likörwein aufgießen, sodass sie bedeckt sind (circa 200 ml)

» Gefäß verschließen.

» 1–2 Wochen ziehen lassen.

» Täglich gut schütteln.

» Abseihen.

ANWENDUNG

- Bei Bedarf täglich 2 cl.

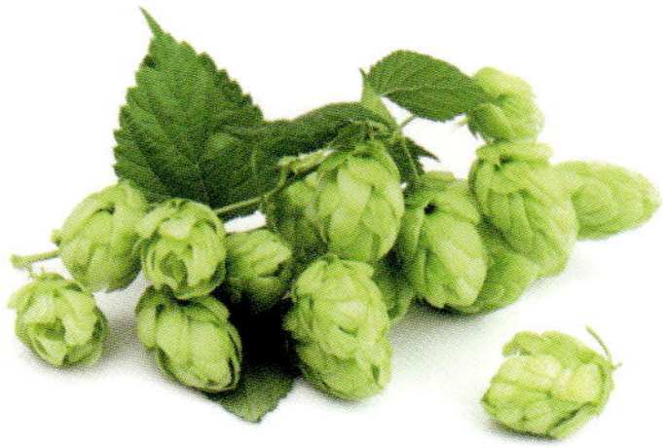

Schlaf-und Beruhigungswein

Beruhigend, schlaffördernd

ZUTATEN

- 1 Liter süßer Rotwein
- 10 g Baldrianwurzel
- 4 Hopfenzapfen
- 1 Handvoll Melissenblätter
- 1–2 TL getrocknetes Johanniskraut
- 1–2 TL Lavendelblüten
- 1 Stange Zimt

SO GEHT'S

» Alle Zutaten zerkleinern.

» Mit Rotwein übergießen.

» Circa 2 Wochen ziehen lassen.

» Abseihen.

ANWENDUNG

- Bei Bedarf 3 Mal täglich 2 cl.

REZEPT

Baldrianwein

Bei nervösen Magenbeschwerden und Unruhe

ZUTATEN

- ✗ 1 Liter Rotwein
- ✗ frische Baldrianwurzeln
- ✗ 1–2 EL unbehandelte Orangenschale

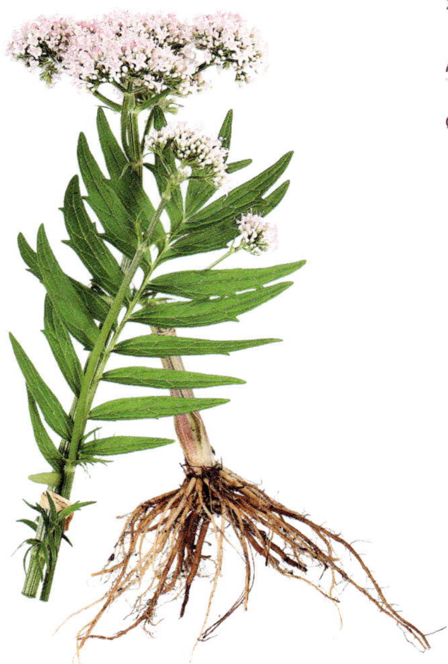

SO GEHT'S

- » Ein 1,5–2-Liter-Gefäß wird zu ⅓ mit klein geschnittenen Baldrianwurzeln und den zerkleinerten Orangenschalen gefüllt.
- » Mit Rotwein aufgießen.
- » 2 Wochen ziehen lassen.
- » Abseihen.

ANWENDUNG

- ø Bei Bedarf 3 Mal täglich 2 cl.

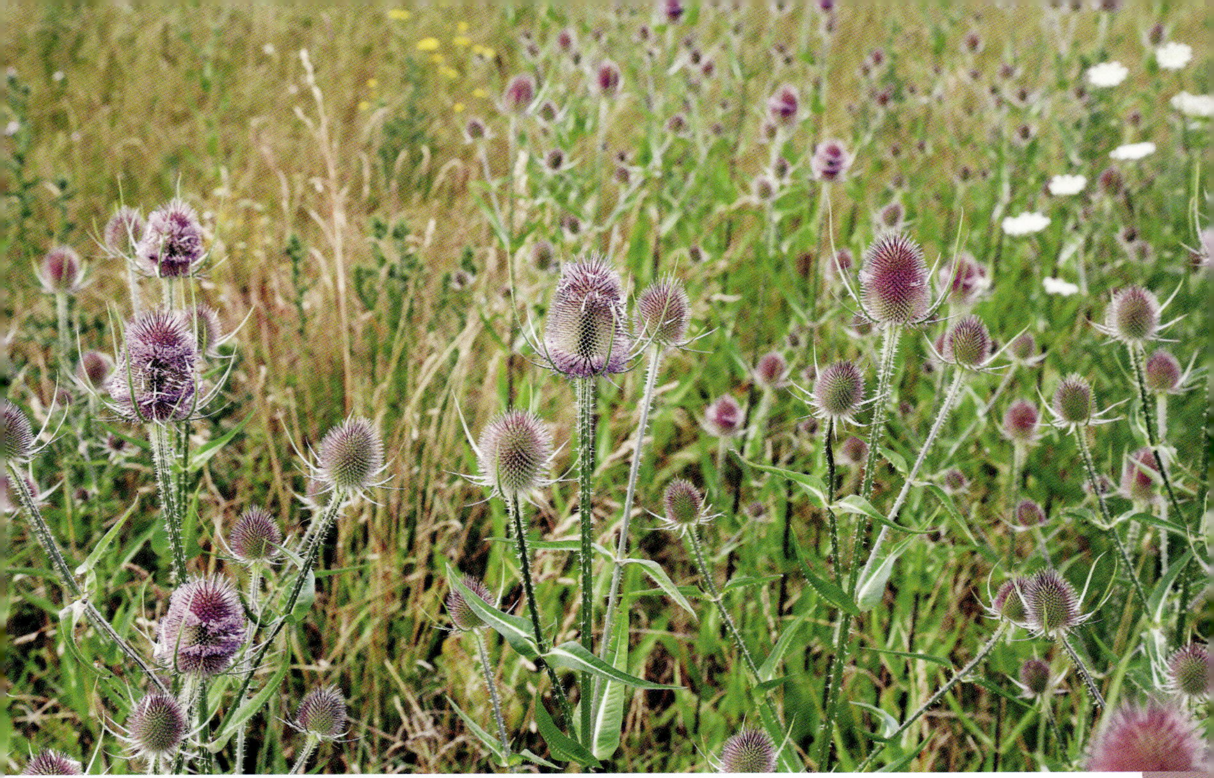

Stachelige Heilerin – Die Karde

Moderne Heilkräuterforschung auf Basis der Ethnomedizin.

Die imposante Karde hat ganz nach dem Motto *Nomen est omen* viele Volksnamen, die etwas über ihre Verwendung oder ihr Erscheinungsbild aussagen. *Igelkopf* und *Kratzkopf* beziehen sich klar auf den stacheligen Blütenkopf. *Webersträhl*, *Weberdistel* oder *Kardätschendistel* hingegen weisen auf die Verwendung der Blütenköpfe in der Textilindustrie hin. Diese wurden für das Kämmen von Wolle oder zum Aufrauen von Mantel- und Lodenstoffen verwendet. So ist es auch nicht verwunderlich, dass auf dem Wappen der englischen Tuchmacherzunft drei gekreuzte Weberkarden zu sehen sind.

Von den insgesamt 12 verschiedenen Karden in der Gattung Kardengewächse werden alle gleichwertig zu Heilzwecken genutzt.

Das Waschbecken der Venus

Bereits im 1. Jh. n. Chr. beschreiben sowohl bei den Römern als auch bei den alten Griechen berühmte Gelehrte wie Plinius der Ältere oder Dioskurides die Heilkraft der Karde.

Bei genauerem Hinsehen stellt man allerdings schnell fest, dass es hierbei eigentlich nicht um die Karde als Heilpflanze geht, sondern um einen heilenden Wurm, der sowohl im Blütenkopf als auch im Wasser der beckenförmig verwachsenen Blätter zu finden ist.

Dieser Wurm wurde zerquetscht oder in hohle Zähne gesteckt, da er bei Zahnschmerzen helfen sollte. Für uns heute eine schier gruselige Vorstellung ...

Den Wurm gibt es tatsächlich! Es handelt sich um eine Insektenlarve, die in den Blütenköpfen der Karde lebt. Ihre Wirkung gegen Zahnschmerzen hingegen ist nicht belegt.

Aus dem ethnomedizinischen Bereich stammt die Anwendung des Wassers aus dem sogenannten *Waschbecken der Venus*. Gemeint ist das Regenwasser, das sich in den zusammengewachsenen Blättern sammelt. Dieses Wasser ist nicht nur eine willkommene Tränke für Insekten und kleinere Vögel. In der Volksheilkunde wird es bis heute bei entzündeten und müden Augen verwendet, indem man es auf die Haut um die Augen streicht.

Wirksamkeit bei Borreliose

Für die einjährige Kardenwurzel interessiert sich seit Kurzem auch die Wissenschaft, da ihr nachgesagt wird, dass sie bei einer Borreliose-Erkrankung hilfreich sein soll.

Der Auslöser dieser Erkrankung sind Borrelien, von denen es weltweit circa 300 verschiedene Arten gibt.

Diese Bakterien sind sehr spezialisiert und schwer zu untersuchen. Borrelien können ihre Erscheinungsform den vorliegenden Umweltbedingungen anpassen. Unter günstigen Bedingungen sind sie spiralig und aktiv und lösen dadurch die bekannten Symptome einer Borreliose-Erkrankung aus.

Der Einsatz eines Antibiotikums verändert ihre Umwelt negativ, sodass sie sich innerhalb von Minuten einkapseln und inaktiv werden. Die Folge ist, dass die Krankheitssymptome verschwinden.

Wird das Antibiotikum jedoch wieder abgesetzt, *erwachen* die Borrelien wie aus einem Dornröschenschlaf und werden wieder aktiv und die unangenehmen Symptome einer Borrelioseinfektion machen sich erneut bemerkbar!

Den Inhaltsstoffen der einjährigen Kardenwurzel wird die Wirkung zugeschrieben, die Abkapselungsfähigkeit der Borrelien zu mindern, sodass ein Antibiotikum seine Wirkung erzielen kann und die Bakterien abgetötet werden.

Die gleichzeitige Einnahme einer Kardenwurzeltinktur und eines Antibiotikums wäre demnach ein sehr erfolgversprechendes Mittel, um gegen eine Borreliose vorzugehen. Mittlerweile gibt es sogar schon fertige Kardenwurzelpräparate käuflich zu erwerben.

Eine letzte wissenschaftliche Bestätigung der Wirkung von Kardenwurzelbrei einer Borreliose-Erkrankung steht allerdings leider noch aus, die Wissenschaft ist aber dran.

(Rezept für eine Kardenwurzel-Tinktur siehe unten Seite 75)

In Amerika ungeliebt

So wie bei uns der Japanische Knöterich, das Indische Springkraut oder die Kanadische Goldrute, ist die Karde in Nordamerika ein wuchernder Neophyt, den man kaum in den Griff bekommt und abbrennt, wo es nur geht. Eine offizielle Bestätigung ihrer Wirkung bei Borreliose würde dieser schönen zweijährigen Pflanze sicher helfen, auch in Amerika an Ansehen zu gewinnen.

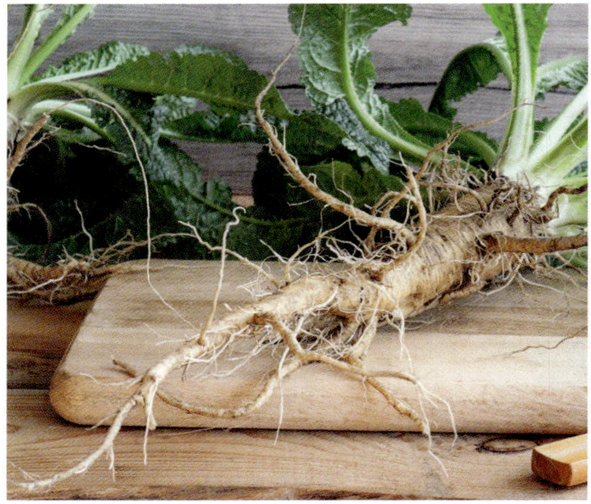

Kardenwurzel-Hautwasser

Bei Akne und Ekzemen

ZUTATEN

- ✗ Getrocknete oder frische einjährige Kardenwurzeln
- ✗ 750 ml heißes Wasser
- ✗ 250 ml 70 % Alkohol aus der Apotheke

SO GEHT'S

» 1 Handvoll Kardenwurzeln mit 750 ml heißem Wasser übergießen.

» 15 Minuten ziehen lassen.

» Abseihen und abkühlen lassen.

» Den Kardenwurzelsud mit 250 ml Alkohol mischen und in dunkle Glasfläschchen füllen.

» Kühl lagern.

ANWENDUNG

ø Das Hautwasser mit einem Wattebausch oder einem Wattestäbchen regelmäßig auf die betroffenen Stellen auftragen. Kann so oft angewendet werden, wie es durch den Alkohol die Haut nicht reizt.

Kardenwurzel-Breiauflage

Gegen Warzen

ZUTATEN

- ✗ Frische einjährige Kardenwurzeln

SO GEHT'S

» Die Kardenwurzeln reinigen.

» Die benötigte Menge Wurzeln in einem Mörser zu einem sehr feinen Brei zerreiben.

ANWENDUNG

ø 3 Mal täglich 20 Minuten lang den Brei auf die betroffene Stelle auftragen.

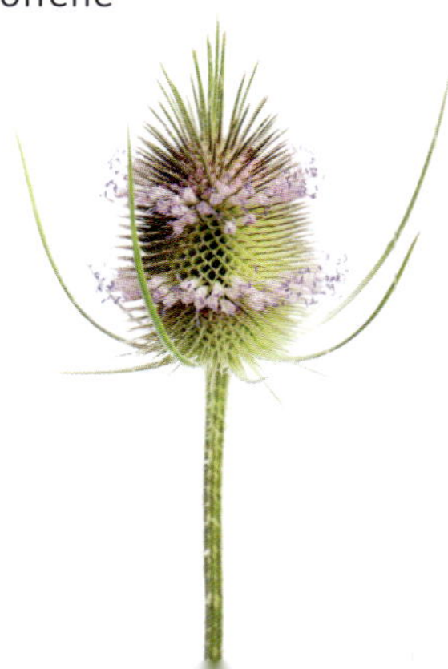

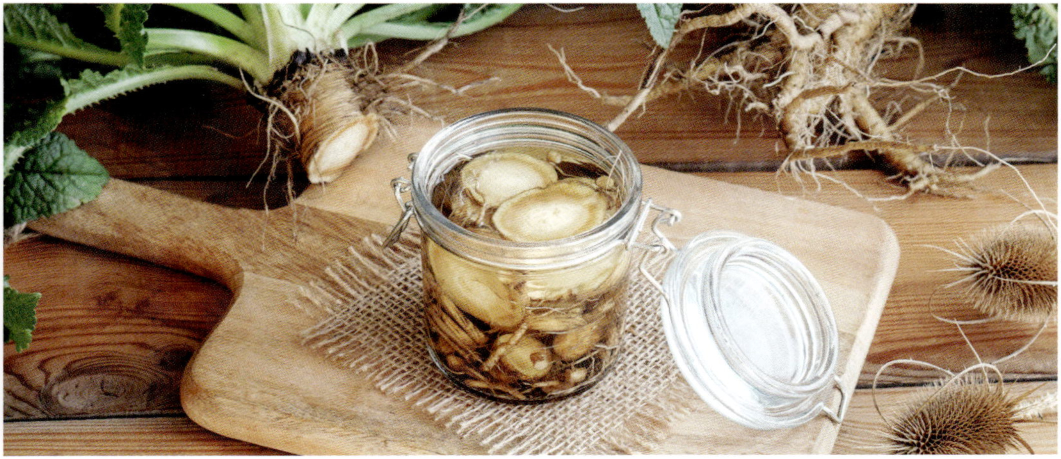

Karden-Tinktur

Begleitend zur schulmedizinischen Behandlung von Lyme-Borreliose, zur Stärkung des Immunsystems und bei Hautleiden

ZUTATEN

- Getrocknete oder frische einjährige Kardenwurzeln
- 70 % Alkohol aus der Apotheke

SO GEHT'S

- » 2 Handvoll klein geschnittene Kardenwurzeln in ein Schraubglas geben.
- » Mit Alkohol übergießen, bis sie vollständig bedeckt sind.
- » Glas verschließen und 3 Wochen an einem hellen, warmen Platz ziehen lassen.
- » Täglich 1 Mal durchschütteln.
- » Abseihen und in dunkle Glastropffläschchen füllen.

ANWENDUNG

- Als Begleitung zur schulmedizinischen Behandlung von Lyme-Borreliose nehmen Erwachsene 3 Mal täglich 20–30 Tropfen in etwas Wasser verdünnt ein.
- Bei Hautleiden und zur Stärkung des Immunsystems 2 Mal täglich 5 Tropfen.

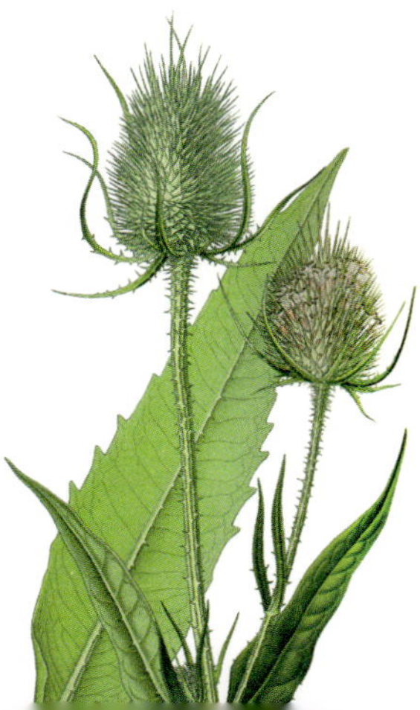

Tee aus den Blättern der Karde

Regt den Stoffwechsel und damit die Entgiftung des Körpers an und wirkt verdauungsfördernd

ZUTATEN

- Getrocknete oder frische Kardenblätter
- 250 ml heißes Wasser

SO GEHT'S

» 1 TL getrocknetes Kraut oder 1 EL frisches Kraut mit 250 ml heißem Wasser übergießen.

» 10 Minuten ziehen lassen.

ANWENDUNG

- Bei Verdauungsproblemen und zur Frühjahrsentschlackung trinken Erwachsene circa 2 Wochen lang täglich 3 Tassen Tee zur Entgiftung (bis die Verdauungsbeschwerden abgeklungen sind).
- Für Kinder ist dieser bittere Tee ungeeignet.

Tee aus Kardenwurzeln

Gegen Akne, Ekzeme, immunsystemstärkend und antibakteriell

ZUTATEN

- Getrocknete oder frische einjährige Kardenwurzeln
- 250 ml heißes Wasser

SO GEHT'S

» 1 TL getrocknete oder 1 EL frische Kardenwurzeln klein schneiden.

» Die Wurzelstücke mit 250 ml heißem Wasser übergießen.

» 10 Minuten ziehen lassen.

» Abseihen.

ANWENDUNG

- Morgens und abends jeweils 1 Tasse Tee trinken, bis die Beschwerden abgeklungen sind.

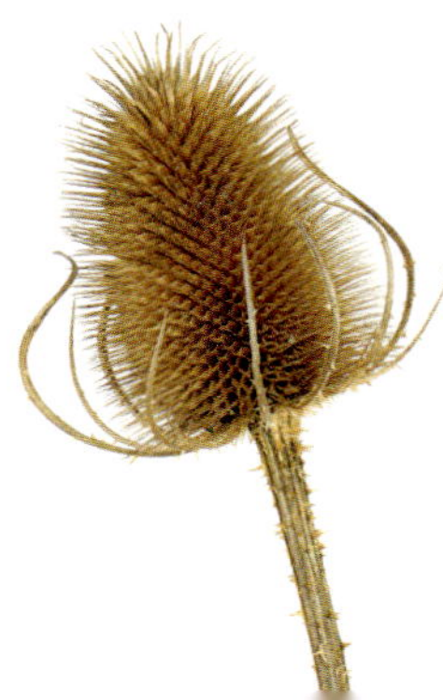

Abkochung aus Kardenwurzeln

Als Badezusatz bei Hautleiden und rheumatischen Beschwerden, für Teilbäder bei Akne und Ekzemen, als Auflage bei Wundliegen, Furunkeln, bei überanspruchten, rissigen Händen oder Füßen

ZUTATEN

- Getrocknete oder frische einjährige Kardenwurzeln
- 1 Liter Wasser

SO GEHT'S

» 1 Handvoll oder eine etwas größere Menge frische Kardenwurzeln in einem Liter Wasser 20 Minuten köcheln lassen und dann abseihen.

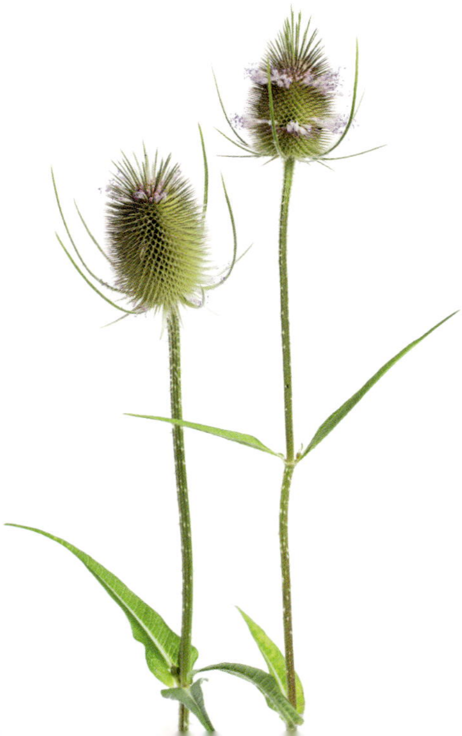

ANWENDUNG

1. Den Sud entweder dem circa 38 Grad warmen Badewasser oder einer Wanne für Teilbäder zufügen. 10 Minuten Wirkzeit sind ausreichend. Die Anwendung 2–3 täglich wiederholen, bis die Beschwerden abgeklungen sind.
2. Für eine Auflage saubere Leinen- oder Baumwolltücher mit dem Wurzelsud tränken und um die betroffenen Stellen wickeln. Mit trockenen Tüchern abdecken. Nach etwa 15 Minuten die Auflagen lösen und die betroffenen Stellen gut eincremen.
3. Bei Furunkeln und Wundliegen nach Bedarf anwenden, sooft es guttut, bis die Beschwerden abgeklungen sind.

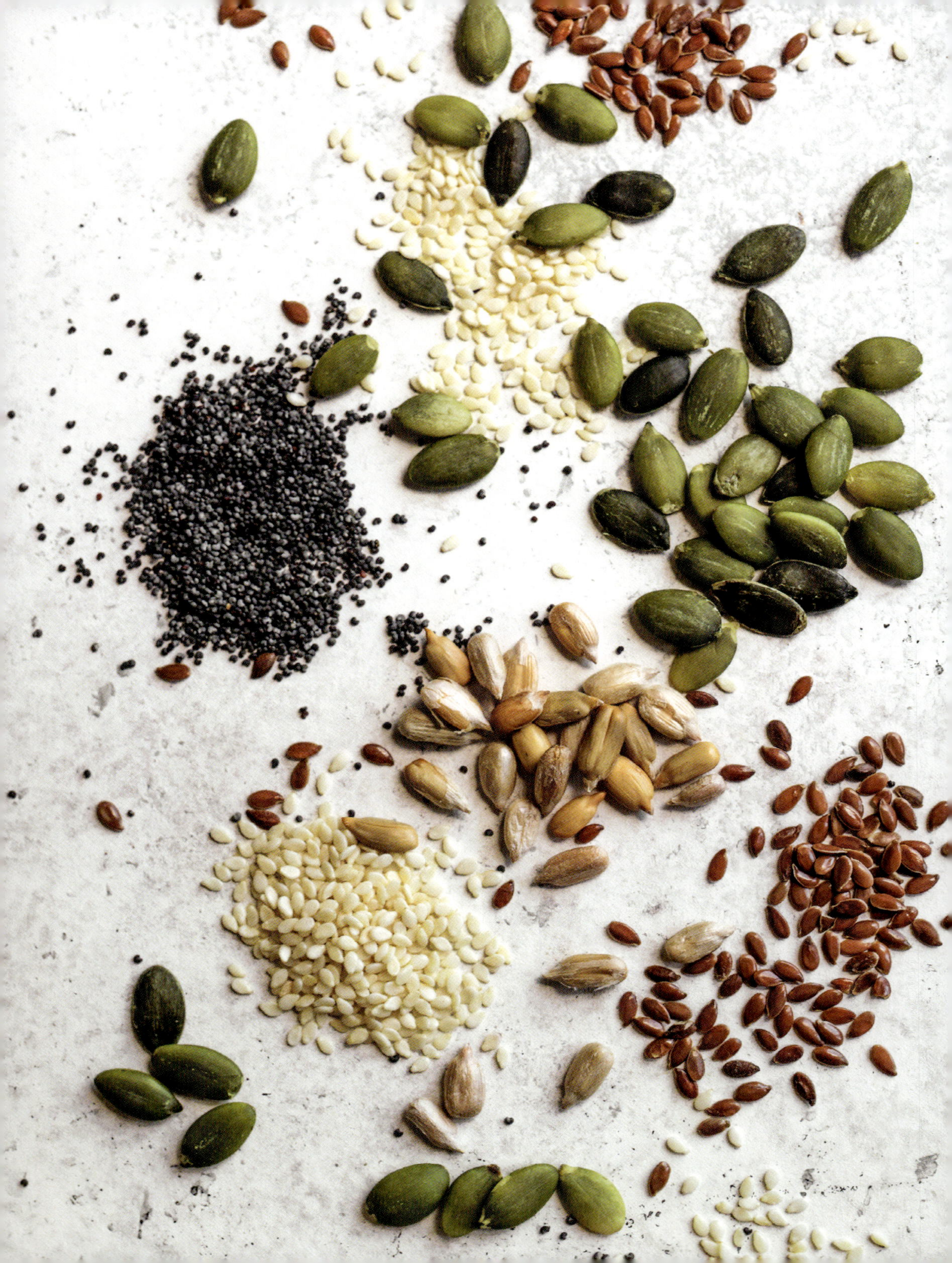

Die gesunde und heilende Kraft der Samen

Kerngesund kann in diesem Fall wörtlich genommen werden – denn Pflanzenkerne enthalten reichlich Mineralstoffe, Vitamine und viele ungesättigte Fettsäuren. Damit können sie sogar heilend wirken.

Einige Pflanzensamen sind bereits in vielen Haushalten fester Bestandteil der täglichen Ernährung. Sonnenblumen- und Kürbiskerne, Leinsamen, Sesam und Mohn finden sich wie selbstverständlich in Brot, Müsli, Salat oder als Gewürz in warmen Gerichten.

Tatsächlich sind sie nicht nur sehr schmackhaft, sondern auch gesund und heilsam.

Kraftpakete aus der Natur

Ein Same muss derart ausgestattet sein, dass eine Vermehrung der Pflanze möglichst reibungslos verlaufen kann. Seine äußere Hülle ist fest, undurchdringlich, quellfähig und hat primär eine schützende Funktion.

Für uns Menschen stellen zerkleinerte Samenhüllen gute Ballaststoffe dar, die mit ihrer Fähigkeit, Wasser zu binden, die Darmfunktion stabilisieren.

Im Sameninneren befinden sich Reservestoffe für die Pflanze, unter anderem in Form von Kohlenhydraten, Fetten und Proteinen, so etwas wie das Pausenbrot für den Pflanzenembryo.

Stoffe, die auch für uns Menschen Energie und gesunde Vitamine liefern.

Das ist Grund genug, einige weniger bekannte Pflanzensamen kennenzulernen und sie dem Speiseplan oder der Hausapotheke hinzuzufügen.

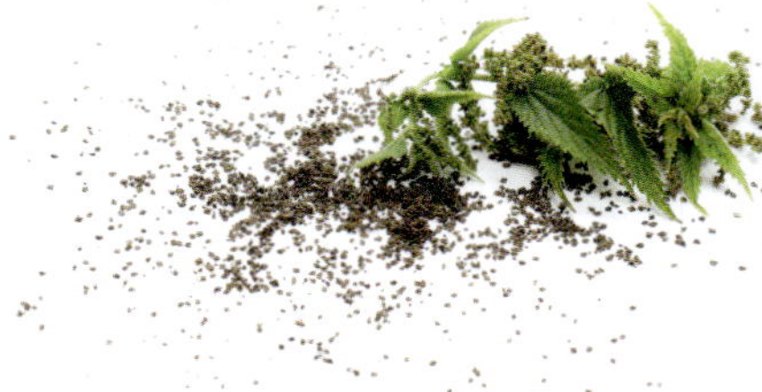

Brennnesselsamen

Ein wahres Kraftpaket unter den Samen sind die der Brennnessel. Sie sind bereits ab dem Frühherbst reif und können nahezu überall in unseren Breiten geerntet werden.

Brennnesselsamen enthalten circa 30 % fettes Öl, davon besonders viel wertvolle Linolsäure und reichlich Vitamin E, Schleimstoffe und gesunde Carotinoide.

Brennnesselsamen können getrocknet und in einem verschließbaren, luftdichten Glas bis zur nächsten Erntesaison aufbewahrt und verwendet werden. Geröstet entwickeln sie ein schmackhaftes nussiges Aroma, das gut zu warmen Speisen und Brot passt. Alles über die Brennnessel können Sie im Buch *Alte Heiler*, Freya Verlag, nachlesen.

Kraft-Brot

ZUTATEN

- ✗ 400 g Vollkornmehl (Weizen, Dinkel oder Roggen)
- ✗ 100 g feines Dinkelmehl
- ✗ 3–4 EL Lein- oder Flohsamen
- ✗ 3–4 EL Brennnesselsamen
- ✗ je ½ TL zerstoßene Fenchel- und Kümmelsamen
- ✗ 1 EL Alpensteinsalz
- ✗ 1 EL Honig oder Agavensirup
- ✗ 125 g Joghurt oder Quark bzw. eine vegane Alternative
- ✗ 1 Päckchen Trockenhefe
- ✗ 300 ml lauwarmes Wasser

SO GEHT'S

- » Alle Zutaten in eine Rührschüssel geben und 5 Minuten zu einem homogenen Teig verkneten.
- » In eine gefettete oder mit Backpapier ausgelegte Kastenform geben.
- » Die Form mit einem Baumwoll- oder Leinenhandtuch abdecken.
- » An einem warmen Ort stehen lassen, bis der Teig annähernd auf die doppelte Größe aufgegangen ist.
- » Den Ofen auf 175 Grad Umluft oder 190 Grad Ober- und Unterhitze vorheizen.
- » Etwa 30–45 Minuten backen.
- » Das Brot ist fertig, wenn es beim Draufklopfen hohl klingt.

Mariendistelsamen

Stachelig, abwehrend und doch wunderschön präsentiert sich die bis zu 150 cm hohe Mariendistel. Sie enthält den Leberschutzstoff Silymarin.

Erst vor rund 200 Jahren begann man zu ahnen, welch wunderbar leberschützende Kraft in den Früchten der Mariendistel steckt. Den Namen *Mariendistel* verdankt die große, purpurfarben blühende Distel ihren auffällig grün-weiß marmorierten Blättern. Der Legende nach sollen Milchtropfen auf die Blätter gefallen sein, als Maria das Jesuskind gestillt hat.

Bei Hildegard von Bingen jedoch hieß die Distel mit den heilsamen Früchten *Vehedistel* und wurde gegen *Seitenstiche* eingesetzt, gemeint waren Lungen- oder Rippenfellentzündungen.

Erst im 18. Jahrhundert entdeckte man die heilsame Wirkung der Mariendistelfrüchte in Bezug auf Lebererkrankungen und im 19. Jahrhundert wurden die Samen dann auch bei Gallen- und Milzbeschwerden eingesetzt. Heute erforscht man sogar ihre Wirkung bei Diabetes und Krebserkrankungen.

Der Hauptwirkstoff der Mariendistel ist *Silymarin*, ein Flavonoidgemisch (Pflanzenfarbstoff). Es befindet sich in hoher Konzentration in den Früchten der Pflanze. Das Kraut enthält diesen Stoff nicht, trotzdem wird es vor allem in der Volksmedizin bei Leber- und Gallenbeschwerden eingesetzt.

Das Silymarin ist allerdings nur sehr schwer wasserlöslich und geht bei einem **Teeaufguss** kaum über! Nur etwa 25 % des Wirkstoffs können so aus den Samen gelöst werden. Aus diesem Grund hilft ein Mariendisteltee zwar bei Verdauungs- und Gallenbeschwerden, nicht aber bei einer Lebererkrankung. Hier empfiehlt sich das Ansetzen einer **Tinktur**. Alkohol zieht einen wesentlich höheren Anteil des Silymarin aus den Samen als ein schlichter Teeaufguss.

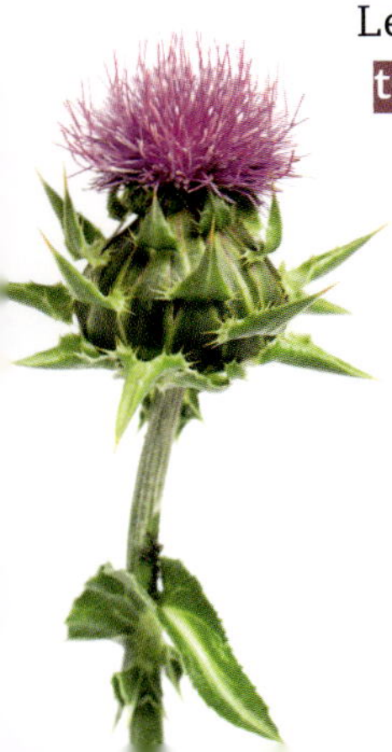

Die Schulmedizin verwendet zur Heilung von chronisch-entzündlichen Lebererkrankungen wie beispielsweise Hepatitis oder bei Leberzirrhose standardisierte Zubereitungen

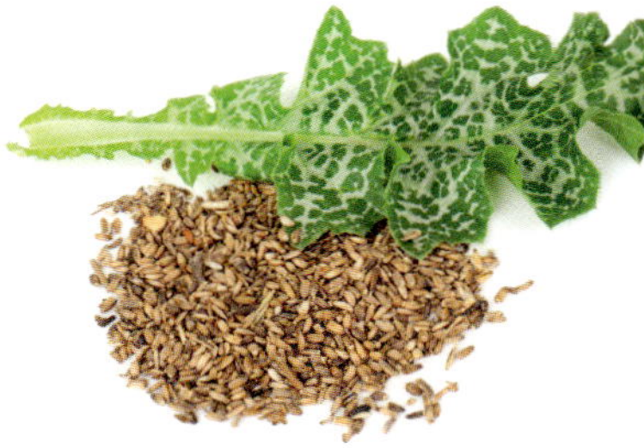

aus den Mariendistelsamen. Diese Zubereitungen sind in der Lage, die Leber vor Toxinen zu schützen und fördern deren schnellere Regeneration.

Ein hochkonzentrierter Mariendistelextrakt intravenös verabreicht, hilft sogar bei einer lebensgefährlichen Knollenblätterpilzvergiftung die Leber durch Verdrängung der Lebergifte zu schützen.

REZEPTE

Mariendistel-Tee

Bei Verdauungs- und Gallenbeschwerden

ZUTATEN

- Mariendistelsamen
- 150 ml heißes Wasser

SO GEHT'S

» 1 TL Mariendistelsamen mit einem Teelöffel in einer Tasse oder im Mörser zerdrücken.

» Die Samen mit 150 ml heißem Wasser übergießen.

» Zugedeckt 10–15 Minuten ziehen lassen.

» Abseihen.

ANWENDUNG

- 3 Mal täglich nach dem Essen eine Tasse Tee trinken

Mariendistel-Tinktur

Zum Schutz und zur Regeneration der Leber

ZUTATEN

- Mariendistelsamen
- 70 % Alkohol aus der Apotheke

SO GEHT'S

» Ein Schraubglas (250 ml) zu ⅔ mit frisch angequetschten Samen füllen.

» Mit Alkohol aufgießen. Die Samen sollten fingerbreit bedeckt sein.

» 3 Wochen verschlossen an einem warmen, hellen Ort ziehen lassen.

» Täglich 1 Mal gut durchschütteln.

» Nach 3 Wochen abseihen und die Flüssigkeit in dunkle Tropfglasfläschchen füllen.

ANWENDUNG

- 3 Mal täglich etwa 30 Tropfen in etwas Flüssigkeit einnehmen.

Nachtkerzensamen

Die wunderschöne und abends wohlriechende Wild- und Gartenpflanze *Oenothera biennis*, landläufig unter dem Namen Nachtkerze bekannt, liefert ein entzündungshemmendes und immunmodulierendes Öl – das *Oleum Oenotherae*.

Bei Menschen mit chronischen Hauterkrankungen ist es bereits seit Jahren bekannt und hochgeschätzt. Das in den Nachtkerzensamen enthaltende fette Öl enthält 60–80 % Linol- und 8–14 % Gammalinolensäure, Öle mit mehrfach ungesättigten, wertvollen Fetten und Vitamin E.

Dieser Ölcocktail gilt als juckreizlindernd und soll für einen Ausgleich des Delta-6-Desaturase-Defekts sorgen, der für das Auftreten von Neurodermitis verantwortlich gemacht wird. Eine sichtbare Wirkung soll bereits nach 4 Wochen eintreten. Für einen lang anhaltenden Erfolg ist eine langfristige Einnahme in ausreichend hoher Dosierung erforderlich. Diese erreicht man jedoch nur mit konzentrierten Fertigpräparaten.

Die Einnahme von zerstoßenen, pulverisierten Nachtkerzensamen in Joghurt oder Müsli führt dem Organismus allerdings bereits reichlich Gammalinolensäure zu, die für die Barrierefunktion der Haut eine wichtige Rolle spielt.

Sie hält unsere Haut elastisch, feucht und geschmeidig und fördert eine ausreichende Talg- und Schweißproduktion.

Alternativ können im Handel gekaufte Ölkapseln aufgestochen und dünn auf die Haut aufgetragen oder ins Badewasser gegeben werden. Da Öl jedoch nicht wasserlöslich ist, sollte es vorher mit 2–3 Esslöffeln Milch, Honig oder Kokosfett als Emulgator vermischt werden, denn nur dann verteilt sich das Nachtkerzenöl gut im Wasser.

Wer Nachtkerzenöl innerlich hoch dosiert anwendet, sollte wissen, dass es gelegentlich zu Übelkeit, Verdauungsstörungen, Hautausschlägen und Kopfschmerzen kommen kann. Deswegen das Öl lieber ausdauernd niedriger dosiert einnehmen.

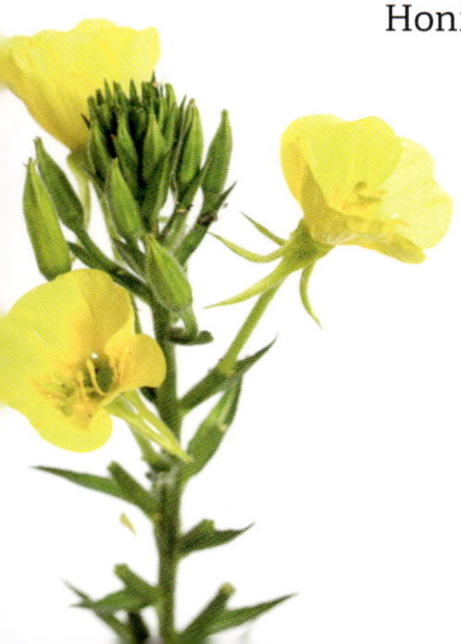

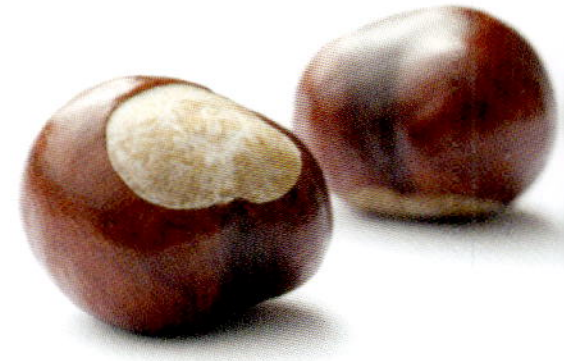

Rosskastaniensamen

Einige Samen, die für den Menschen nicht essbar sind, enthalten Inhaltsstoffe, die sich zu Heilzwecken verwenden lassen. So zum Beispiel die Rosskastaniensamen, die als venentonisierend, schwellungshemmend, Ödem protektiv und entzündungshemmend gelten.

Bei Schmerzen und Schweregefühl in den Beinen, nächtlichen Wadenkrämpfen, venösen Stauungen und Krampfadern wird deswegen gern eine Tinktur aus Rosskastanienfrüchten hergestellt. Tinkturen haben den Vorteil, dass sie leicht zu produzieren, gut zwei Jahre lang haltbar und leicht zu dosieren sind.

Hier gilt wie bei allen Kräuterpräparaten: Weniger ist mehr, damit keine Nebenwirkungen auftreten. So können die wohltuenden Wirkungen von Samen genossen werden.

REZEPT

Rosskastanien-Tinktur

Bei Venenbeschwerden, Krampfadern, Schweregefühl in den Beinen, nächtlichen Wadenkrämpfen, venösen Stauungen

ZUTATEN

- 1 Handvoll Kastanien
- 70 % Alkohol aus der Apotheke

SO GEHT'S

- Kastanien mit einem Nussknacker aufbrechen, das weiche Innere herauslösen.
- In ein verschließbares Schraubglas geben.
- Mit Alkohol aufgießen, sodass die Früchte fingerbreit bedeckt sind.
- 2–3 Wochen warm und hell ziehen lassen.
- Die Flüssigkeit wird mit der Zeit gelblich.
- Abseihen und in kleine, dunkle Fläschchen füllen.

ANWENDUNG

- In Absprache mit dem Arzt trinken Erwachsene 3 Mal täglich 5 Tropfen in ein wenig Wasser gelöst.

Der etwas andere Kaffee

Landläufig kennt man den Kaffee, der aus den Samen der Eiche hergestellt wird, unter dem Namen *Muckefuck* oder *Armeleute-Kaffee*. Unsere Großeltern tranken Eichelkaffee aus der Not heraus, da echter Kaffee in und nach den Kriegszeiten schwer oder gar nicht zu bekommen war.

Die Eichelkaffee-Alternative war damals also nicht die erste Wahl, gewinnt jedoch in den letzten Jahren immer mehr Anhänger, obwohl es heutzutage Bohnenkaffee in allen möglichen Arten und in Hülle und Fülle gibt. Das würzige, koffeinfreie Heißgetränk ist wieder hipp.

Ökologisch vertretbar und auf alle Fälle *Fair Trade*

Ein Grund für die steigende Beliebtheit ist das Verlagen nach mehr Natürlichkeit im täglichen Leben. Die Zutaten können während eines Spaziergangs vor Ort ohne große Mühe gesammelt werden. Wenn, wie beispielsweise im Jahr 2018, gerade ein sogenanntes Mastjahr ist, in dem es Eicheln in Massen gibt und niemand ein schlechtes Gewissen haben muss, den Waldtieren ihr Winterfutter zu rauben, kann man sich sogar einen großen Vorrat anlegen, der lange hält.

Die Eichelfrüchte liegen dann in so großer Anzahl auf den Waldwegen, dass der Gang bergab zu einer Rutschpartie wie auf Murmeln wird. Eingelagert werden in diesem Fall die ungeöffneten Eicheln und nicht das fertige Pulver. Dieses sollte man am besten immer frisch herstellen, da es sehr schnell Feuchtigkeit zieht und ranzig wird.

Ein weiterer Grund, Eichelkaffee herzustellen, ist der Umstand, dass man ein schadstoffarmes bzw. -freies Getränk erhält, das sich zudem positiv auf den eigenen ökologischen Fußabdruck auswirkt, denn Transportwege gibt es hier so gut wie keine und der Energie- und Wasserverbrauch bei der Verarbeitung sind extrem gering.

Gesund und anders

Eichelkaffee lässt sich nicht mit Bohnenkaffee vergleichen. Er schmeckt nicht nur anders, er hat auch völlig andere Inhaltsstoffe und dementsprechend eine andere Wirkung.

Der Aufguss von geröstetem Eichelpulver wurde von unseren Vorfahren sogar als Heiltrunk bei Blasenschwäche, Durchfall, Weißfluss bei Frauen sowie bei Vergiftungen als Antidot (Gegenmittel) und zur Magenstärkung eingesetzt.

Zudem gilt er im Gegensatz zum herkömmlichen Bohnenkaffee, dem man eine anregende Wirkung bescheinigt, als eher beruhigend und harmonisierend.

Menschen mit sehr empfindlichem Magen sollten den Eichelkaffee jedoch anfänglich verdünnen, sodass eine Magenstärkung langsam erfolgen kann, ohne dass es zu Beschwerden kommt.

Bitter muss nicht sein

Eichelkaffee hat den Ruf, furchtbar bitter zu sein. Zu Unrecht, denn in puncto Bitterkeit kommt es entscheidend auf die verwendeten Eicheln an.

Eine der köstlichsten und mildesten Eicheln sind die Früchte der **Stieleiche**. Wie gut, dass sie die am häufigsten vorkommende Eichelart in unseren Breiten ist. Bei ihrer Verwendung kann man getrost auf das Wässern verzichten, denn allein der Röstvorgang sorgt für eine nahezu vollständige Entbitterung. Beim Trinken herrscht wohlschmeckende milde Süße vor. Erst im Abgang kommt die adstringierende, leicht bittere Wirkung der Gerbsäure durch, aber richtig unangenehm bitter ist Stieleichel-Kaffee keinesfalls.

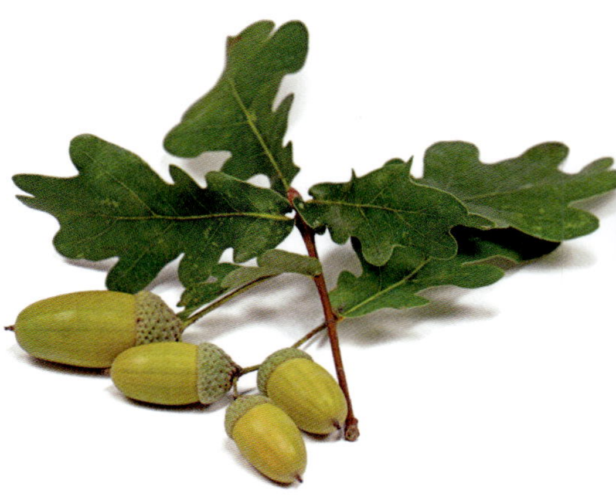

REZEPT

Eichel-Kaffee

Bei Blasenbeschwerden, Durchfall, Weißfluss, leichten Vergiftungen, zur Entschlackung und Magenstärkung oder einfach als Genussgetränk

ZUTATEN

- Eicheln (am besten Stieleicheln), Nussknacker, Pfanne, Mühle

SO GEHT'S

» Die Eicheln mit dem Nussknacker aufbrechen und mit einem spitzen Messer in 2 Teile spalten.

» Die Samen aus den Schalenhälften lösen und die bräunliche Haut auf den Samen abkratzen.

» Die Samenhälften grob zerkleinern und ohne Öl in eine beschichtete Pfanne geben. Verwendet man eine andere Eichenart, so empfiehlt es sich die Samenstückchen vor dem Rösten über Nacht zu wässern, danach gut abzuwaschen und abzutrocknen.

» Bei geringer Hitze (Elektroherd 1,5) und unter häufigem Wenden circa 30 Minuten rösten.

» Die Röstung ist fertig, wenn sich ein angenehmer Geruch nach gerösteten Nüssen verbreitet, die Samenstückchen eine dunkelgoldbraune Farbe angenommen haben und es sich beim Wenden anhört, als würde man kleine Kieselsteine wenden.

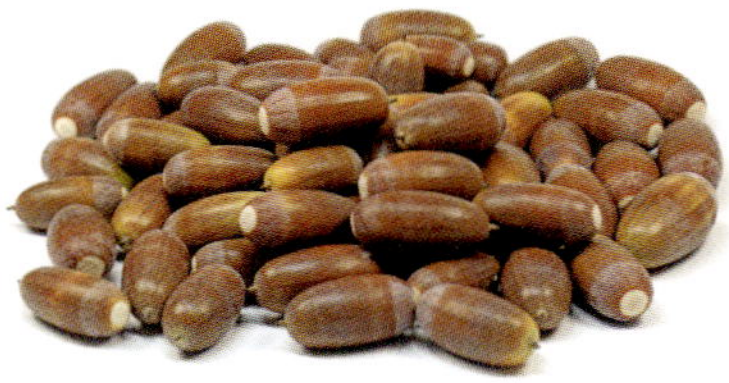

» Die gerösteten Stückchen in verschließbaren Schraubgläsern aufbewahren. So bleiben sie gut 1 Jahr haltbar.

ANWENDUNG

- Das Pulver immer frisch aus den gerösteten Samenstückchen mit Hilfe von Omas Kaffeemühle oder einer Nussmühle herstellen.
- Für 1 Tasse Eichelkaffee je nach Geschmack 1–2 TL Eichelpulver durch einen Kaffeefilter direkt in die Tasse filtern.
- Kann so oft getrunken werden, wie er magenmäßig vertragen wird.

TIPP

Kaffee-Ersatz aus Eicheln ist nur eine von vielen Möglichkeiten.

Alternativ lassen sich folgende Samen zu Kaffee verarbeiten:

- Esskastanien, Erbsen, Platterbsen, Wickensamen.

Sowie folgenden Wurzeln:

- Löwenzahn, Wegwarte, Wilde Möhre

Geschmacklich aufwerten kann man den Kaffee mit:

- Dörrobst, Milch, Honig, Zimt, Ingwer, Kardamom, Nelke, Piment, 100 % Kakaopulver und Vanille.

Je mehr, umso besser

Im Handel werden unzählige Samen zum Verzehr angeboten. Von den bekannten heimischen Saaten wie beispielsweise Kürbiskernen, Sonnenblumensamen, der ganzen Palette der Nüsse bis zu Exoten wie zum Beispiel die gerade in Mode gekommenen Chiasamen, ist rund ums Jahr alles zu bekommen.

Allen gemeinsam ist, dass sie einen sehr hohen Anteil an gesunden ungesättigten Fettsäuren, viele Vitamine und Mineralstoffe enthalten und somit jedes Essen enorm aufwerten.

Zur Gesunderhaltung unseres Körpers sind sie eine große Hilfe und sollten deswegen so oft wie möglich verspeist werden.

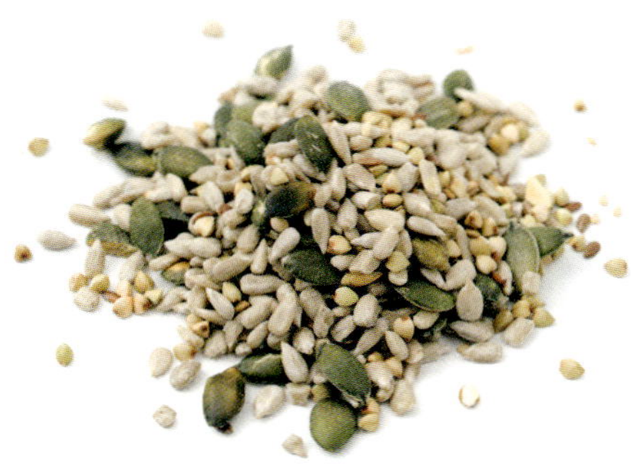

Fleischlos gegen Entzündungen

Bei Gicht, Arthrose und Rheuma ist es schon lange bekannt, dass eine fleischlose Ernährung Entzündungserscheinungen, die mit diesen Erkrankungen einhergehen, stark herabsetzen kann. Doch auch andere chronisch-entzündliche Erkrankungen können sich deutlich bessern.

Ganz unabhängig von Tierwohl und Weltklima ist eine fleischlose Ernährung seit vielen Jahrhunderten im Bereich der Gesundheitsfürsorge ein wichtiges Thema.

Rheuma, Gicht und Arthrose beispielsweise plagen die Menschen bereits seit Langem, sie haben unterschiedliche Ursachen, jedoch eine Gemeinsamkeit: schmerzhafte Entzündungen.

Die Auslöserstoffe dafür sind unterschiedlich, sie finden sich jedoch allesamt in erster Linie in Fleisch, Innereien und Wurstwaren.

Entzündungsauslöser

Die traditionelle Ernährung in unseren Breiten ist sehr fettreich und fleischhaltig. Im mediterranen Raum ist das anders. Dort wird sehr viel mehr Gemüse in den Speiseplan integriert, pflanzliche Öle ersetzen Butter und Schweineschmalz.

Vor allem im Bereich der Herz-Kreislauf-Erkrankungen und der Blutfettwerte macht sich diese gesündere Ernährungsweise bemerkbar.

Mehrfach gesättigte Fettsäuren, Purine oder Arachidonsäure, die alle Entzündungen und andere Erkrankungen auslösen können, finden sich nun einmal hauptsächlich in Fleisch, Wurstwaren und Innereien, die im Süden Europas und auch in Asien in geringeren Mengen verzehrt werden. Das was hierzulande an Fleisch und Fleischwaren an einem Tag verzehrt wird, reicht in Asien oftmals für eine ganze Woche!

Vegetarische Ernährung

Bereits eine Einschränkung des Konsums von Fleisch und Fleischprodukten hat messbar positive Auswirkungen auf unseren Organismus. Offiziell wird eine Reduktion des Fleischkonsums auf 300–400 g pro Woche empfohlen.

Der durchschnittliche Verbrauch liegt bei uns jedoch bei 1,2 kg pro Person und Woche.

Vor allem chronisch kranke Menschen sollten wegen der gesundheitlichen Belastung durch Fleischprodukte ganz darauf verzichten. Eine Umstellung auf eine vegetarische Ernährungsweise ist gar nicht so schwer, wie oft befürchtet wird, da Milchprodukte wie beispielsweise Joghurt, Käse oder Quark Bestandteil der täglichen Ernährung bleiben.

Vegetarier müssen lediglich den Anteil an Hülsenfrüchten und anderen stark proteinhaltigen Gemüsesorten erhöhen. Viele Erkrankungen mit entzündlichem Verlauf können sich bereits durch eine vegetarische Lebensweise deutlich bessern und sogar heilen.

Hartnäckige Entzündungen bekommt man bisweilen jedoch nur durch den Verzicht auf alle tierischen Lebensmittel in den Griff.

Vegane Ernährung

Eine Umstellung auf eine vegane Ernährung kann herausfordernd sein. Während ein Vegetarier bereits mit circa 100 Gramm Camembert oder Edamer leicht seinen Tagesbedarf an Vitamin B 12 decken kann, gelingt das einem Veganer nur durch die Einnahme eines guten Nahrungsergänzungsmittels. Alle anderen lebenswichtigen Stoffe sind jedoch durchaus auch in rein pflanzlichen Lebensmitteln enthalten.

Eine vegane Ernährung verlangt allerdings eine intensive Beschäftigung mit den verschiedenen Inhaltsstoffen der täglichen Mahlzeiten.

Für Babys, Kinder, Jugendliche, Schwangere und Stillende ist eine vegane Ernährungsweise nicht angeraten bzw. eine Beratung und Begleitung durch einen Arzt oder Ernährungsberater sind hier sinnvoll.

TIPP

Ersatz für Eier

1 Ei Klasse M entspricht je nach Geschmack und passend zum Gericht:

- 3 EL Apfelmus, 3 EL Erdnussmus, ½ zerdrückte Banane, 3 EL Seidentofu, 1 EL Chiasamen und 3 EL Wasser

Ersatz für Eischnee

- Kichererbsen- oder Bohnenwasser, sogenanntes Aquafaba

Ersatz für Milch

Kuhmilch:

- Hafer-, Mandel-, Kokos-, Reis-, Hanf-, Dinkel- oder Cashewdrink etc.

Käse und Joghurt:

- Zubereitungen aus Lupinen, Sojabohnen, Cashewnüsse etc.

Butter:

- Margarine, Olivenöl oder andere Öle

Schoko-Mousse ohne Ei

SO GEHT'S

» Sud einer Dose Kichererbsen in eine Schüssel geben.

» 120 g geschmolzene dunkle (mindestens 70 %) Schokolade und 2 TL Zucker zufügen und alles im Mixer verquirlen.

» 2 TL Vanillezucker oder Agavensirup hineinrühren.

» 3 Stunden kühlen – fertig!

REZEPT

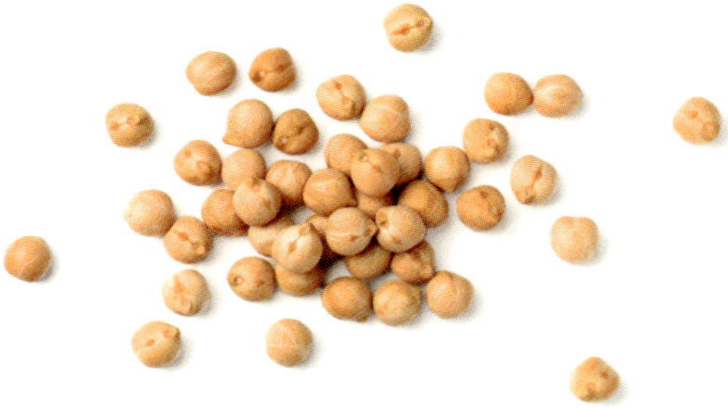

BEISPIELE FÜR DAS FRÜHSTÜCK

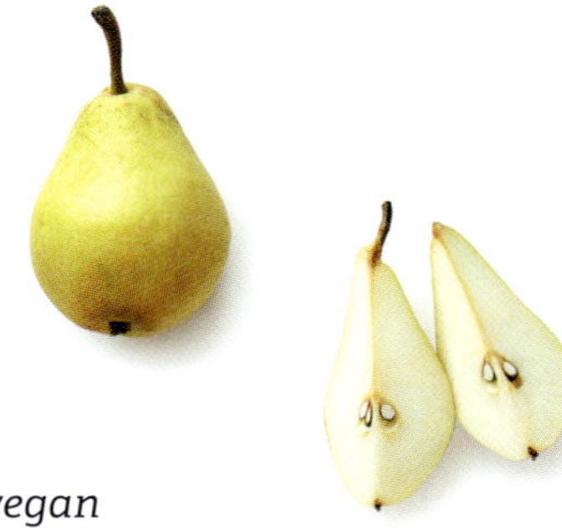

Ein Tag ohne Fleisch

Grüne-Birne-Smoothie

Stärkend, entzündungshemmend, sättigend, vegan

ZUTATEN

- 1 Handvoll Wildkräuter (z. B. Vogelmiere, Giersch, Gänseblümchen, Löwenzahnblätter etc.)
- 2 süße Birnen mit Schale
- 1 Banane
- ¼ Avocado
- Saft 1 Zitrone und ½ Orange
- Wasser zum Verflüssigen, falls gewünscht

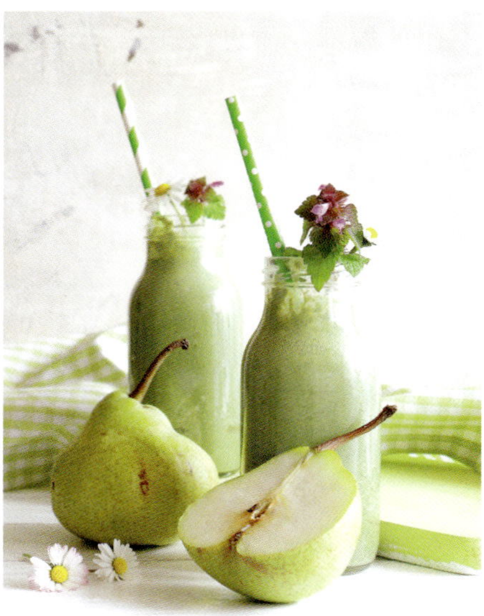

ZUBEREITUNG

- Wildkräuter und Obst klein schneiden.
- Zitrone und Orange auspressen.
- Alle Zutaten in einem Mixer verquirlen.
- Je nach Geschmack mit Wasser verdünnen.

ANWENDUNG

- Jeden Morgen zur Stärkung einen Smoothie trinken, wobei die Wildkräuter und das Obst jeden Tag variieren sollten. So kann man zur Abwechslung Mangos, Äpfel oder Himbeeren und eine neue Zusammenstellung von Wildkräutern je nach Saison wählen. Im Herbst gibt es allerdings kaum noch frische, junge Kräuter, sodass dann frischer Spinat, Petersilie, Schnittlauch, Kopfsalat etc. als Ersatz für die Wildkräuter dienen kann.

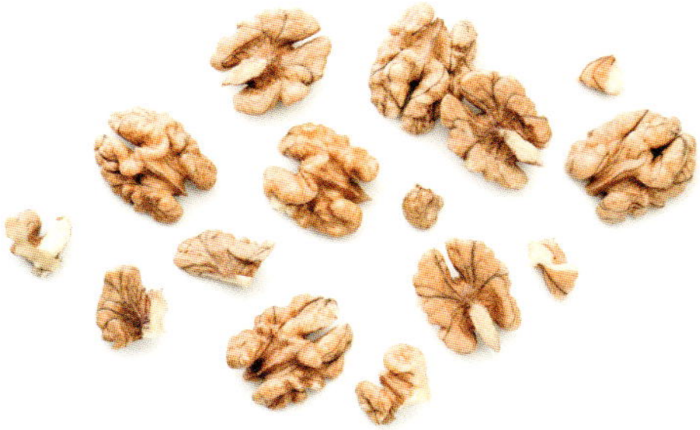

Fruchtig-nussiger-Haferbrei

Vitamin-, mineral- und ballaststoffreich, vegan

ZUTATEN

- je 1 Tasse Haferflocken, Haferdrink, Wasser
- 1 kleine Banane
- zerkleinerte Walnüsse, Haselnüsse und Mandeln (zusammen ungefähr eine kleine Handvoll)
- 1 Tasse Himbeeren
- 1 Messerspitze Zimt
- 2 EL Ahornsirup

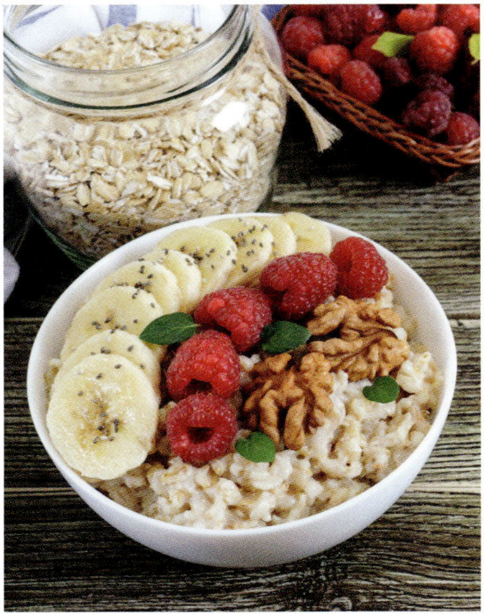

ZUBEREITUNG

» Die Haferflocken zusammen mit dem Haferdrink, dem Wasser und dem Zimt in einem Topf zum Kochen bringen.

» Vom Herd ziehen und 2–3 Minuten nachquellen lassen.

» In einer Müslischale die Banane mit einer Gabel zu Brei zerquetschen.

» Den Haferbrei zum Bananenmus geben und gut verrühren.

» Das Ganze mit den Nüssen, den Himbeeren und dem Ahornsirup bedecken.

ANWENDUNG

Möglichst oft zum Frühstück essen. Wahlweise können andere Obstsorten und anstelle von Ahornsirup z. B. eine Handvoll Rosinen oder klein geschnittene Datteln mitgekocht werden.

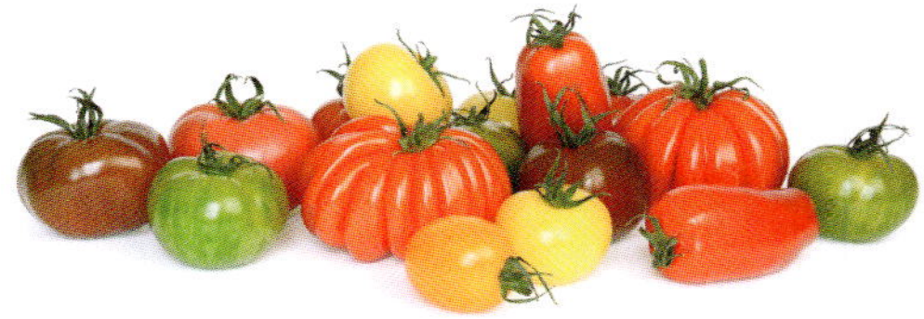

Dinkel-Vollkornpizza

Sättigend, entzündungshemmend, vegetarisch

ZUTATEN

- ✗ 250 g Dinkelvollkornmehl
- ✗ ½ TL Steinsalz
- ✗ ½ Würfel Hefe
- ✗ 2 EL Olivenöl
- ✗ 1 große rote Zwiebel
- ✗ 1 Knoblauchzehe
- ✗ 3–4 große Tomaten
- ✗ 1 Handvoll frischer Spinat
- ✗ 1 kleiner Brokkoli
- ✗ 150 g Edamer
- ✗ frischer oder getrockneter Oregano, Basilikum, Thymian

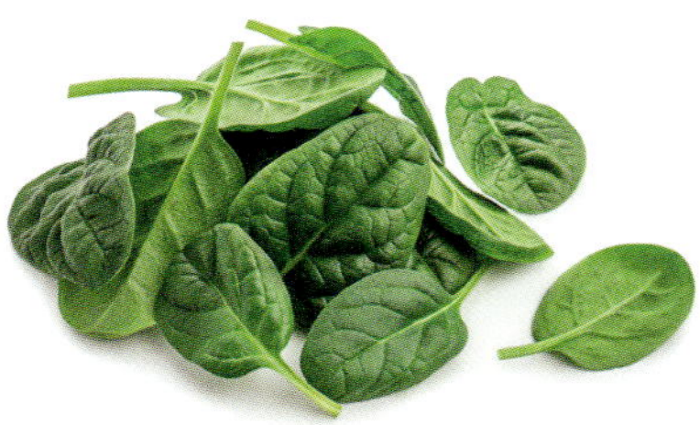

ZUBEREITUNG

- » Den Backofen auf 220 Grad Ober/Unterhitze vorheizen.
- » Das Mehl in eine Schüssel geben, 150 ml lauwarmes Wasser in die Mitte schütten und die Hefe darin auflösen.
- » Salz und Olivenöl hinzufügen und den Teig so lange kneten, bis er nicht mehr an der Schüssel kleben bleibt, evtl. etwas Mehl zufügen.
- » 30 Minuten zugedeckt an einem warmen Ort gehen lassen.
- » Teig auf einem geölten und bemehlten Backblech rund ausrollen und mit Olivenöl bestreichen.
- » Mit Zwiebelringen, fein gehacktem Knoblauch, Tomatenscheiben, Spinat, zerteiltem Brokkoli, geriebenem Edamer, Oregano und Thymian belegen.
- » Pizza auf der mittleren Schiene 20–25 Minuten knusprig backen.
- » Vor dem Servieren mit frischem Basilikum bestreuen.

» *Für die vegane Variante: ohne Edamer oder mit Ersatz zubereiten.*

Buntfruchtiger Salat mit gebratenem Räuchertofu

Vitamin-, mineralstoff- und ballaststoffreich, sättigend, vegan

ZUTATEN

- Verschiedene Blattsalate
- 1 Handvoll frische Wildkräuter oder andere Kräuter der Saison, z. B. selbst gezogene Küchenkresse oder Sprossen
- insgesamt circa 6 EL Olivenöl (zum Anbraten und für die Sauce)
- 150 g Räuchertofu
- 1 Mango
- verschiedene Nüsse und Saaten
- 2 EL schwarze Oliven
- 1 EL Essig
- Salz
- frisch gemahlener schwarzer Pfeffer

ZUBEREITUNG

- Salat und Kräuter waschen, klein schneiden und auf einen großen Teller legen.
- 3 EL Olivenöl nicht zu heiß! in einer Pfanne erhitzen.
- Tofu in mundgerechte Stücke schneiden und langsam kross braten (kann nach Geschmack zusätzlich gewürzt werden).
- Mango schälen und den Stein entfernen, Fruchtfleisch zerkleinern.
- Nüsse und Oliven klein schneiden.
- Alle Zutaten auf den Salat und die Kräuter schichten.
- Aus Öl, Salz, Pfeffer und Essig ein Dressing anrühren (evtl. etwas Wasser hinzufügen) und über den Salat geben.

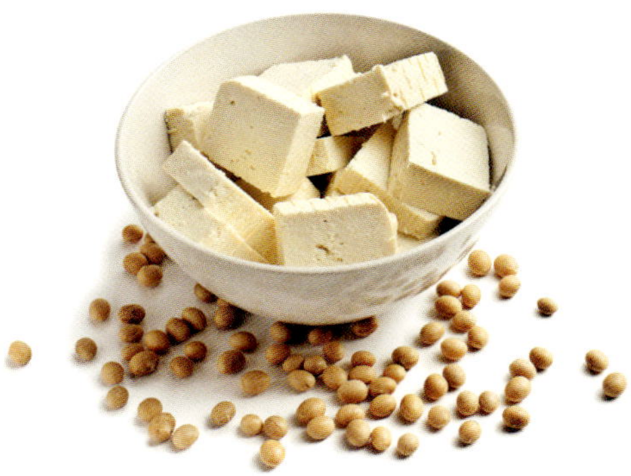

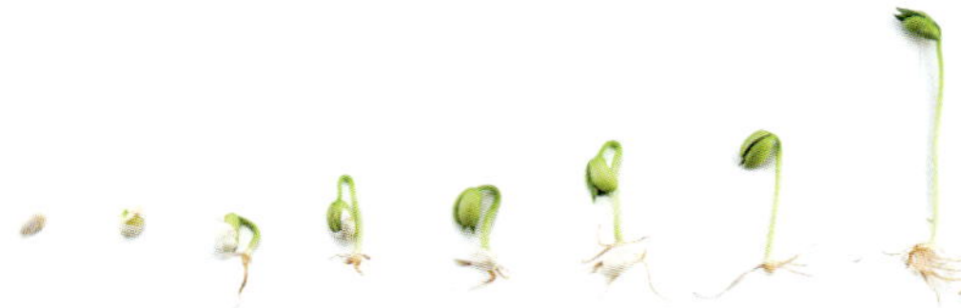

Gemüse-Kokos-Reis

Entwässernd, sättigend, vegan

ZUTATEN

- 70 g Basmatireis
- 1 kleine Möhre
- ½ rote Paprika
- je 50 g Zuckerschoten und Mungobohnensprossen
- 4 EL Sonnenblumenöl
- 2 EL Sojasoße
- 1 kleine Zwiebel
- 1 Knoblauchzehe
- 1 kleines Stück Ingwer
- 1 TL Currypulver
- 120 ml Kokosmilch
- 1 EL Agavendicksaft
- evtl. Koriandergrün

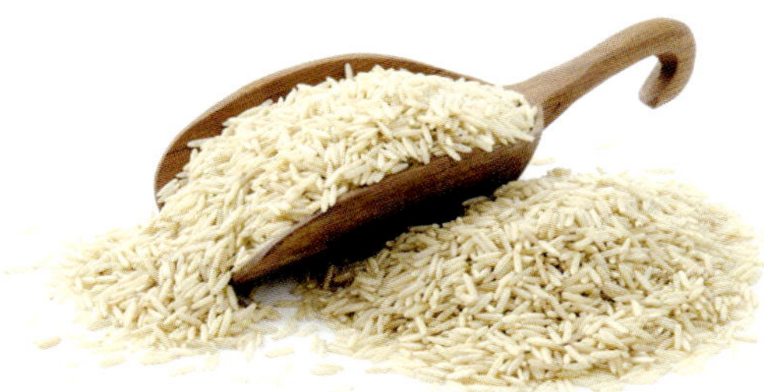

ZUBEREITUNG

» Reis nach Packungsanleitung zubereiten.

» Möhre und Paprika putzen und in schmale Stifte schneiden.

» Die Zuckerschoten kurz in Salzwasser blanchieren.

» Die Sprossen waschen und abtropfen lassen.

» 2 EL Öl in einer Pfanne erhitzen und das Gemüse 3–4 Minuten kräftig anbraten.

» Mit Sojasoße ablöschen und die Pfanne vom Herd ziehen.

» Ingwer schälen und reiben. Zwiebeln und Knoblauch schälen und klein hacken.

» In einer weiteren Pfanne 2 EL Öl erhitzen und Ingwer, Zwiebel, Knoblauch und Currypulver 2 Minuten anbraten.

» Kokosmilch und Agavendicksaft hinzufügen, erhitzen und mit Sojasoße abschmecken.

» Gemüse und Soße über den Reis geben und nach Geschmack mit Koriander servieren.

Vollkornbrot mit frischem Kräuterquark

Sättigend und vitaminreich, vegetarisch

ZUTATEN

- ✗ 1 Handvoll Wildkräuter oder Küchenkräuter
- ✗ 250 g Quark (20 %)
- ✗ 2–3 EL Milch
- ✗ Salz, Pfeffer
- ✗ Vollkornbrot
- ✗ evtl. Radieschen

ZUBEREITUNG

- » Kräuter waschen und klein schneiden.
- » Quark in eine Schale geben und mit Milch, Salz und Pfeffer cremig rühren.
- » Kräuter zufügen und mit dem Quark gut vermischen.
- » Nach Geschmack mit Radieschenscheiben verzieren.
- » Mit frischem Vollkornbrot servieren.
- » Vegane Variante: Quarkersatz z. B. aus Cashewnüssen verwenden.

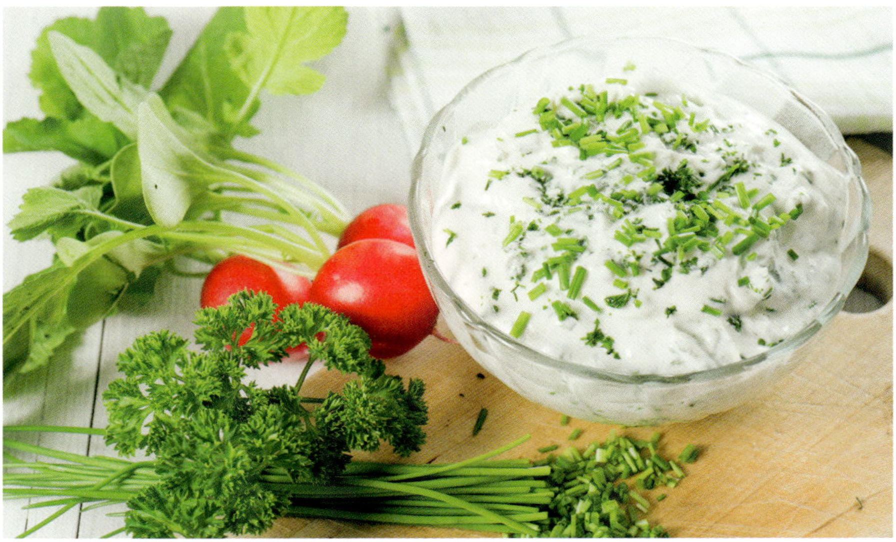

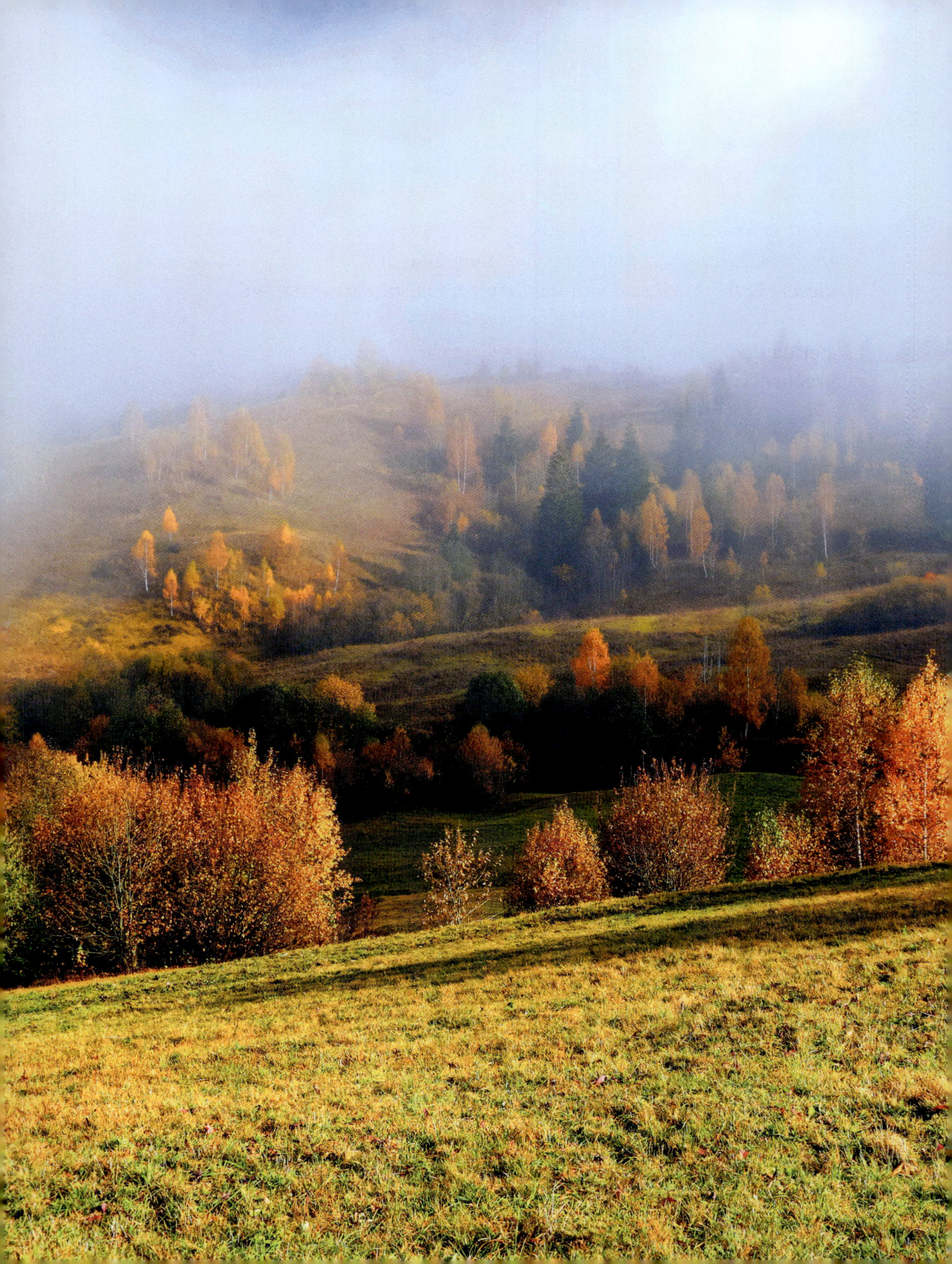

Natürliche Hilfe gegen Wetterfühligkeit

Ein Wetterumschwung kündigt sich bei empfindlichen Menschen oft schmerzhaft an. Heilkräuteranwendungen und alte Hausmittel können in diesem Fall schnell und unkompliziert Linderung verschaffen.

Sicher hat jeder einen Menschen in der Familie, der schon vor einem Wetterwechsel weiß, dass der Regenschirm eingepackt werden sollte.

Meist ist es die Oma, deren Rheuma sich verstärkt bemerkbar macht, oder ein Mensch, dessen alte Narben jucken oder den plötzlich Migräne oder starke Kopfschmerzen quälen.

Wetterempfindlichkeit zeigt sich bei ungefähr 20 Prozent der deutschen Bevölkerung durch eine ganze Palette an unangenehmen Beschwerden.

Das ist Wetterfühligkeit

Körperreaktionen wie Schwitzen oder Frieren gehören zu den normalen Reaktionen auf Wetterreize.

Weitergehende starke Beschwerden und die Verschlechterung von bestehenden Erkrankungen aufgrund von Wetterwechsel zählen zur Wetterempfindlichkeit.

Hierbei spielt nicht nur der Umschwung von einem Hoch- zu einem Tiefdruckgebiet eine Rolle. Eine solche Druckveränderung entspricht lediglich dem Druckunterschied zwischen dem Erdgeschoss eines Hochhauses und dem 10. Stockwerk. Neben- und Stirnhöhle registrieren diesen Druckunterschied, aber er reicht nicht aus, um Kopfschmerzen, rheumatische Beschwerden oder die Stimmung zu beeinflussen.

Ansonsten würde man bereits beim Aufzugfahren Probleme bekommen.

Die zusätzliche und gleichzeitige Veränderung von Luftfeuchtigkeit und Temperatur sind entscheidend.

Wer ist anfällig?

Vor allem Menschen mit chronischen Schmerzen reagieren stark auf Wetterumbrüche. Hierbei spielt das Anspannen der Muskulatur eine Rolle, weshalb Entspannungsübungen sowie Kräuter- und Hausmittelanwendungen, die eine Entspannung fördern, Linderung verschaffen.

Starres Narbengewebe und eine durch Asthma geschwächte Lunge sind durch einen Wetterumbruch ebenfalls oft überfordert.

Gerade in Zeiten des Klimawandels und der daraus resultierenden Extremwetterlagen ist es wichtig, dem Körper zu helfen, seine Flexibilität zurückzugewinnen und ihn abzuhärten.

Hilfe bei Kopfschmerzen und Migräne

Führen eines Kopfschmerz-Wetter-Tagebuchs

Kopfschmerzen und Migräne gehören zu den häufigsten Beschwerden vor einem Wetterwechsel. Da Blutdruck und Kreislauf durcheinandergeraten, sind oft Kopfschmerzen oder schlimmer noch, Migräne die Folge.

Heute weiß man, dass nach einem Temperaturanstieg von 6 Grad die Häufigkeit von Migräneattacken um 36 Prozent zunimmt.

Ein Anstieg der Luftfeuchtigkeit um 20 Prozent erhöht Kopfschmerzattacken um 22 Prozent.

Es lohnt sich deshalb, ein Kopfschmerz-Wetter-Tagebuch zu führen, um rechtzeitig Vorkehrungen treffen zu können.

Entspannen und abhärten

Bei angekündigten Wetterumbrüchen ist es besonders wichtig, Stress zu vermeiden, auf eine leichte, gesunde Ernährung zu achten mit möglichst wenigen tierischen Eiweißen und verstärkt Entspannungsübungen wie Yoga oder autogenes Training durchzuführen. Damit wird es dem Körper leichter gemacht, auf Veränderungen ohne Schmerzen reagieren zu können.

Regelmäßiger Sport ist die Vorsorge für die Zukunft, denn am besten hilft Bewegung – im Freien und bei möglichst bei jedem Wetter. Hierbei muss kein Spitzensport getrieben werden, Wandern, Walking, Schwimmen oder Radfahren reichen völlig aus. Wichtig ist die Regelmäßigkeit der Bewegung und das bei jedem Wetter, so gewöhnt sich der Körper an die Warm-Kalt-Wechsel und gewinnt seine Flexibilität zurück.

Wer keine Zeit für Sport im Freien hat, kann morgens Warm-Kalt-Schenkelgüsse nach Pfarrer Kneipp anwenden.

Das Wasser sollte dabei eine Temperatur von 18 Grad haben.

Beruhigendes Lavendelöl und Lavendelblüten-Tee

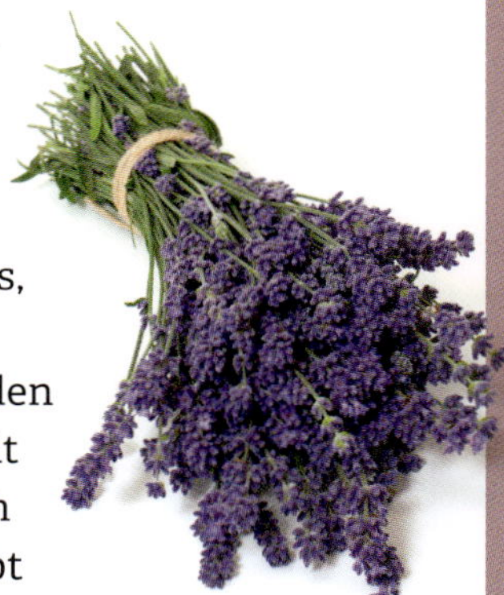

Bei Migräne oder starken Kopfschmerzen helfen ein Lavendelblüten-Tee, ein Lavendelblütenkräuterkissen (in dem zusätzlich Melisse enthalten sein kann) und ein mit ein wenig Lavendelöl (Nicht viel, das würde die Kopfschmerzen verstärken! 1–2 Tropfen reichen völlig aus) beträufeltes, feuchtes Baumwolltuch, das auf die Stirn aufgelegt wird.

Das Tuch immer wieder wenden, wenn es warm geworden ist. Dabei sollte das ätherische Lavendelöl nicht direkt mit der Haut in Berührung kommen. Deswegen sollte das Tuch beträufelt und dann zusammengeklappt werden. So bleibt das Öl bei der geringen Menge hauptsächlich auf der Innenseite, duftet jedoch trotzdem.

Hilfe gegen Schmerzen

Es gibt Heilkräuter, die aufgrund ihrer Inhaltsstoffe eine schmerzlindernde Wirkung auch bei Kopfschmerzen und Migräne haben.

Hierzu zählen die Pfefferminze, Weidenrinde, Mädesüß, Ingwerwurzel, Vanille und Schwarzer sowie Grüner Tee.

Pfefferminze

Das ätherische Öl der Pfefferminze wirkt durch seinen kühlenden Effekt schmerzlindernd, wenn es sanft auf den Schläfen verteilt wird.

Weidenrinde und Mädesüß

Weidenrinde und Mädesüßkraut enthalten *Salicin*, einen Stoff, der im Blut bzw. in der Leber zu therapeutisch wirksamer Salicylsäure umgewandelt wird. Da dieser Prozess ein paar Stunden dauert, ist Weidenrindentee nicht zur Linderung von akuten Schmerzen geeignet.

Deswegen sollte bei den ersten Anzeichen von Kopfschmerzen oder Migräne bereits Tee getrunken werden. Ideal ist die Anwendung bei chronischen Schmerzen, wie beispielsweise bei rheumatischen Erkrankungen.

Die natürliche Salicylsäure wirkt langanhaltend und hat keine Nebenwirkungen, wie sie nach der Einnahme von künstlich hergestellter Salicylsäure zu beobachten sind, die beispielsweise in Aspirin vorkommt.

REZEPT

Weidenrinden-Kopfschmerz-Tee

ZUTATEN

- Klein geschnittene getrocknete Weidenrinde (bei selbst gesammelter Droge sollte es Rinde von einem ungefähr 3-jährigen Ast sein; ansonsten ist Weidenrinde in der Apotheke erhältlich)
- 250 ml kochendes Wasser

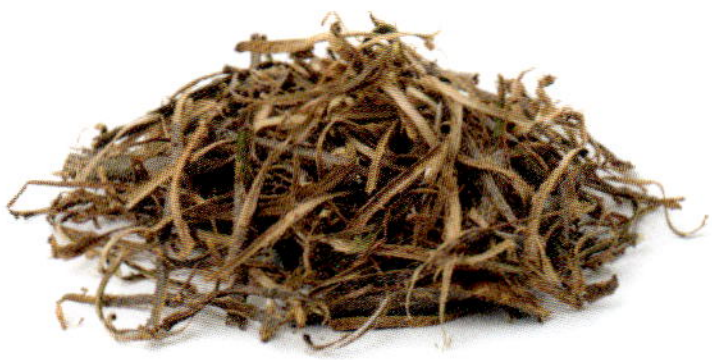

SO GEHT'S

- 1 TL Weidenrinde mit 250 ml kochendem Wasser überbrühen.
- 15–20 Minuten ziehen lassen.
- Abseihen.

ANWENDUNG

- Beim ersten Anzeichen von Kopfschmerzen und Migräne 5–8 Tassen Tee über den Tag verteilt trinken.

Kombination Ingwer mit Schwarzem oder Grünem Tee

Ingwerwurzel in Kombination mit Schwarzem oder Grünem Tee ist ein weiteres schmerzlinderndes Mittel aus dem Garten von Mutter Natur – vor allem bei Kopfschmerzen und Migräne. Das Tein aus den Blättern verengt die schmerzhaft erweiterten Blutgefäße im Gehirn.

Ähnlich wirken Mate, Kakao, Kaffee, Kolanuss und Guaraná.

Ingwer wird bereits seit Jahrhunderten erfolgreich in der ayurvedischen Naturmedizin als Migräne- und Kopfschmerzstopper eingesetzt.

Vanille

Vanille enthält den schmerzlindernden Inhaltsstoff Eugenol und kann gut mit anderen Kräutern kombiniert eingenommen werden.

Wichtig ist, dass die Heilkräuter bereits bei den geringsten Anzeichen von Kopfschmerzen angewendet werden, da sie bei bereits akuter Migräne kaum noch eine Wirkung entfalten können.

An diesem Punkt hilft das genau geführte Kopfschmerz-Wetter-Tagebuch weiter, weil es aufzeigt, bei welcher Wetterlage die Schmerzen auftreten und bei welcher man gelassen bleiben kann.

Hilfe bei lästigen Schlafstörungen

Wir fühlen uns bei 20 bis 25 Grad, Sonnenschein, angenehm kühlen Nächten und einer Hochdruckwetterlage am wohlsten.

Dann ist unser Körper ausgeglichen und auch empfindliche Menschen schlafen gut.

Ändert sich die Wetterlage oder ist es draußen sehr warm oder sehr kalt, leiden Wetterfühlige unter Einschlaf- und Durchschlafstörungen.

Ist der Wetterwechsel überstanden, pendelt sich der Schlafrhythmus wieder ein.

Um auch in der launischen Wetterphase zur Ruhe kommen zu können, helfen ein paar Tricks, Hausmittel und Heilkräuter.

Schlaftee

Eine Stunde vor dem Schlafengehen sollte die letzte Tasse Schlaftee getrunken werden, damit der Harndrang später nicht zu groß wird.

Passende Kräuter für diesen Tee sind zum Beispiel Baldrianwurzel (Kaltauszug), Melissenblätter, Passionsblume, Lavendelblüten, Johanniskraut und Hopfenzapfen.

ZUTATEN

- je 30 g Passionsblumen, Melissenblätter, Hopfenzapfen
- 10 g Lavendelblüten
- 250 ml kochendes Wasser

SO GEHT'S

- Die Blätter und Blüten in eine Schale geben und gut miteinander vermischen.
- 1 TL dieser Mischung mit 250 ml kochendem Wasser übergießen.
- 10 Minuten abgedeckt ziehen lassen.
- Abseihen.

ANWENDUNG

- 2 Tassen Tee tagsüber und 2–3 Tassen Tee abends trinken.

Kräuterwannenbad

Wer es schafft, vor dem Schlafengehen zur Ruhe zu kommen, der entlastet seinen wetterfühligen Körper enorm und hilft ihm seine Balance wiederzufinden.

ANWENDUNG

- Ein entspannendes, nicht zu heißes Wannenbad, angereichert mit beruhigenden Kräutern wie beispielsweise Lavendel oder Melisse, lässt Stress verschwinden und entspannt die Muskulatur.

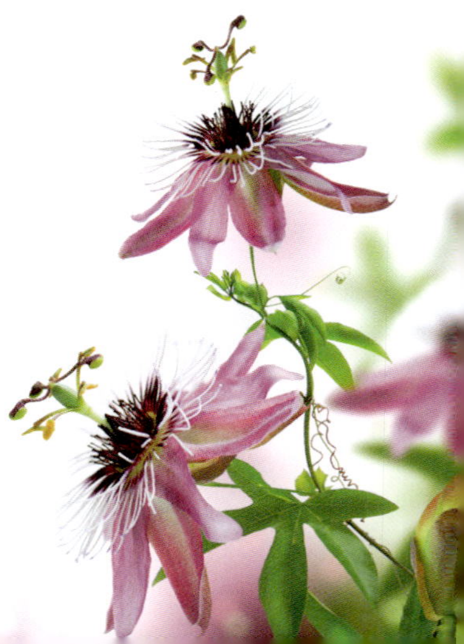

Leichtes Abendessen, Kopfsalat

Das Abendessen sollte leicht sein und nicht spät eingenommen werden.

Rohkost liegt den meisten Menschen schwer im Magen, vor allem rohe Karotten sind hier nicht zu empfehlen. Gekocht sind sie jedoch gut auch abends essbar.

Hilfreich zum Einschlafen ist ein Kopfsalat. In seinen Blattadern fließt ein weißer Milchsaft, der einen opiatähnlichen Stoff enthält, der müde macht.

Musik und Bett

Wer unruhig ist, kann auf Entspannungsübungen zurückgreifen und ruhige, meditative Musik hören.

Menschen mit Einschlafstörungen sollten das Bett nur zum Schlafen nutzen und nicht zum Fernsehen oder Lesen.

Der Körper *merkt* sich diesen Ort als Ruheort, zum Lesen also lieber das gemütliche Sofa nutzen.

Wer den Schlafraum kühl und dunkel hält und dafür sorgt, dass Lärm draußen bleibt, hat sehr gute Chancen trotz Wetterfühligkeit schnell wieder zum gewohnten Schlafrhythmus zurückzufinden.

Von der Einnahme von Schlaftabletten wird generell abgeraten, da der Schlaf damit nicht erholsam ist.

Hilfe bei rheumatischen Beschwerden

Vor allem Menschen mit schmerzhaften chronischen Erkrankungen leiden besonders häufig unter einem Wetterwechsel. Ihr Körper kann sich dem veränderten Druck, Temperatur- und Feuchtigkeitsveränderungen nur sehr schwer anpassen. So ist auch nicht verwunderlich, dass gerade Omas Rheuma zur bekanntesten Erkrankung im Bereich der Wetterempfindlichkeit wurde.

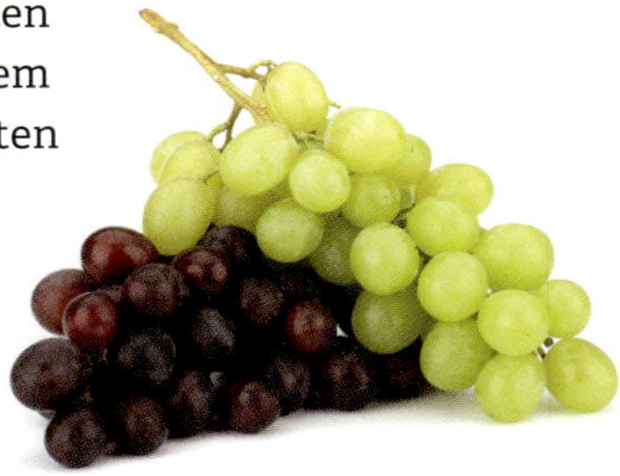

Lindernde Ernährung

Kündigt sich ein Wetterwechsel an, sollten Menschen, die unter Rheuma leiden, verstärkt auf ihre Ernährung achten. Besonders entzündungshemmend wirken Lebensmittel, die Quercetin enthalten. Dieser gelbe Pflanzenfarbstoff ist vor allem in Äpfeln, Kapern, Brokkoli, Zwiebeln, Weintrauben, Kirschen und den meisten Beeren und Zitrusfrüchten enthalten.

Ebenfalls entzündungshemmend wirken Omega-3-Fettsäuren, die in vielen Ölen enthalten sind. Empfohlen wird Leinöl, Soja-, Raps- und Walnussöl sowie Fischöl.

Generell trägt eine fleisch- und tiereiweißarme oder -freie Kost zur enormen Senkung der Entzündungsneigung bei. Eine vegetarische oder falls möglich vegane Ernährung macht sich sehr schnell lindernd bemerkbar.

Vitamin D3

Vor allem im Sommer bildet unser Körper mit Hilfe von Sonnenlicht Vitamin D3, das rheumatischen Gelenken und Weichteilen bei der Heilung hilft.

Im Herbst und im Winter und bei rein pflanzlicher Ernährung gibt es Tipps und Tricks, wie man trotz mangelnden Sonnenlichts an Vitamin D3 kommt. Siehe *Sonnenvitamin – Vitamin D3* auf Seite 204.

Wärme

Sonnenwärme wirkt genauso wie warme Kirschkernkissen und Fangopackungen durchblutungs- und stoffwechselanregend und aktiviert so die Selbstheilungskräfte des Körpers.

Wärme sollte jedoch nur so weit zugefügt werden, wie sie als angenehm empfunden wird, da sie ansonsten die Entzündung fördert!

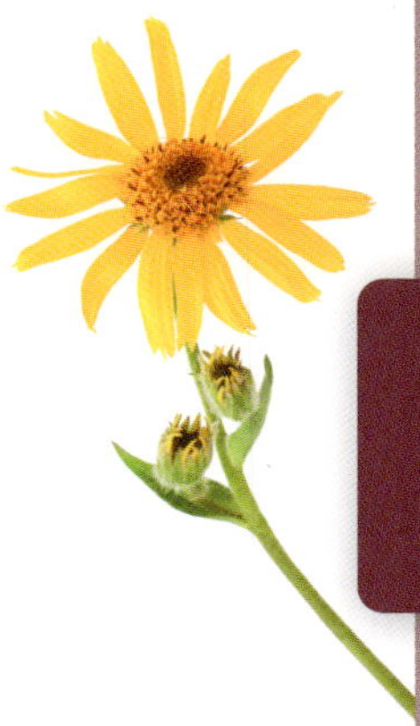

Arnikablüten-Umschläge

Besonders lindernd wirken Umschläge mit Arnikablüten. Diese werden mit kaltem Arnikatee bereitet und verbleiben bis zu zwei Stunden am schmerzenden Gelenk.

ZUTATEN

- Getrocknete Arnikablüten
- 250 ml heißes Wasser
- Leinen- oder Baumwolltuch

SO GEHT'S

- » 4–5 TL Arnikablüten mit 250 ml heißem Wasser überbrühen.
- » 10 Minuten abgedeckt ziehen lassen.
- » Abseihen.

ANWENDUNG

- Ein Leinen- oder Baumwolltuch in den abgekühlten Tee tauchen, auswringen und auf die schmerzenden Stellen legen oder diese umwickeln.
- Der Arnikaumschlag sollte ungefähr 2 Stunden getragen werden.

Schmerzlindernde, entwässernde und entzündungshemmende Tees

Gegen Schmerzen helfen ebenfalls Teezubereitungen, die innerlich angewendet werden. Vor allem die Weidenrinde (siehe Zubereitung oben unter *Kräuterhilfe gegen Schmerzen* Seite 102) und das Mädesüß gehören zu diesem Wirkkreis. In einer Teemischung mit entwässernden und entzündungshemmenden Kräutern, wie beispielsweise Echte oder Kanadische Goldrute, Brennnessel oder Afrikanische Teufelskrallenwurzel, helfen sie Rheumakranken die kurze Zeit eines Wetterumbruchs besser zu überstehen.

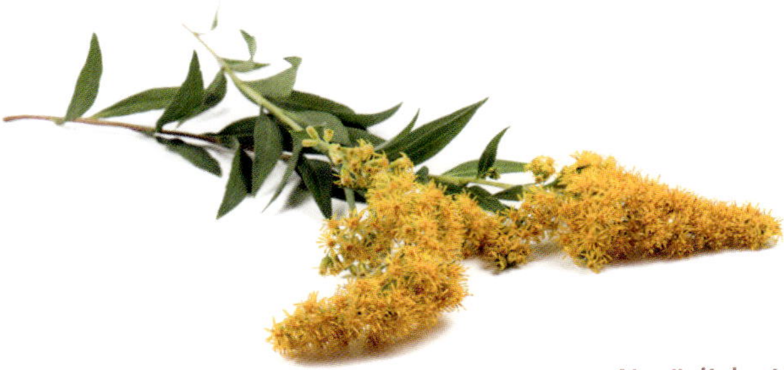

Hilfe bei Erschöpfung und Müdigkeit

Wetterwechsel sind eine Herausforderung für das Herz-Kreislauf-System, Menschen mit niedrigem Blutdruck kann es in dieser Zeit passieren, dass ihr Kreislauf zusammenbricht. Für sie ist regelmäßige Bewegung besonders wichtig.

Zudem helfen anregende Mittel wie beispielsweise Rosmarintee, eine Tasse Kaffee, Schwarzer oder Grüner Tee sowie ein Becher dunkle Trinkschokolade.

Menschen mit normalem oder hohem Blutdruck fühlen sich bei einem Wetterwechsel oft erschöpft und müde, da ihr Körper aufgrund der Kreislaufbelastung Ruhe braucht.

Bewegung

Bei Erschöpfung und Müdigkeit durch sich veränderndes Wetter ist es angeraten, sich zu bewegen und nicht auf dem Sofa zu entspannen.

Bei heißem Wetter helfen kurze Spaziergänge im kühlen Wald oder Park. Bei kaltem Wetter dürfen die Spaziergänge länger sein, von intensivem Sport wird allerdings abgeraten.

Energie zurückgewinnen durch Trinken und Essen

Hilfreich ist das Trinken einer Tasse warmer Gemüsebrühe in kleinen Schlucken. Bisweilen reicht sogar schon ein Glas warmes Wasser, langsam getrunken, die Energie zurückzubringen.

Das New Yorker Institut für Ernährungsforschung hat herausgefunden, dass es manchen Menschen sogar gelingt, ihre Energie durch das Kauen von einer Scheibe Vollkornbrot, das mit Senf bestrichen wurde, zurückzugewinnen.

Alternativ soll es reichen eine saure Gurke zu essen.

Tee und ätherische Öle

Weitere Hilfsmittel gegen Erschöpfung sind das Trinken von Süßholz- oder Rosmarintee und das Einatmen von Rosen- und Blutorangenöl.

Hierfür einfach die ätherischen Öle auf ein Tuch träufeln und immer wieder einmal daran riechen.

REZEPT

Süßholztee

ZUTATEN

- circa 1 EL getrocknetes Süßholz
- 250 ml heißes Wasser

SO GEHT'S

- Das Süßholz mit 250 ml heißem Wasser aufgießen.
- 10 Minuten ziehen lassen.
- Abseihen.

ANWENDUNG

- 1–2 Mal täglich ein Tasse Tee trinken.

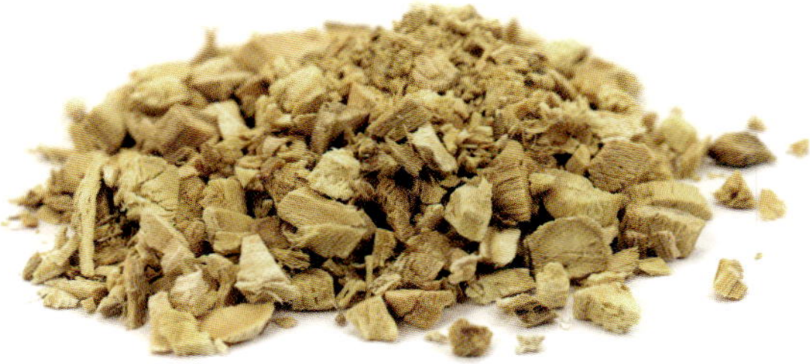

Hilfe gegen eine gereizte Stimmung

Vor allem auf eine Föhn-Wetterlage reagieren viele Menschen mit einer gereizten Stimmung.

Dann ist es auch kein Trost, dass das Wetter aufgrund des warmen Fallwindes aus den Alpen besonders klar, sonnig und schön ist.

Häufig löst aber auch ein aufkommendes Gewitter eine gereizte und üble Laune aus.

Leckere Glückshormone

Zum Glück ist gute Laune essbar.

Es gibt eine Reihe von Lebensmitteln, die sogenannte Glücksstoffe enthalten. Dazu gehören vor allem die Neurotransmitter Serotonin und Dopamin.

Ausreichend Serotonin sorgt dafür, dass unsere Stimmung dauerhaft gut ist und wir optimistisch in die Welt blicken. Dopamin setzt Endorphine frei, die uns wie eine Droge in ein Hochgefühl heben und sogar schmerzlindernd wirken.

Steigerung von Serotonin

Wer die körpereigene Produktion von Serotonin steigern möchte, der sollte zusätzlich Lebensmittel zu sich nehmen, die Tryptophan enthalten.

Um sich glücklich zu essen, sollte man somit vor oder während eines Wetterumbruchs verstärkt beispielsweise Bananen, Feigen, Datteln, Sojabohnen, Käse, Tomaten oder Nüsse zu sich nehmen.

Steigerung von Dopamin bzw. Ausschüttung von Endorphinen

Zu den endorphinhaltigen Lebensmitteln zählen zum Beispiel dunkle Schokolade, Vanille, Chili und Muskat. Sie tragen dazu bei, unsere Stimmung aufzuhellen.

Endorphine werden aber auch durch körperliche Bewegung freigesetzt. Die meisten Jogger können bestätigen, dass sie ab einem bestimmten Punkt ihrer Lauftour wie im Rausch laufen. Das liegt daran, dass der Körper bei Ausdauersportarten vermehrt Endorphine produziert. Schwimmen, Radfahren, Wandern und andere Ausdauersportarten gehören genauso wie das Joggen zu den glücklich machenden sportlichen Betätigungen.

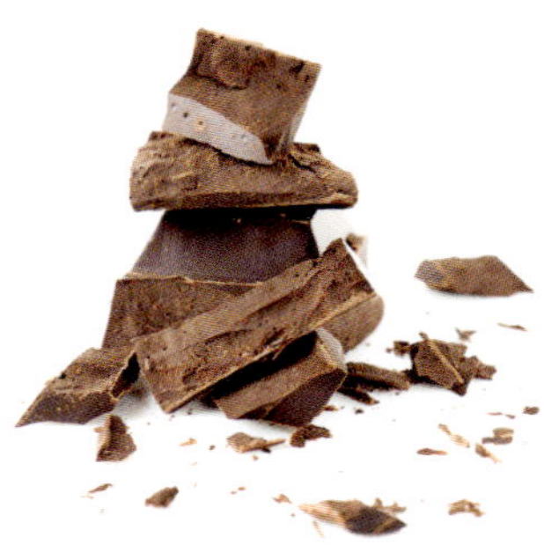

REZEPT

Glücksmix

ZUTATEN

- ✗ ½ Banane
- ✗ 2 Feigen (frisch)
- ✗ 2–3 Datteln (getrocknet)
- ✗ ¼ Ananas
- ✗ 1 kleine Handvoll Cashewkerne oder Walnüsse
- ✗ circa 100 g Emmentaler
- ✗ 2–4 Cocktailtomaten

SO GEHT'S

» Alles in kleine Würfel schneiden und miteinander vermischen.

ANWENDUNG

ø Bei gereizter Stimmung einen Glücksmix genießen.

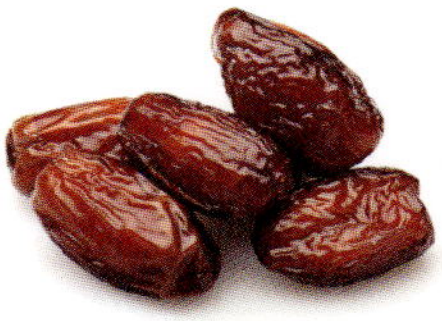

Generelle Hilfe bei Wetterfühligkeit

Leichte Ernährung

Frischer Salat mit Omega-3-Fettsäure-haltigen Ölen, wie Lein- oder Rapsöl, Obst und Gemüse sollten bei einem Wetterwechsel häufiger als sonst gegessen werden.

Fette Speisen sind ungünstig.

Alkohol und Rauchen einschränken

Alkoholkonsum, vor allem tagsüber, belastet unseren Körper genauso wie das Tabakrauchen, deswegen den Konsum stark einschränken, mit dem Rauchen am besten ganz aufhören.

Kneipp'sches Wassertreten

Bade- oder Duschwanne 20 cm hoch mit 18 Grad kaltem Wasser füllen und morgens 1–2 Minuten im Storchenschritt hindurchwaten.

Raus bei jedem Wetter

Spaziergänge in freier Natur, und zwar bei jedem Wetter, helfen unserem Körper mit Temperatur- und Feuchtigkeitsschwankungen leichter fertig zu werden.

Stress wegmeditieren

Meditieren kann jeder leicht erlernen, denn niemand muss ausdauernd im Lotossitz ausharren, um erfolgreich durch Meditation Stress abzubauen. Bequemes Sitzen auf einem Stuhl reicht aus.

Öfters mal lachen

Es gibt sogar Lachseminare, weil Lachen Stress abbaut, Heilungsprozesse aktiviert, die Abwehrstärke unseres Körpers erhöht und vieles mehr. Bei Wetterwechsel also Komödien dem Sachbuch vorziehen.

Beine hochlagern

Wann immer es möglich ist, sollten die Beine hochgelagert werden. Dadurch wird der Kreislauf entlastet und Wasseransammlungen vermieden.

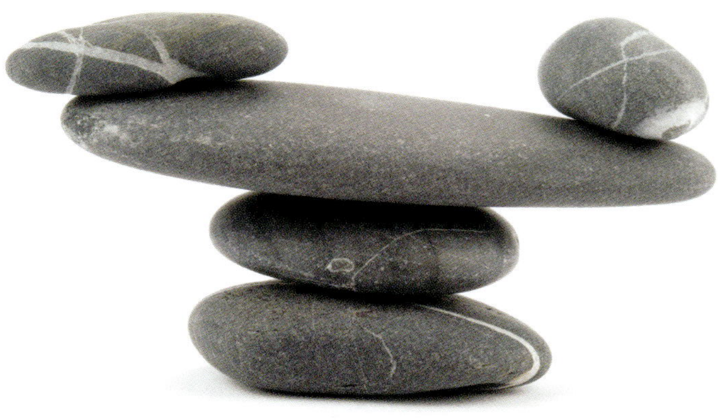

Die sanfte Pflanzenheilkraft für Frauen

Frauen sind seit jeher ganz besonders auf die sanfte Heilkraft der Pflanzen angewiesen. Spezielle Kräuter helfen effektiv dem ständigen Wechselspiel der Hormone zu trotzen.

Frauen waren schon immer die Hüterinnen des Pflanzenwissens und haben vor allem anderen Frauen mit diesem Wissen geholfen, denn niemand versteht eine Frau so gut wie eine Frau.

So waren die Hebammen in ihrem Wirken immer schon nicht ausschließlich auf die Geburtshilfe beschränkt, sondern wurden auch für die andere typischen *Frauenangelegenheiten* als Ratgeberinnen in Anspruch genommen.

Männer beschäftigten sich bis zum Beginn des letzten Jahrhunderts nur in Ausnahmefällen mit diesen frauenspezifischen Themen.

Traditionelles Wissen

Das Wissen der weisen Frauen und der Hebammen wurde vor allem mündlich weitergegeben, und so verwenden wir auch heute noch sehr viele alte, traditionelle, wirksame Heilkräuteranwendungen.

Heilpflanzen wie der Frauenmantel, der Beifuß, die Kamille, Schafgarbe oder das Mutterkraut begleiten Frauen bereits seit Jahrhunderten, wenn nicht sogar seit Jahrtausenden.

Schaut man genau hin, dann fällt auf, dass es sich vor allem um Kräuter handelt, die sich auf den gesamten Körper auswirken.

So werden beispielsweise schmerzhafte Krämpfe gelindert und gleichzeitig die Psyche beruhigt oder Entzündungen gehemmt und zeitgleich der gesamte Körper harmonisiert und der Schlaf gefördert. Das sich Rundherum-wohlfühlen-Können als Frau, mit allen Besonderheiten, stand in der Volksmedizin immer im Fokus.

Moderne Pflanzenheilkunde

Die moderne Phytotherapie, die auch in der Schulmedizin ihre Anwendung findet, geht hier oft gezielter gegen einzelne Beschwerden vor.

Das Ergebnis ist teilweise schneller zu spüren als bei den volksmedizinischen Heilpraktiken, da oftmals Extrakte oder spezielle alkoholische Auszüge angewendet werden, die man vornehmlich als Fertigpräparate kaufen kann.

Hier wird der modernen, schnellen Zeit Rechnung getragen, in der kaum noch jemand Muße für die Zubereitung einer Medizin hat und kaum jemand eine Wartezeit für den Eintritt der Heilwirkung akzeptiert, auch wenn die Nebenwirkungen dadurch erheblich geringer sein können.

So stehen heute den Frauen eine traditionelle Heilkräutermedizin und die moderne Phytotherapie zur Verfügung.

Beides lässt sich hervorragend miteinander kombinieren und bereichert die Heilmöglichkeiten.

Die hilfreichsten Kräuter für Frauen in Kürze

FRAUENMANTEL *(Alchemilla xanthochlora)*

Leicht entzündungshemmend, harmonisierend, leicht krampflösend, zusammenziehend, leicht schmerzlindernd, fördert die Milchbildung

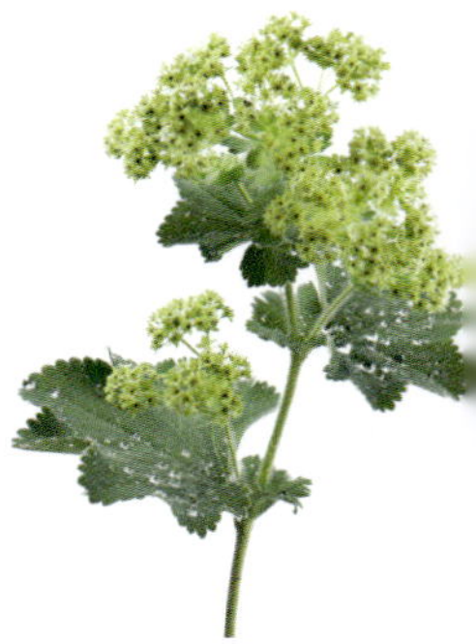

ANWENDUNGSGEBIETE

- » In der Schulmedizin wird der Frauenmantel nicht verwendet, in der Volksmedizin ist er jedoch ein Universalkraut, was Frauenleiden anbelangt.
- » Weißfluss, schmerzhafte Monatsblutungen und Wechseljahresbeschwerden sind seine Hauptanwendungsgebiete. Auch in der Geburtsheilkunde wird der Frauenmantel verwendet.

» Die glitzernden *Tautröpfchen* an seinen Blatträndern werden seit alters her aufgefangen und zur Pflege der Augenpartie auf die empfindliche Haut unter den Augen aufgetragen und leicht eingeklopft.

ANWENDUNGSFORMEN

- Tee, Tinktur, Sitzbäder, Waschungen

Wohlfühltee während der Wechseljahre

Beruhigend, schweißhemmend, harmonisierend

REZEPT

ZUTATEN

- Melissenblätter, Johanniskraut, Frauenmantelkraut, Salbeiblätter, Mutterkraut
- 250 ml kochendes Wasser

ZUBEREITUNG

» Jeweils 2–3 EL der Heilkräuter gut miteinander vermischen.

» 1–2 TL der Mischung mit 250 ml kochendem Wasser übergießen.

» 10 Minuten abgedeckt ziehen lassen.

» Abseihen.

ANWENDUNG

- 2 Tassen täglich trinken.
- Nach circa 6 Wochen eine Pause von circa 2 Wochen einlegen.

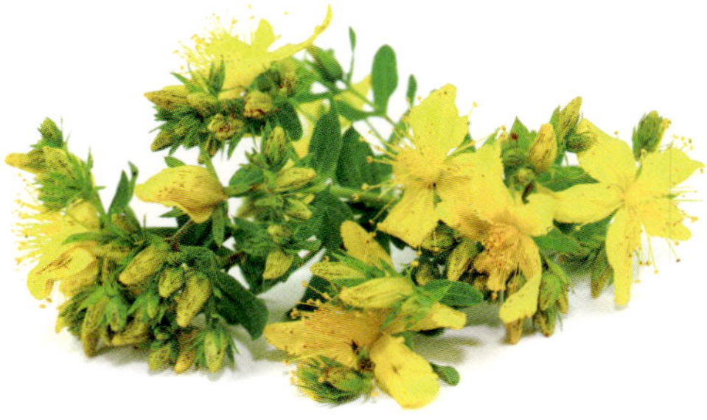

ACKERSCHACHTELHALM *(Equisetum arvense)*

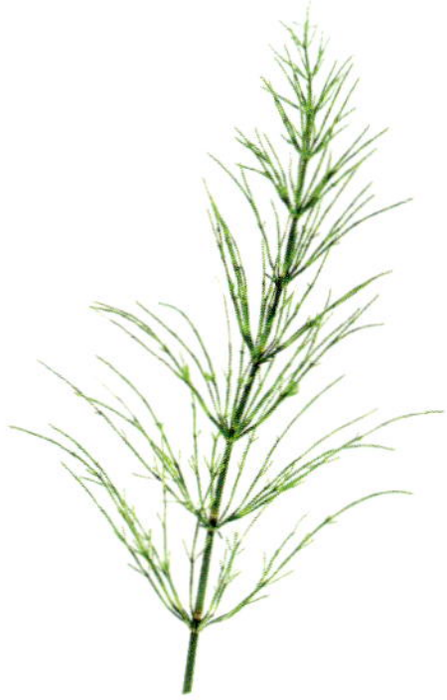

Harntreibend, zusammenziehend, blutungsstillend, wundheilungsfördernd, bindegewebsstärkend

ANWENDUNGSGEBIETE

» Ackerschachtelhalm enthält viel Kieselsäure, die für Haut, Haare und Fingernägel sowie für das Bindegewebe wie ein Jungbrunnen wirkt. Damit sie jedoch von unserem Körper verwertet werden kann, muss man das Kraut mindestens 20 Minuten lang stark kochen.

» Ein kurz aufgebrühter Tee wirkt hingegen harntreibend und blutungsstillend. Er kann bei Blasenentzündungen, Nierengrieß, rheumatischen Beschwerden und bei zu starker Monatsblutung zur Linderung der Beschwerden eingesetzt werden.

» Bei Nasenbluten tränkt man eine Tamponage mit dem Tee und steckt diese eine Zeit lang in die Nase.

ANWENDUNGSFORMEN

ø Starker Absud, Tee

MÖNCHSPFEFFER *(Vitex agnus castus)*

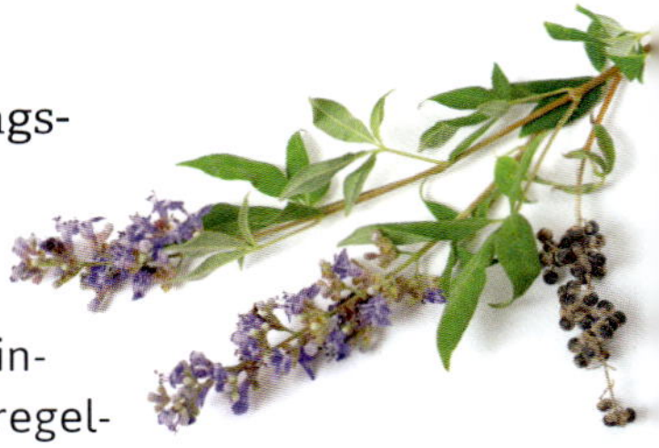

Abschwellend, monatsblutungsregulierend, stimmungsausgleichend, entspannend

ANWENDUNGSGEBIETE

» Reife, getrocknete Früchte des Mönchspfeffers wirken lindernd bei Monatsblutungsbeschwerden, bei zeitlich unregelmäßiger Periode, Stimmungsschwankungen, Reizbarkeit, Kopfschmerzen sowie Spannungsgefühlen in den Brüsten.

» Vor allem in der 2. Zyklushälfte gilt der progesteronähnlich wirkende Mönchspfeffer als sehr wirksam.

ANWENDUNGSFORM

ø Fertigpräparat

KAMILLE *(Matricaria recutita)*

Krampflösend, entzündungshemmend, antibakteriell, wundheilungsfördernd

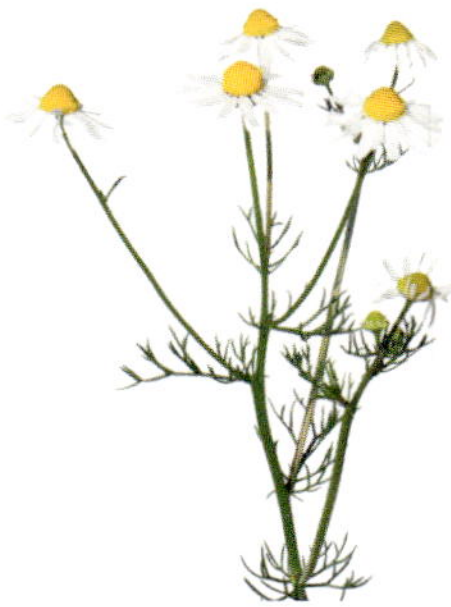

ANWENDUNGSGEBIETE

» Das Universalkraut Kamille (siehe auch Koch, Alte Heiler, Freya Verlag 2016, Seiten 142 f.) ist aufgrund seiner vielfältigen Wirkstoffe bei den unterschiedlichsten Erkrankungen einsetzbar.

» Im Bereich der Frauenheilkunde werden vor allem die krampflösende Wirkung bei Menstruationsbeschwerden und die Wundheilungsförderung bei Entzündungen im Anal- und Genitalbereich genutzt.

ANWENDUNGSFORMEN

ø Tee, Tinktur, Badezusatz, Umschläge, Salben, Inhalationen

REZEPT

Tee bei schmerzhafter Monatsblutung

Krampflösend, menstruationsregulierend, schmerzlindernd

ZUTATEN

✗ Kamillen- und Schafgarbenblüten, Gänsefinger- und Frauenmantelkraut

✗ 250 ml heißes Wasser

ZUBEREITUNG

» Jeweils 3 EL von jedem Heilkraut in eine Schüssel geben und gut durchmischen.

» 1 TL der Mischung mit 250 ml heißem Wasser übergießen.

» Den Tee 10 Minuten abgedeckt ziehen lassen.

» Abseihen.

ANWENDUNG

ø 3–5 Tassen Tee täglich trinken. Es kann bereits vorbeugend einige wenige Tage vor der Menstruation mit dem Teetrinken begonnen werden.

GÄNSEFINGERKRAUT *(Potentilla anserina)*

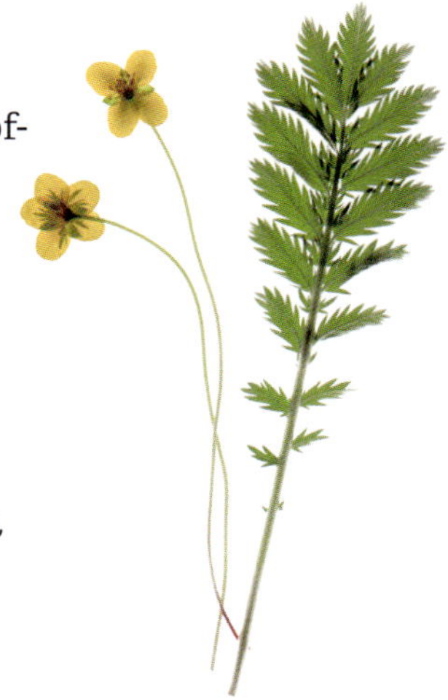

Wundheilungsfördernd, entzündungshemmend, krampflindernd

ANWENDUNGSGEBIETE

- » Das Gänsefingerkraut zählt zu den klassischen Gerbstoffheilpflanzen. Deswegen wird es vor allem bei Durchfallerkrankungen, schlecht heilenden Wunden und Entzündungen im Mund- und Rachenraum eingesetzt.
- » In der Frauenheilkunde hat Gänsefingerkraut die Aufgabe, krampfhafte Menstruationsbeschwerden zu lindern, und als Badezusatz verwendet hilft es bei Hämorrhoiden und Entzündungen im Genitalbereich.

ANWENDUNGSFORMEN

- ø Tee, Gurgelmittel, Waschungen, Badezusatz

TÜPFEL-JOHANNISKRAUT *(Hypericum perforatum)*

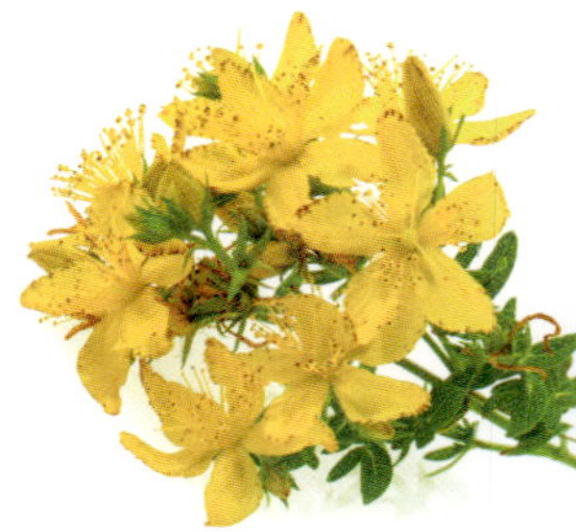

Beruhigend, schmerzlindernd, entzündungshemmend, antimikrobiell, wundheilungsfördernd, angstlösend, herzkraftfördernd, antibiotisch

ANWENDUNGSGEBIETE

- » Johanniskraut hat eine große Wirkbreite. Seine Hauptanwendungsgebiete sind jedoch die Linderung von leichten bis mittelschweren Depressionen, Angstzuständen, Burn-out, nervöser Unruhe, Schlafstörungen, Wetterfühligkeit und Wechseljahresbeschwerden.
- » Bitte immer die Dosierungsangaben einhalten und nie überdosieren, da hierdurch die Funktion der Leber als Entgiftungsorgan derart gesteigert werden kann, dass die Verweildauer vieler Medikamente nicht mehr gewährleistet ist! Diese wirken nur noch eingeschränkt oder gar nicht mehr.
- » Hierzu zählen Antiallergietabletten, die Antibabypille sowie Herz- und Aidsmedikamente und viele mehr.

ANWENDUNGSFORMEN

- Tee, Tinktur, Rotöl, Frischpflanzenpresssaft, Extrakt, Fertigpräparat

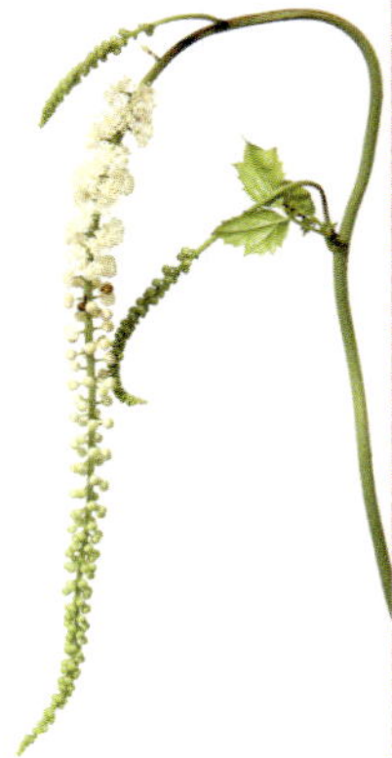

TRAUBENSILBERKERZE *(Actea racemosa)*

Hormonausgleichend, beruhigend, schlaffördernd, stimmungsaufhellend

ANWENDUNGSGEBIETE

- Die Traubensilberkerze wirkt aufgrund ihrer phytoöstrogenen Eigenschaften hormonausgleichend, stimmungsaufhellend und schlaffördernd vor allem während der Wechseljahre und entkrampfend bei Menstruationsbeschwerden.

ANWENDUNGSFORMEN

- Tee, Tinktur, Fertigpräparat

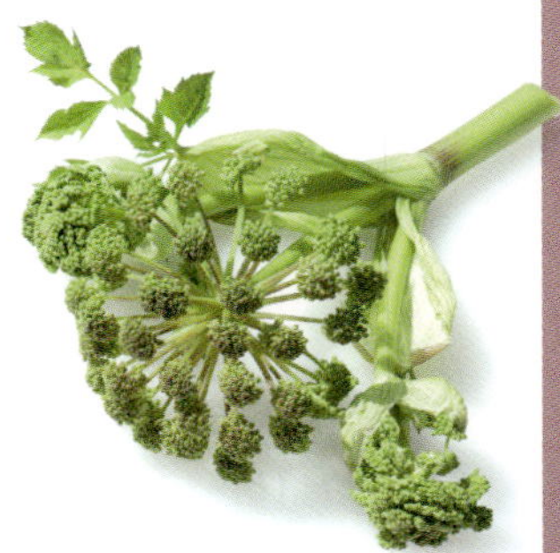

ENGELWURZ *(Angelica archangelica)*

Krampflösend, darmdesinfizierend, verdauungsanregend, harmonisierend, menstruationsfördernd, schmerzstillend

ANWENDUNGSGEBIETE

- Die Hauptanwendungsgebiete der Echten Engelwurz liegen vor allem im Bereich von Magen-Darm-Störungen in Verbindung mit Krämpfen, Völlegefühl und Blähungen.
- In der volksmedizinischen Frauenheilkunde wird sie jedoch auch zur Förderung der Menstruation und als stimmungsaufhellendes Mittel gegen leichte depressive Verstimmungen eingesetzt.
- Bitte das Engelwurzöl wegen seiner reizenden Wirkung sparsam verwenden!

ANWENDUNGSFORM

- Tee, Tinktur, Öl, Arzneiwein, Magenlikör

HIRTENTÄSCHELKRAUT *(Capsella bursa pastoris)*

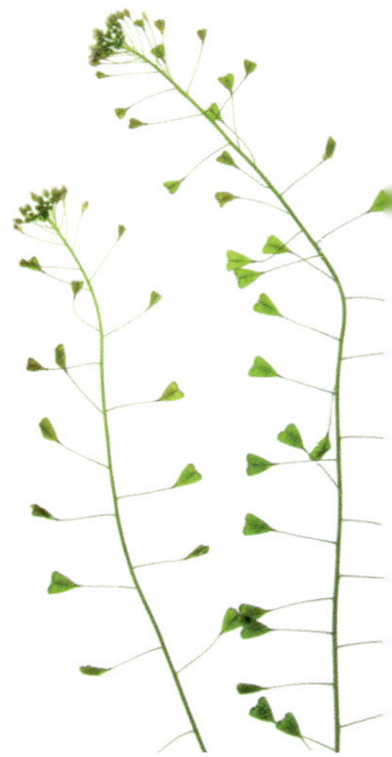

Blutungsstillend, die Monatsblutung regulierend, mild abführend, sanft harmonisierend

ANWENDUNGSGEBIETE

» Vor allem bei verlängerter oder verstärkter Menstruation sowie bei gutartigen Gebärmuttertumoren findet das Hirtentäschelkraut traditionell Anwendung.

» Es verengt die Venen und wirkt dadurch auch lokal blutungsstillend.

» Hirtentäschelkraut regt zudem eine träge Darmmuskulatur an, sodass ihm ebenfalls eine milde abführende Wirkung zugeschrieben werden kann.

ANWENDUNGSFORMEN

ø Tee, Tinktur, feucht-kalte Umschläge

BEIFUSS *(Artemisia vulgaris)*

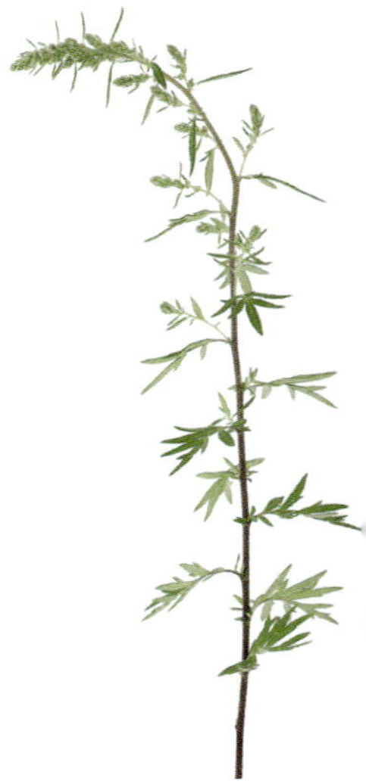

Kann die Geburt einleiten, fördert die Menstruation, wirkt erwärmend, harmonisierend, antibakteriell, pilzwidrig, schweißtreibend, appetit- und verdauungsfördernd

ANWENDUNGSGEBIETE

» Heute wird Beifuß hauptsächlich als verdauungsfördernde Pflanze eingesetzt. Von der Antike bis ins Mittelalter galt sie jedoch vor allem als starke Frauenpflanze, die als erwärmendes Mittel (daher seine alten Namen *Mugwurz, Schoßwurz*) zur Einleitung der Geburt verwendet wurde.

» Bei Menstruationsstörungen wirkt Beifuß lindernd und harmonisierend.

ANWENDUNGSFORMEN

ø Tee, Tinktur, Arzneiwein, Gewürz

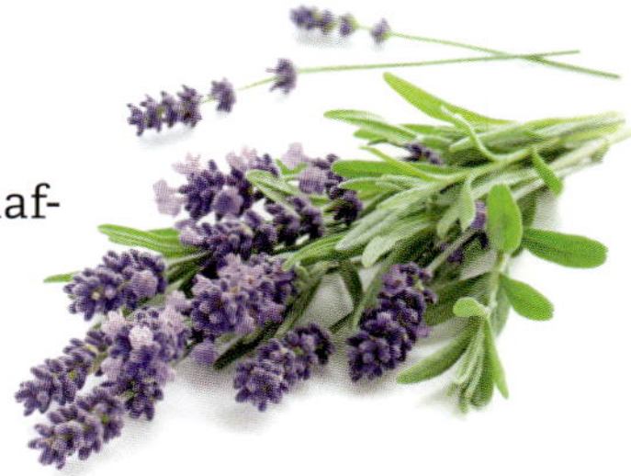

LAVENDEL *(Lavandula angustifolia)*

Beruhigend, harmonisierend, durchblutungs- und schlaffördernd

ANWENDUNGSGEBIETE

- » Lavendel ist das Entspannungskraut schlechthin. Ob als beruhigendes Mittel bei Einschlafstörungen, gegen Stress, depressive Verstimmungen, Reizbarkeit und Unruhezustände oder Nervosität. Zudem bei nervösem Herzklopfen, Übererregbarkeit, Wetterfühligkeit, Migräne und Spannungskopfschmerzen.
- » Lavendel bringt das Gleichgewicht zurück und beruhigt sogar einen nervösen Magen.

ANWENDUNGSFORMEN

- ø Tee, Tinktur, Wein, Schlafkissen, Badezusatz, Inhalation, Aromatherapie

Frauenentspannungskräuterbad

REZEPT

Beruhigend, harmonisierend, gegen nervöse Erschöpfungszustände, lindert Stress

ZUTATEN

- ✗ je 3–4 EL Melissen- und Lavendelblüten
- ✗ 1 Handvoll Duftrosenblätter (kann durch 3–6 Tropfen ätherisches Rosenöl ersetzt werden)
- ✗ Handwaschlappen aus Baumwolle
- ✗ Faden

ZUBEREITUNG

- » Die Kräuter in den Waschlappen geben und mit dem Faden zubinden.
- » Falls Rosenöl verwendet wird: Das Rosenöl in etwas Sahne auflösen.
- » Badewanne mit angenehm temperiertem Wasser (38–39 Grad).
- » Den gefüllten Waschlappen (und die Rosenölsahne) ins Badewasser geben.

ANWENDUNG

- ø Circa 15 Minuten baden und tief einatmen. Anschließend gut abtrocknen und sofort in warme, bequeme Wohlfühlkleidung schlüpfen. Auf dem Sofa oder dem Bett noch weitere 15 Minuten ausruhen.

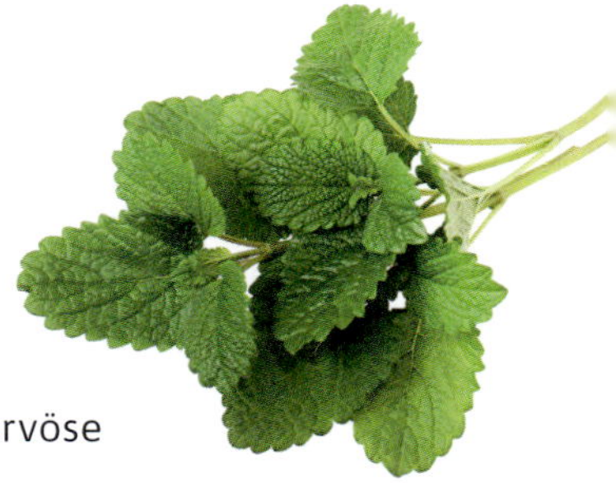

MELISSE *(Melissa officinalis)*

Beruhigend, krampflösend, antiviral

ANWENDUNGSGEBIETE

» Melisse gehört zu den wirksamsten Kräutern gegen nervöse Herzbeschwerden und Schlaflosigkeit.

» Die Blätter enthalten relativ wenig ätherisches Öl, weshalb vor allem alkoholische Auszüge (Tinktur, Melissengeist) aus reichlich Melissenblättern am wirkungsvollsten sind.

ANWENDUNGSFORMEN

ø Tee, Tinktur, Destillat, Fertigpräparat, Waschungen, Bäder, Inhalation

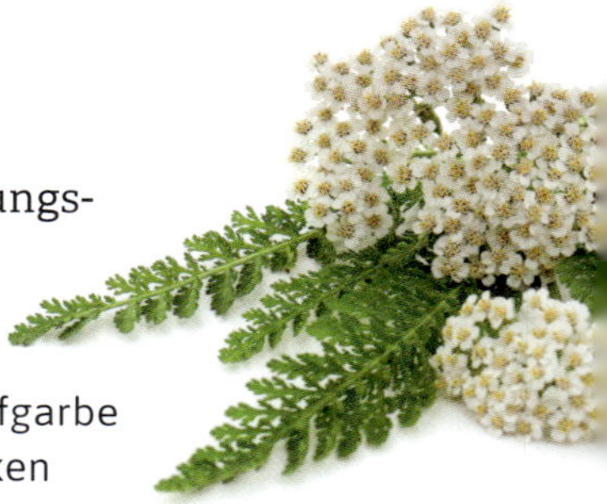

SCHAFGARBE *(Achillea millefolium)*

Krampflösend, menstruationssregulierend, entzündungs- und keimhemmend, verdauungsfördernd

ANWENDUNGSGEBIETE

» In der Frauenheilkunde hilft die Bitterstoffpflanze Schafgarbe vor allem bei schmerzhaften Krämpfen im kleinen Becken und wirkt regulierend auf die Monatsblutung.

ANWENDUNGSFORMEN

ø Tee, Tinktur, Arzneiwein, Frischpflanzenpresssaft

SALBEI *(Salvia officinalis)*

Schweißhemmend, antibakteriell, antifungizid, antiviral, zusammenziehend

ANWENDUNGSGEBIETE

» Echter Salbei ist vor allem während der Wechseljahre eine echte Hilfe zur Eindämmung des übermäßigen Schwitzens.

» Darüber hinaus erleichtert Salbeitee das Abstillen.

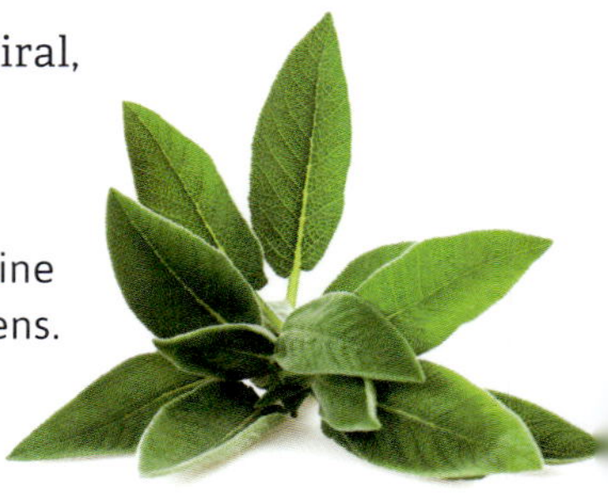

» Reine Blütenextrakte, die frei von ätherischem Öl sind, werden traditionell in der Volksmedizin gegen körperliche und nervöse Erschöpfungszustände eingesetzt.

ANWENDUNGSFORMEN

ø Tee, Tinktur (wegen des hohen Thujongehalts nur begrenzt anwenden), Bäder, Waschungen

MUTTERKRAUT *(Tanacetum parthenium)*

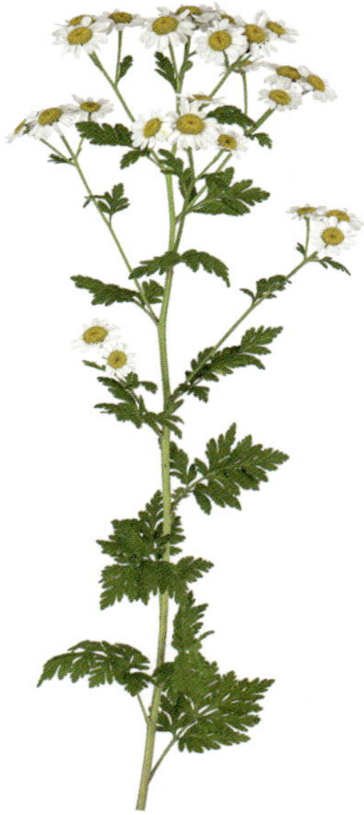

Krampflösend, harmonisierend, menstruationsregulierend, entzündungshemmend, schmerzlindernd, fiebersenkend

ANWENDUNGSGEBIETE

» Der Hauptwirkstoff des Mutterkrauts ist ätherisches Öl mit Kampfer. Entsprechend wird es vor allem bei Menstruationsbeschwerden und Migräne eingesetzt.

ANWENDUNGSFORMEN

ø Tee, Tinktur, Frischblätter, Fertigpräparat

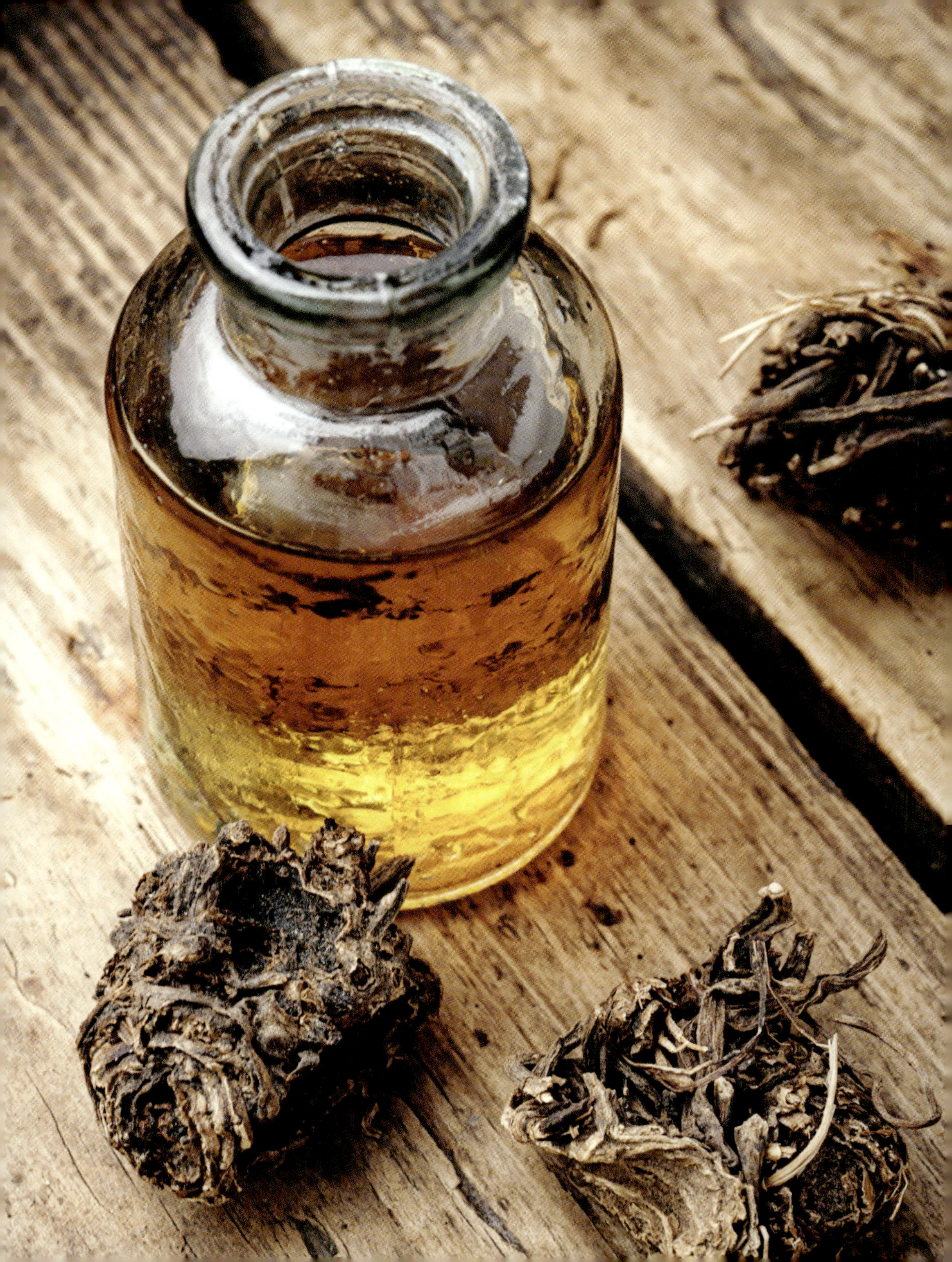

Die wichtigsten Heilwurzeln im Herbst

Viele mehrjährige Pflanzen haben jetzt zur Herbstzeit reichlich heilsame Inhaltsstoffe in ihren Wurzeln eingelagert. Deswegen beginnt nun die Ernte der gesund machenden Knollen.

Wenn die Nebel über den Feldern stehen und die Natur sich in den langen Winterschlaf zurückzieht, beginnt in unseren Breiten die Ernte der heilsamen Wurzeln der mehrjährigen Pflanzen. Gerade jetzt habe diese Heilkräuter ihre wirkungsvollen Inhaltsstoffe für den erneuten Austrieb im Frühling in den überwinternden Wurzeln angereichert.

Es sind Stoffe, die in der kommenden Vegetationsphase den gesunden Austrieb garantieren, die vor Fraßfeinden und anderen schädlichen Umwelteinflüssen schützen sowie mit schneller Heilung bei Verletzungen der jungen Pflanzen helfen.

Genau diese Wirkstoffe sind auch für uns Menschen heilsam und lindernd.

In den Wurzeln der einjährigen Kräuter findet man selbstverständlich ebenfalls oftmals heilsame Inhaltsstoffe, die wir nutzen können. Da diese Pflanzen jedoch im Winter komplett absterben und sich im darauffolgenden Jahr neu aussäen, findet hier im Gegensatz zu den mehrjährigen Kräutern keine besonders hohe Einlagerung statt. Die Wurzeln der einjährigen Pflanzen können demzufolge das ganze Jahr über bei Bedarf geerntet werden.

Schonende Ernte

Eine nachhaltige Wurzelernte garantiert dem Heilkräutersuchenden auch in den kommenden Jahren eine reiche Beute.

Deswegen ist es sinnvoll darauf zu achten, nicht gleich alle Wurzeln einer Pflanze an einem Ort komplett auszugraben. Wer immer ein paar

Kräuter der begehrten Art stehen lässt, der sorgt dafür, dass auch im Folgejahr der Bestand gesichert ist.

Bei einigen Heilpflanzen ist es auch möglich, den Wurzelstock zu teilen, also nur einen Teil zu ernten und einen Teil in der Erde zu belassen. Diese Vorgehensweise schadet solchen Heilkräutern unter normalen Umständen nicht, sie treiben im Frühjahr wieder aus und bilden im Laufe des Jahres wieder einen starken neuen Wurzelstock aus.

Letztlich ist nur noch zu beachten, ob die einjährige oder mehrjährige, frische oder getrocknete Wurzel zu Heilzwecken geerntet und verwendet werden muss.

Gut trocknen und lagern

Gleich nach dem Ausgraben der Wurzeln ist ihre Reinigung unter fließendem Wasser und mit einer Bürste am einfachsten.

Große, fleischige Wurzeln teilt man noch vor der Trocknung, damit diese schneller vonstattengeht und ein Schimmeln des Sammelgutes verhindert wird.

Im Dörrautomat oder dem Backofen bei circa 60–80 Grad wird ihnen anschließend so schnell wie möglich das Wasser entzogen.

Dünne Fadenwurzeln können auf Nähgarn aufgezogen über der Heizung oder dem Bollerofen getrocknet werden.

Schließlich werden die so getrockneten Heilschätze luftdicht in verschließbaren, möglichst dunklen Gläsern verpackt und aufbewahrt.

ECHTER ALANT *(Inula helenium)*

Auswurffördernd, verdauungsfördernd, gallenflussanregend

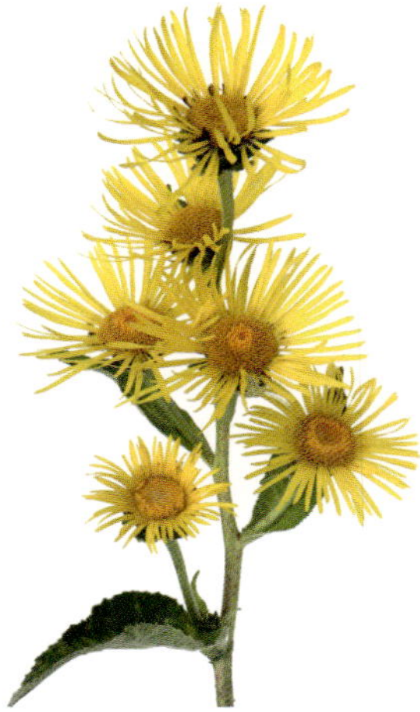

ERNTEGUT IM HERBST

- Geerntet wird der 2–3-jährige Wurzelstock, der geschält oder ungeschält getrocknet werden kann. Für die Trocknung werden größere Stücke der Hauptwurzel längs gespalten.
- Die Aufbewahrung muss sehr trocken erfolgen, da Wurzeln wasseranziehend sind.

SAMMELZEIT

- September bis Oktober

VORKOMMEN

- Gebietsweise verwildert, Gärten

ANWENDUNG

- Seit dem Mittelalter ist die Anwendung der Alantwurzel schriftlich vor allem bei chronischem Husten, Magen-Darm-Erkrankungen, Menstruationsbeschwerden, Harnwegsinfektionen sowie bei Wurmbefall belegt.
- Der **Teeaufguss** oder ein **Extrakt** wird bei Erkrankungen der Atmungsorgane, besonders bei chronischem Husten und bei Magenbeschwerden eingesetzt.
- Der hohe Inulingehalt macht die Alantwurzel zu einem Diabetikernährmittel.

HINWEIS

Innerlich als Tee verwendet können die Alantolactone, die in der Wurzel enthalten sind, bei Überdosierung die Magenschleimhäute reizen, sodass es zu Erbrechen, Durchfall und Krämpfen sowie Lähmungserscheinungen kommen kann. Alantwurzel deswegen sparsam dosieren!

Zudem besteht ein hohes Allergiepotenzial.

GROSSER BALDRIAN *(Valeriana officinalis)*

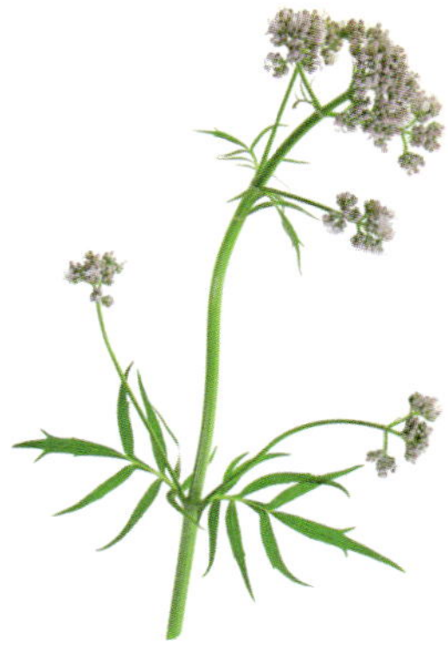

Beruhigend, krampflösend, leicht sedierend, schlaffördernd

ERNTEGUT IM HERBST

- Gegraben werden die Wurzeln der zweijährigen Pflanzen. Die feinen Wurzelenden schneidet man vor dem Trocknen ab.

HINWEIS

Baldrianwurzeln an Orten trocknen, zu denen Katzen keinen Zugang haben, da beim Trocknen durch Abspaltung freier Isovaleriansäure der eigentümliche Baldriangeruch freigesetzt wird und Katzen magisch davon angezogen werden und sich darin, wenn es möglich ist, wälzen. Damit wäre jedoch das Sammelgut nicht mehr für Heilzwecke einsetzbar.

SAMMELZEIT

- September bis Oktober

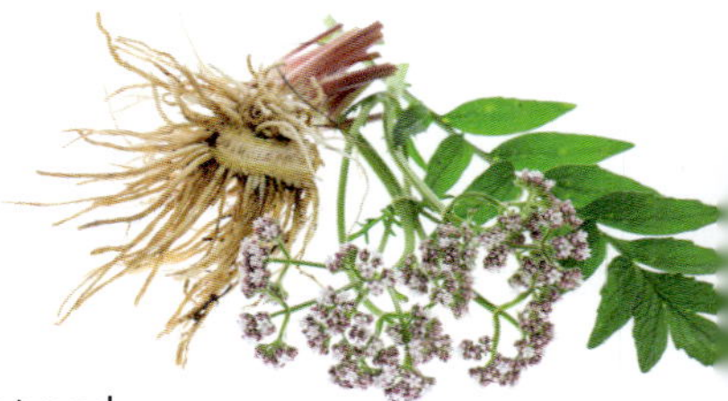

VORKOMMEN

- Feuchte Wiesen, Wälder, Gräben

ANWENDUNG

- Im Mittelalter wurde die Baldrianwurzel hoch gelobt und man schrieb ihrer Wirkung sogar geheimnisvolle, magische Kräfte zu.
- Heutzutage gilt sie als mildes Beruhigungsmittel bei nervösen Herzbeschwerden, Einschlafstörungen und Unruhezuständen. Auch im Falle von krampfartigen Schmerzen im Magen-Darm-Bereich kann Baldrianwurzel rasch lindernd wirken.
- Ein Absud der Wurzeln ins Badewasser gegeben wirkt ebenfalls beruhigend und fördert den Schlaf.

GEMEINER BEINWELL *(Symphytum officinale)*

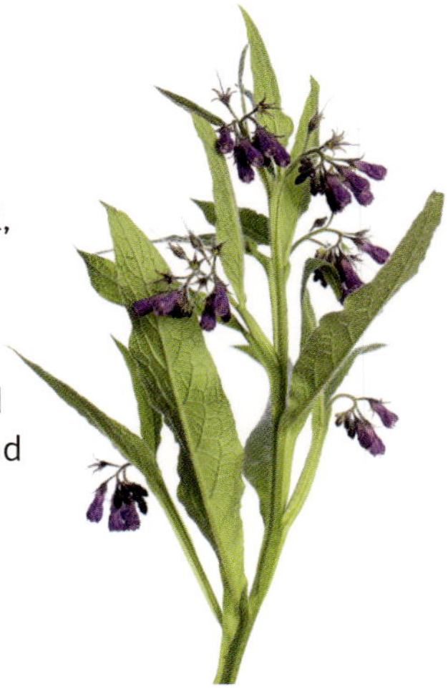

Schmerzlindernd, abschwellend, entzündungshemmend, wundheilungsfördernd

ERNTEGUT IM HERBST

- Wurzel ausgraben, abklopfen, damit Erdreste abfallen, und waschen. Zum Trocknen die Wurzel in Stücke schneiden und auf Schnüre aufreihen, größere Stücke längs spalten.

SAMMELZEIT

- September bis Oktober (und März bis April)

VORKOMMEN

- Nasse Wiesen, Ufer von Bächen, Flüssen und Teichen

ANWENDUNG

- Der Hauptwirkstoff des Beinwells ist Allantoin. Ihm wird die Gesamtwirkung zugeschrieben. Die größte Konzentration des stark wundheilungsfördernden Stoffes befindet sich in den Wurzeln, in geringeren Mengen auch in den Blättern.
- Beinwellwurzeln werden vor allem gestampft in Form von Umschlagpasten und Salben bei Prellungen, Verstauchungen, Zerrungen, Blutergüssen, Sehnenentzündungen sowie bei Muskel- und Gelenkbeschwerden bzw. Gelenksarthrose eingesetzt.

HINWEIS

Bitte nur auf intakter Haut anwenden, da ansonsten die enthaltenen Pyrrolizidinalkaloide durch die Haut in den Körper gelangen. Aus diesem Grund wird auch von einer innerlichen Anwendung und der Verwendung in der Wildkräuterküche über längere Dauer abgeraten.

REZEPT

Beinwell-Breiumschlag

ZUTATEN

- ✗ Frisch ausgegrabene Wurzel
- ✗ Baumwolltuch
- ✗ Schal

ZUBEREITUNG

- » Die Wurzel gründlich unter fließendem Wasser mit einer Bürste reinigen und in kleine Stücke schneiden.
- » Die Stücke im Mörser zu Brei zerstampfen.

ANWENDUNG

- ⌀ Den frischen Brei auf die betroffene Stelle auflegen und mit dem Baumwolltuch und dem Schal fixieren. Die Anwendungen sollten ausschließlich, wie oben erwähnt, wegen der Pyrrolizidinalkaloide auf unverletzter Haut erfolgen.

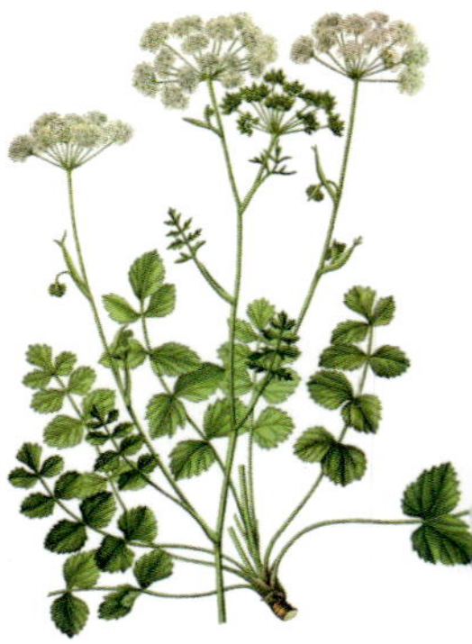

KLEINE BIBERNELLE *(Pimpinella saxifraga)*

Auswurffördernd, schleimlösend, entzündungshemmend, leicht harntreibend

ERNTEGUT IM HERBST

- Die Wurzeln vorsichtig ausgraben, Erde abschütteln und mit Wasser reinigen. Falls anhaftende Erde nur durch Einweichen gelöst werden kann, nicht zu lange im Wasser liegen lassen, da sich hierdurch die Inhaltsstoffe nachteilig verändern, sodass sie an Wirksamkeit verlieren. Kleine Stücke an Schnüren aufgereiht trocknen.

SAMMELZEIT

- September bis Oktober (März bis April)

VORKOMMEN

- Trockene Magerrasen, Heiden, Brachland, Äcker

ANWENDUNG

- Als Tee und Tinktur bei Atemwegskatarrhen und als Gurgelmittel bei Entzündungen im Mund- und Rachenraum. In der Volksmedizin findet sie zudem als Bitterdroge bei Verdauungsstörungen und bei entzündeten ableitenden Harnwegen Anwendung.
- Genauso wie die Kleine, kann auch die Große Bibernelle (*Pimpinella major*) verwendet werden.

WILDE KARDE *(Dipsacus fullonum)*

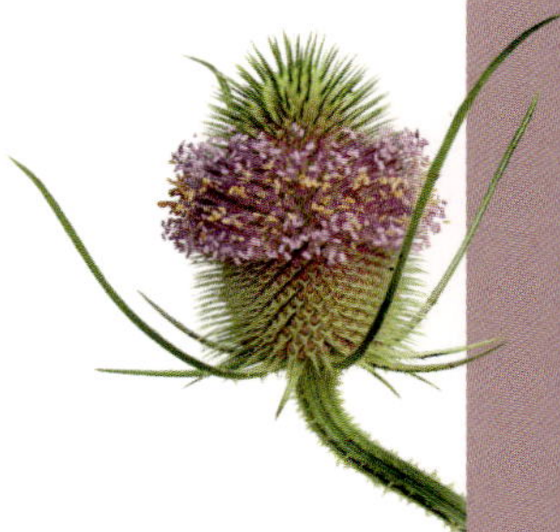

Schweiß- und harntreibend, wundheilungsfördernd, ergänzend zur Borreliosebehandlung

ERNTEGUT IM HERBST

- Verwendet wird die Wurzel der einjährigen Pflanze. Wurzeln reinigen und in kleinen Stücken aufgefädelt auf einer Schnur trocknen.

SAMMELZEIT

- Oktober bis Februar

VORKOMMEN

- Schuttplätze, Wegränder, Ufer, Gärten

ANWENDUNG

- In der Schulmedizin wird die Karde nicht verwendet, jedoch findet sie in der Volksmedizin einen weiten Anwendungsbereich.
- Äußerlich hilft die zerstampfte Wurzel als Frischbreiauflage oder als Tinktur beispielsweise bei Hauteinrissen an den Mundwinkeln. Innerlich als Tee aus Blättern und Wurzeln soll sie rheumatische Beschwerden lindern und in Form einer Tinktur wird die Wurzel in den letzten Jahren verstärkt zusätzlich zur Behandlung mit Antibiotika bei Borreliose eingesetzt (siehe auch Beitrag *Stachelige Heilerin* Seite 71).

BLUTWURZ *(Potentilla erecta)*

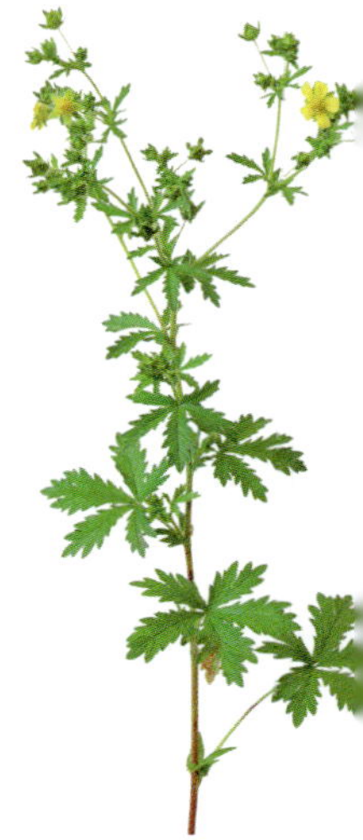

Adstringierend, entzündungshemmend, blutstillend, antibakteriell, krampflösend, entgiftend

ERNTEGUT IM HERBST

- Die Wurzeln sind in der Regel leicht zu ernten, da die Blutwurz lockeren Boden bevorzugt. Reinigen und an Schnüren aufgereiht trocknen.

SAMMELZEIT

- September bis Oktober (März bis April)

VORKOMMEN

- Gärten, Streuwiesen, Magerrasen, lichte Wälder, Moore

ANWENDUNG

- Die Wurzel der Blutwurz zeichnet sich vor allem durch ihren hohen Gerbstoffgehalt aus, weshalb sie bei unspezifischen Durchfallerkrankungen und leichten Entzündungen im Magen-Darm-Bereich als Teegabe angewendet wird.
- Durch Gurgeln oder Pinselungen mit einer Wurzelabkochung (längere Zugzeit als Tee) heilen Schleimhautentzündungen im Mund, an den Rachenmandeln sowie Prothesendruckstellen schneller ab. Auch bei Halsschmerzen wirkt das Gurgeln mit Tee oder einer Abkochung rasch lindernd. Zur Entzündungsprophylaxe kann eine Wurzeltinktur, in etwas warmem Wasser verdünnt, als Zahnwasser verwendet werden.

ECHTER EIBISCH *(Althaea officinalis)*

Reizlindernd, entzündungshemmend, immunsystemstimulierend

ERNTEGUT IM HERBST

- Die Wurzeln ausgraben, reinigen und zum schnelleren Trocknen schälen. Im Ofen oder im Dörrapparat bei 40 Grad schnell trocknen.

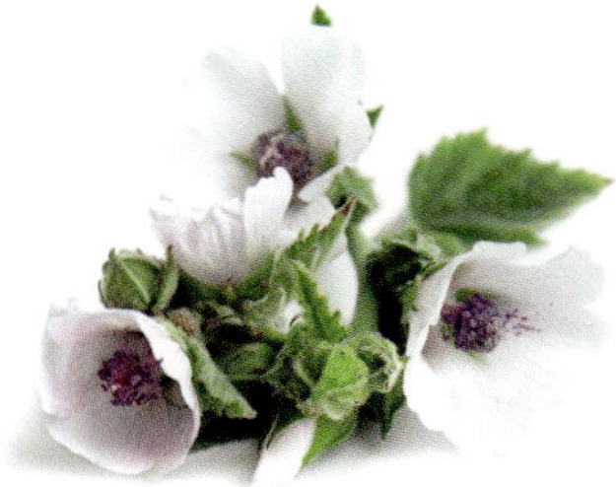

SAMMELZEIT

- Oktober bis November

VORKOMMEN

- Feuchte Wiesen, Ufergebüsch, Viehweiden

ANWENDUNG

- Eibisch ist eine der wundervollsten Schleimdrogen unserer Breiten. Die Heilwirkung der Wurzeln wird durch einen Kaltwasserauszug gewährleistet. Hitze wirkt hier zerstörend auf die heilsamen Inhaltsstoffe. Eibischwurzeln lindern in Form von Tee (Kaltauszug!) bei Erkältungserkrankungen, trockenem Reizhusten, leichten Entzündungen der Magenschleimhaut und helfen als Gurgelmittel bei Entzündungen im Mund- und Rachenraum.

KLETTE *(Arctium diverse)*

Schweiß- und harntreibend, blutreinigend, möglicherweise haarwuchsfördernd

ERNTEGUT IM HERBST

- Gesammelt werden die Wurzeln der zweijährigen Pflanzen. Das Sammelgut von Erde befreien und schnell trocknen, da die getrockneten Klettenwurzeln sehr gerne von Insekten befallen werden. Deswegen die getrockneten Wurzeln in gut schließenden Blech- oder Glasgefäßen aufbewahren.

SAMMELZEIT

- März bis April und September bis Oktober

VORKOMMEN

- Wegränder, Dämme, Schuttplätze, Ufer, liebt auch humusreichen Boden

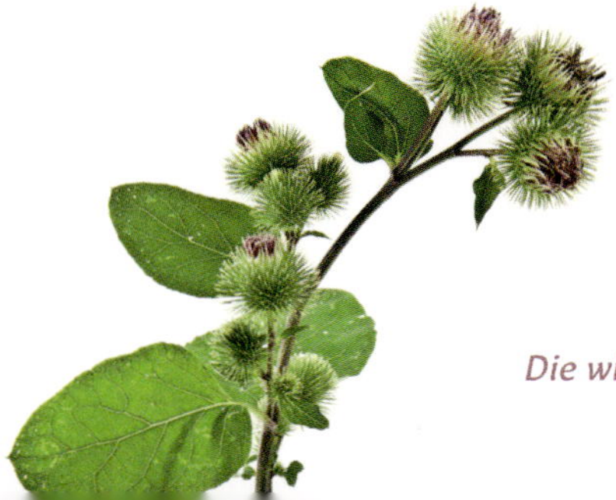

ANWENDUNG

- Die Kleine, die Filzige und auch die Große Klette werden alle gleichwertig als Heilpflanze verwendet. Sie werden vor allem im Bereich der rheumatischen Muskel- und Gelenkschmerzen, bei schlecht heilenden Wunden, Leber- und Gallebeschwerden sowie gegen Ekzeme, Kopfhautschuppen und Haarausfall eingesetzt. Frische Wurzeln und daraus hergestellte Mittel sind getrockneten vorzuziehen.
- Anwendung findet die Klette in Form von Einreibungen, Ölauszug, Abkochung und Pulver.

ECHTE ENGELWURZ *(Angelica archangelica)*

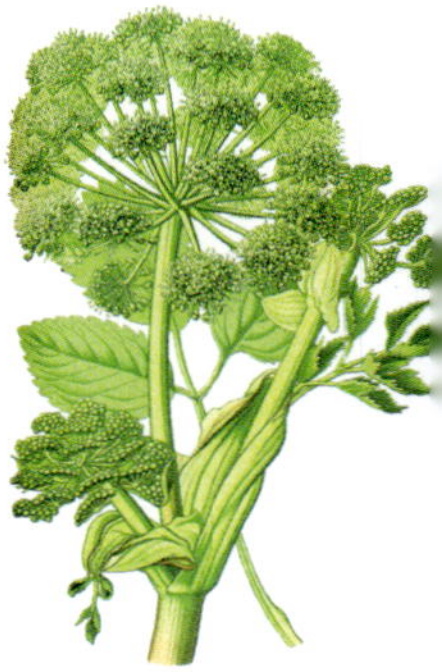

Verdauungsfördernd, darmdesinfizierend, krampflösend, appetitanregend, blähungswidrig, harntreibend

ERNTEGUT IM HERBST

- Es werden die Wurzeln und Wurzelstöcke der zweijährigen Pflanze ausgegraben, gereinigt und auf Schnüren aufgereiht getrocknet. Dicke Stücke vor dem Trocknen längs spalten.

SAMMELZEIT

- Oktober

VORKOMMEN

- Feuchte schattige Wiesen, Flachmoore, Gräben, Wälder, Straßenränder, Dünenheiden und Sandstrände

ANWENDUNG

- Für alle Heilkräutersammler ein Muss: Die vielseitig einsetzbare Wurzel der Echten Engelwurz!
- Bei Magen-Darm-Störungen ist die Wirkung nachgewiesen. Die Volksmedizin verwendet sie zudem bei rheumatischen Beschwerden, Husten, Menstruationsbeschwerden und Schlaflosigkeit. Sie ist in vielen Bitterlikören und traditionellen Schnupftabakzubereitungen enthalten. Ihre weiteren Anwendungsformen sind Abkochungen, Gurgelwasser, Tinktur und Badezusätze.

REZEPT

Angelikawurzel-Tinktur

Bei Reizmagen, Appetitlosigkeit, Verdauungsschwäche, Husten, Brechreiz und äußerlich bei Neuralgien und rheumatischen Beschwerden

ZUTATEN

- ✗ Angelikawurzeln
- ✗ 70 % Alkohol aus der Apotheke
- ✗ Schraubglas
- ✗ braune Tropffläschchen

ZUBEREITUNG

» Wurzeln reinigen und zerkleinern.

» Gewünschte Menge Wurzelstückchen in ein Schraubglas geben und mit Alkohol auffüllen, bis die Wurzeln fingerbreit bedeckt sind.

» 3 Wochen an einem warmen, hellen Ort stehen lassen.

» Täglich 1 Mal gut durchschütteln.

» Abseihen und in kleine, braune Tropffläschchen füllen.

ANWENDUNG

- 5–10 Tropfen Angelikatinktur in etwas lauwarmem Wasser bei Bedarf einnehmen.
- Nicht bei Magen-Darm-Geschwüren anwenden!
- Bei regelmäßiger Anwendung erhöht sich bei hellhäutigen Menschen die Lichtempfindlichkeit!

GARTEN-LIEBSTÖCKEL *(Levisticum officinale)*

Krampf- und schleimlösend, harntreibend, verdauungsfördernd

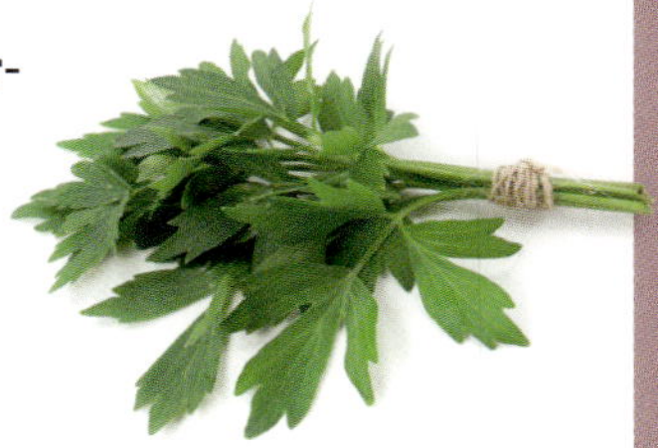

ERNTEGUT IM HERBST

- Die Wurzeln der zwei- bis dreijährigen Pflanze werden ausgegraben, gereinigt, ggf. zerkleinert und an Schnüren aufgefädelt über der Heizung oder dem Ofen getrocknet.
- Da ihre Wurzeln stark hygroskopisch (wasseranziehend) sind, benötigt das getrocknete Sammelgut dicht abschließende Aufbewahrungsgefäße. Da Liebstöckelwurzeln auch sehr gerne von Insekten befallen werden, ist eine regelmäßige Kontrolle der getrockneten Wurzen ratsam.

SAMMELZEIT

- Oktober

VORKOMMEN

- Angebaut in Gärten, teilweise ausgewildert

ANWENDUNG

- Die Wurzel darf zu Heilzwecken nicht erhitzt werden! Sie hilft bei Harnwegsinfekten, vorbeugend bei Nierengrieß, Verdauungs- und Menstruationsbeschwerden sowie Husten. Wegen der lokal stark reizenden Eigenschaften bitte nicht bei akuter Nierenentzündung, eingeschränkter Herz- und Nierenfunktion und nicht während der Schwangerschaft anwenden!

ECHTER KALMUS *(Acorus calamus)*

Verdauungs- und appetitanregend, beruhigend und durchblutungsfördernd

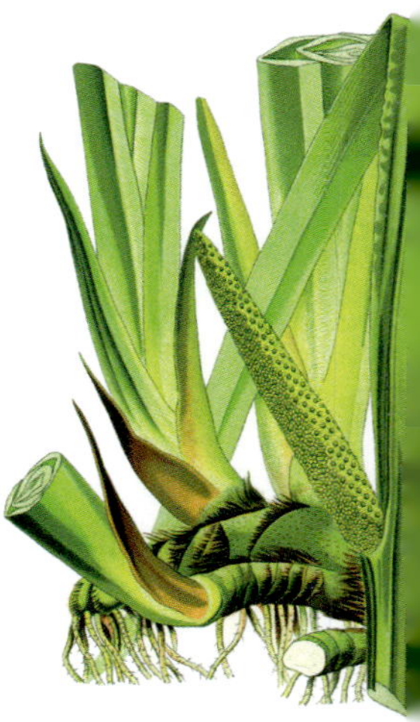

ERNTEGUT IM HERBST

- Wurzeln ausgraben, reinigen und in dünnen, kleinen Stücken schnell trocknen. Man sollte die Kalmuswurzeln nicht in der Wohnung oder im Haus trocknen, da sie während des Trocknens anfängt recht übel zu riechen!

SAMMELZEIT

- September bis Oktober

VORKOMMEN

- Uferregionen, Sümpfe

ANWENDUNG

- Die **Kalmuswurzeltinktur** gilt seit alters her als Stärkungs- und Kräftigungsmittel. Die Wurzel wird in der Volksmedizin zudem bei Magen-Darm-Erkrankungen, Appetitlosigkeit und Verdauungsschwäche angewendet. Man schreibt ihr außerdem beruhigenden Eigenschaften zu und schätzt sie als

Mundspülmittel bei Zahnfleischerkrankungen.

- Kalmusöl wird als Einreibemittel zur Durchblutungssteigerung auf der Haut eingesetzt. Durch die reizende Eigenschaft eignet sich dieses Öl jedoch nur auf intakter, gesunder Haut!
- Generell sind Kalmuswurzelpräparate nicht für den längeren Gebrauch geeignet.

HINWEIS

Beim Ernten von Kalmuswurzeln bitte Vorsicht walten lassen, da es Kalmus-Arten gibt, die krebserregend sind! Wer sich unsicher ist, kauft die fertig zubereitete Wurzel sicherheitshalber in der Apotheke.

REZEPT

Kalmuswurzel-Tee

Gegen Übelkeit und Erbrechen

ZUTATEN

- Kalmuswurzelstock
- 250 ml kochend heißes Wasser

ZUBEREITUNG

» Den Wurzelstock reinigen und in kleine Stücke schneiden.

» 1 TL der Wurzelstücke mit 250 ml kochend heißem Wasser überbrühen.

» 10 Minuten ziehen lassen.

» Abseihen.

» Auf Handwärme abkühlen lassen.

ANWENDUNG

- 3 Mal täglich lauwarm vor den Mahlzeiten 1 Tasse Wurzeltee trinken.

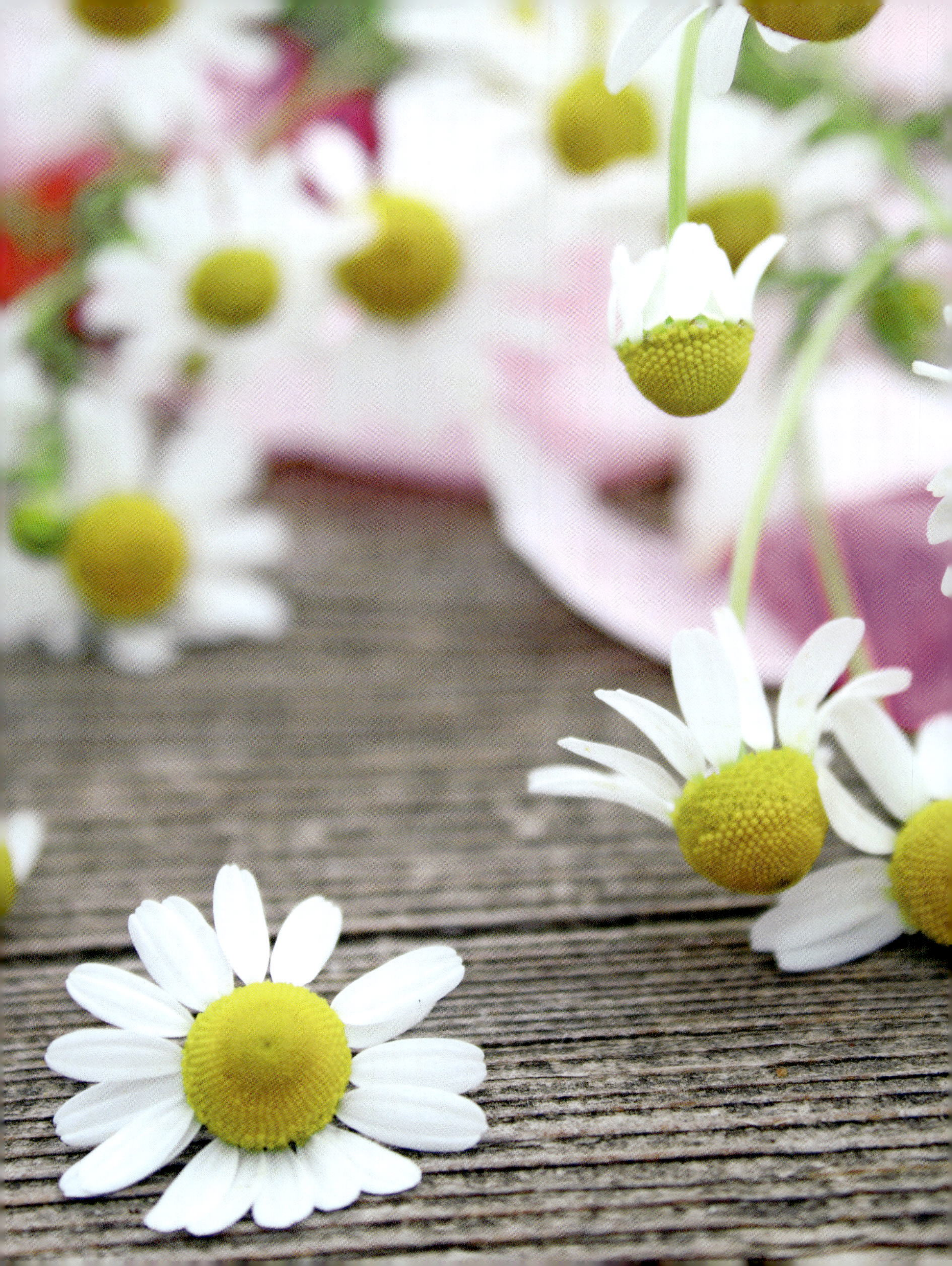

Hilfe bei Sodbrennen, Reizdarm, Blähungen und Co

Magen-Darm-Störungen sind weit verbreitet und trotzdem oft ein Tabuthema. Heilende Kräuter und traditionelle Maßnahmen helfen oftmals schnell und effektiv, den Darm zu beruhigen.

Regelmäßige leichte, nahrhafte Mahlzeiten in ruhiger Atmosphäre sind eine gute Voraussetzung für das störungsfreie Funktionieren unseres Magen-Darm-Traktes.

Der moderne hektische Alltag erlaubt es jedoch vielen Menschen nicht mehr, regelmäßige Pausen für die Nahrungsaufnahme zu machen. Vielmehr wird gegessen, wann immer ein paar Minuten freigeschaufelt werden können, manchmal sogar während des Gehens oder Autofahrens.

Gesunde, frisch gekochte Speisen bleiben oftmals ebenfalls für viele eine reine Wunschvorstellung. Fertiggerichte und Fastfood sind jedoch häufig zu fettig oder enthalten zu viel Zucker und kaum Ballaststoffe. Ab einem bestimmten Punkt gerät das Verdauungssystem dann völlig aus dem Takt. Kommen jetzt noch Alltagsstress, Termindruck und zu wenig Bewegung hinzu, sind schmerzhafte Verdauungsstörungen häufig die Folge.

Doch auch allergieauslösende Lebensmittel, ungewohnte Nahrung, wie z. B. im Urlaub, oder Toxine wie Alkohol und Nikotin können die Darmschleimhaut derart reizen, dass es zu mehr oder weniger schweren Magen-Darm-Störungen kommt.

Heilkräuter helfen oftmals sehr schnell und zuverlässig

Um ein gereiztes, aus dem Takt geratenes Verdauungssystem wieder ins Lot zu bringen, sind vor allem beruhigende, entkrampfende und entzündungshemmende Kräuter sehr hilfreich.

Hierzu zählen hauptsächlich Kamillen- und Lavendelblüten, Fenchel-, Kümmel- und Anissamen, sowie die typischen, das vegetative Nervensystem beruhigenden Pflanzen wie beispielsweise Baldrian, Weißdorn, Melisse und Johanniskraut.

Auf diesem Weg wird die gestresste Psyche gleich mit beruhigt.

Um Magen und Darm zu stärken und die Verdauung zu fördern, sind Kräuter mit Bitterstoffen besonders zu empfehlen. Durch sie werden der Speichelfluss, die Magensaft- und Galleproduktion sowie die Magen-Darm-Bewegungen angeregt.

Löwenzahn, Artischocke, Tausendgüldenkraut und der Beifuß gehören z. B. in die Gruppe dieser Pflanzen.

Luxus – stressfreie Mahlzeiten

Zeit wird in unserer Gesellschaft immer mehr zum Luxusgut. Es ist jedoch wichtig, für die täglichen Mahlzeiten ausreichend Zeit einzuplanen. Allein das bewusste Aussuchen und Zubereiten gesunder Lebensmittel regt den Speichelfluss an und bringt unser Magen-Darm-System in Schwung.

Schon bevor wir anfangen zu essen, entscheidet sich damit bereits häufig, ob eine Mahlzeit wie ein Stein im Magen liegen wird oder nicht.

Wer sich zusätzlich für ein Essen hinsetzt und nicht einfach nebenbei irgendetwas in sich hineinstopft, entschleunigt zugleich den ganzen Körper, sodass auch psychischer Stress von uns abfällt.

Auch ein mitgebrachtes Essen für die Mittagspause kann in einer ansprechenden und entspannenden Umgebung verspeist werden.

Wer jetzt zusätzlich auch noch ausreichend Flüssigkeit zu sich nimmt, der hat bereits viel für seinen Körper getan. 1,5 bis 3 Liter pro Tag sind notwendig. Wichtig ist, dass über den Tag verteilt getrunken wird! Wir können nicht auf Vorrat trinken, deswegen nützt das Hineinkippen einer ganzen Flasche Mineralwasser auf einmal nicht besonders viel. Es sorgt lediglich dafür, dass wir kurz darauf auf die Toilette müssen und wieder Durst haben. Die richtige Verteilung der Flüssigkeitszufuhr führt im günstigsten Fall dazu, dass ein Durstgefühl gar nicht erst auftaucht.

Die Krönung der Vorsorge für eine perfekte Magen-Darm-Funktion ist ausreichend Bewegung.

Kurze Spaziergänge am Abend, schwimmen, mit dem Rad zur Arbeit fahren oder die Treppen anstelle des Lifts nehmen sind bereits ausreichend. Leistungssport muss niemand nach einem arbeitsreichen Tag absolvieren, das stresst eher, als dass es helfen würde.

Was ist was und was hilft wogegen?

SODBRENNEN UND ÜBERSÄUERUNG DES MAGENS

WAS IST DAS?

Zu viele fettreiche, süße Speisen, zu viel Alkohol, Kaffee, Rauchen oder Stress führen zu einer Überproduktion von Magensäure. Gelangt sie in die Speiseröhre, kommt es zu Brennen und Aufstoßen.

WELCHE HEILMITTEL HELFEN?

Haferschleim, säurearme, milde oder gar nicht gewürzte bzw. gesüßte Speisen, Süßholzwurzel, Kamille, Pfefferminze und Melisse

Kamillenblüten-Rollkur

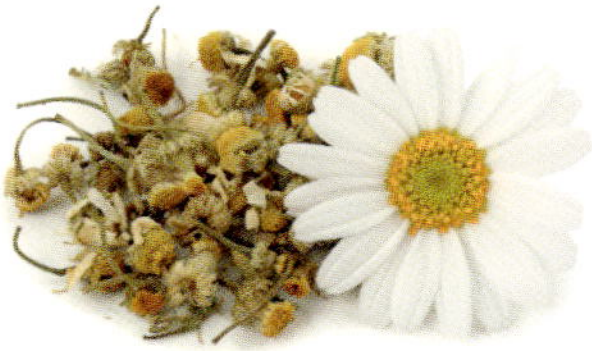

Entzündungshemmend und leicht schmerzlindernd

REZEPT

ZUTATEN

- 3 EL Kamillenblüten
- ½ Liter heißes Wasser

ZUBEREITUNG

» 3 EL Kamillenblüten mit ½ Liter heißem Wasser übergießen.

» Abgedeckt 5–10 Minuten ziehen lassen.

» Abseihen.

ANWENDUNG

- Morgens auf nüchternen Magen 2 Tassen warmen Kamillentee trinken.
- Anschließend 10 Minuten auf den Rücken legen, dann 10 Minuten auf die rechte Seite, 10 Minuten auf den Bauch und 10 Minuten auf die linke Seite.

REZEPT

BLÄHUNGEN

WAS IST DAS?

Bei jedem normalen Verdauungsvorgang im Darm entstehen Gase. Durch ungewohnte Nahrung oder Lebensmittelunverträglichkeiten, wie z. B. Laktoseintoleranz, kann diese Gasbildung jedoch überhand nehmen und schmerzhaft unangenehm werden.

WELCHE PFLANZEN HELFEN?

Kümmel, Fenchel, Anis, Dillsamen, Engelwurz, Kamille, Koriander, Zimt, Schafgarbe, Wermut, Beifuß, Enzian, Melisse, Pfefferminze, Gänsefingerkraut, Kalmus, Lavendelblüten

Lavendel-Tee

Beruhigend, gallefördernd, blähungswidrig

ZUTATEN

- 2 TL getrocknete Lavendelblüten
- 250 ml kochendes Wasser

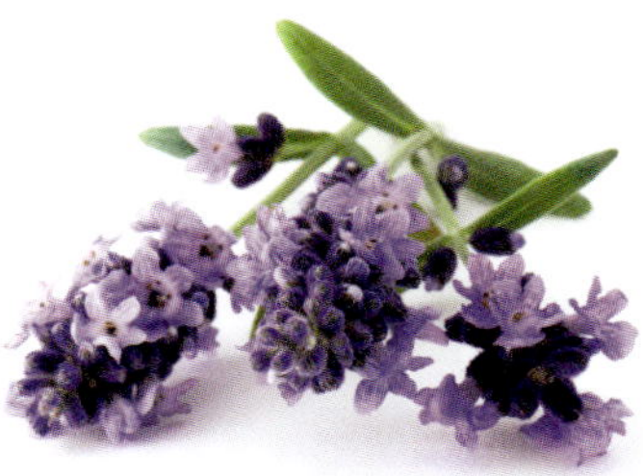

ZUBEREITUNG

» 2 TL Lavendelblüten in einen Becher geben und mit 250 ml kochendem Wasser überbrühen.

» Abgedeckt 5–10 Minuten ziehen lassen.

» Abseihen.

ANWENDUNG

- 3 Mal täglich 1 Tasse warmen Tee schluckweise trinken.

REZEPT

Omas Kümmelmilch gegen Blähungen

Blähungstreibend, krampflösend, verdauungsfördernd, durchblutungsfördernd, keimhemmend

ZUTATEN

- ✗ 1 TL Kümmelfrüchte
- ✗ 250 ml Milch von der Kuh oder Ziege, alternativ Soja- oder einen anderen Pflanzendrink, dem ein wenig (½ TL) Kokosfett hinzugefügt wird.

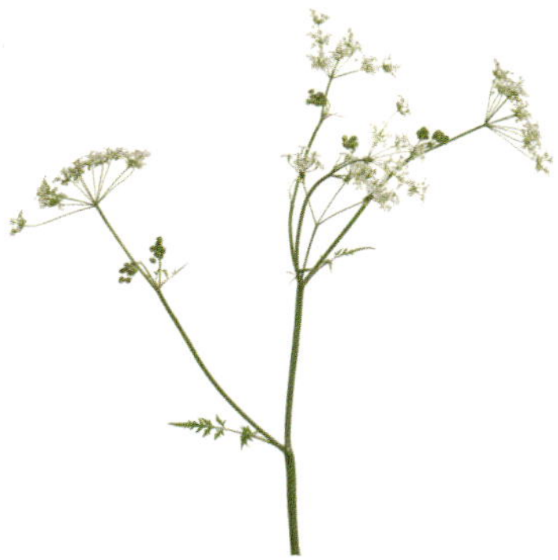

ZUBEREITUNG

- » Die Kümmelfrüchte in eine Tasse geben und mit der Rückseite eines Teelöffels zerdrücken.
- » Milch oder Pflanzendrink in einen Topf geben und erhitzen, bis es dampft.
- » Die zerdrückten Kümmelfrüchte in die heiße Flüssigkeit geben.
- » Etwa 10 Minuten ziehen lassen.
- » Abseihen.

ANWENDUNG

- ø Die warme Kümmelmilch in kleinen Schlucken bis zu 4 Mal am Tag zwischen den Mahlzeiten zu sich nehmen.

REIZDARM

WAS IST DAS?

Eine falsche Ernährung sowie eine hohe psychische Belastung können die Auslöser für einen Reizdarm sein. Die Folge sind starke Bauchkrämpfe, Verstopfung oder Durchfall, oft auch im Wechsel.

WELCHE HEILPFLANZEN HELFEN?

Kamille, Pfefferminze, Anis, Fenchel, Kümmel, Indische Flohsamen, Leinsamen, Baldrian, Hopfen, Galgant, Artischocke, indische Gelbwurz, Erdrauch, Johanniskraut

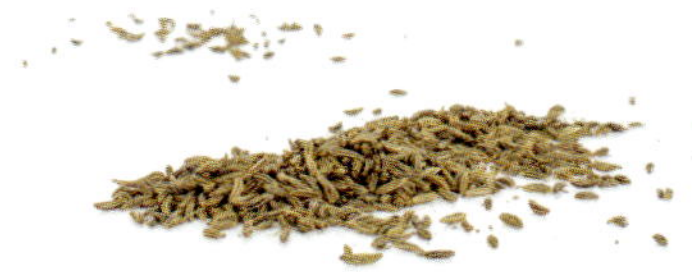

Reizdarm-Teemischung

Entkrampfend, beruhigend, blähungswidrig, verdauungsanregend

ZUTATEN

- je 3 EL Fenchelsamen, Gänsefingerkraut, Johanniskraut, Kamillenblüten, Engelwurz gut durchmischen
- 250 ml kochend heißes Wasser

ZUBEREITUNG

» 1 TL der Mischung mit 250 ml kochend heißem Wasser überbrühen.

» Etwa 10 Minuten abgedeckt ziehen lassen.

» Abseihen.

ANWENDUNG

- 3 Mal täglich 1 Tasse Tee in kleinen Schlucken langsam trinken.

Feucht-warmer Bauchwickel

Entkrampfend, beruhigend, durchblutungsfördernd

ZUTATEN

- dünnes Baumwoll- oder Leinentuch
- kratzfreies Zwischentuch
- Wolltuch oder breiter Wollschal
- wasserfeste Unterlage, z. B. ein aufgeschnittener, großer Müllsack
- 35–40 Grad warmes Wasser

ZUBEREITUNG

» Die wasserfeste Unterlage in Höhe des Bauchraumes ausbreiten.

» Darauf das Wolltuch platzieren.

» Auf das Wolltuch kommt nun das kratzfreie Zwischentuch.

» Das dünne Leinen- oder Baumwolltuch in warmes Wasser tauchen und anschließend auswringen. Dieses kommt nun auf die anderen Tücher.

» Anschließend auf die Tücher legen und diese fest um den Körper wickeln. Um Auskühlung zu verhindern, mit einer Decke zudecken.

ANWENDUNG

- 30–90 Minuten mit dem Wickel ruhen.

AKUTE VERSTOPFUNG

WAS IST DAS?

Unter einer akuten Verstopfung leidet, wer weniger als 3 Stuhlentleerungen pro Woche mit hartem Stuhl aufweist.

WELCHE HEILMITTEL HELFEN?

Ballaststoffreiche Ernährung z. B. mit Topinambur, Löwenzahn, Erdrauch, Galgant, Kümmel, Koriander, Tausendgüldenkraut, Anis, Fenchel, Ingwer, Gelbem Enzian, Wermut, indischen Flohsamenschalen; getrockneten Pflaumen, Feigen, Tamarinde, Aloe vera

REZEPT

Teemischung gegen Verstopfung

Verdauungsfördernd, krampflösend, entzündungshemmend, abführend

ZUTATEN

- je 3 EL Fenchelfrüchte, Anisfrüchte, Gelber-Enzian-Wurzel, Kümmelfrüchte, Pfefferminzblätter
- 250 ml kochendes Wasser

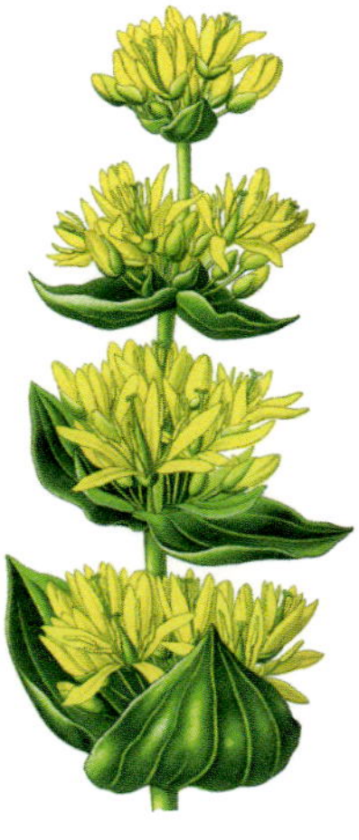

ZUBEREITUNG

- Jeweils 3 EL der Früchte, Blätter und Wurzeln in eine Schale geben und gut durchmischen.
- 1 TL dieser Mischung in eine Tasse füllen und die Früchte mit der Rückseite eines Teelöffels zerdrücken.
- Mit 250 ml kochendem Wasser übergießen.
- 5 Minuten abgedeckt ziehen lassen.
- Abseihen.

ANWENDUNG

- 3–4 Mal täglich eine Tasse Tee trinken.

REZEPT

Indischer Flohsamen-Brei bei Verstopfung und Durchfall

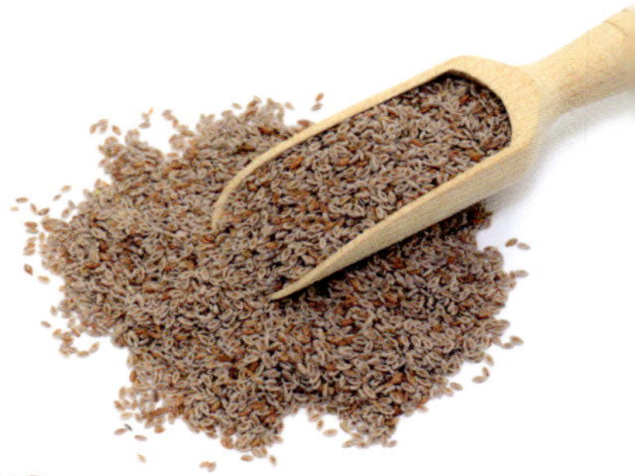

Darmregulierend

ZUTATEN

- 10 g Indische Flohsamen
- feines Tuch oder Sieb

ZUBEREITUNG

» Die Indischen Flohsamen in eine Tasse mit warmem Wasser geben.

» 15–20 Minuten ziehen lassen.

» Die weichen Samen durch ein feines Tuch oder Sieb streichen.

ANWENDUNG

- Den Brei essen und direkt im Anschluss ½ Liter Wasser trinken, damit die Samen im Darm ganz ausquellen können.

Siehe auch *Natürliche Hilfe bei Verstopfung* Seite 234, da dieses Thema gerade im Winter bei wenig Bewegung und Schlemmen verstärkt auftritt, wird es im Winterteil ganz ausführlich behandelt!

AKUTER DURCHFALL

WAS IST DAS?

Toxische Stoffe wie Alkohol und Nikotin, allergieauslösende Lebensmittel und ungewohnte Speisen z. B. während eines Urlaubs reizen die Darmschleimhaut und können zu flüssigem Stuhl führen.

WELCHE HEILMITTEL HELFEN?

Indische Flohsamen, Leinsamen, Möhrensuppe, Schwarztee, Blutwurzwurzeln, Himbeer- und Brombeerblätter, Heidelbeerfrüchte (Wildform, keine Zuchtheidelbeeren), fein geriebener Apfel mit Schale, Heilerde, Kamille

Indischer Flohsamen-Brei

Siehe Seite 146

Geriebener Apfel

ANWENDUNG

- Apfel mit Schale reiben
- Enthält viele Pektine, die im Darm Bakterien und Schadstoffe binden und die somit ausgeschieden werden können.

Kindertee bei Durchfall

Kinder benötigen oftmals andere Heilpflanzen zur Behebung von Magen-Darm-Problemen als Erwachsene! Bei ihnen wirken bereits sanfte Kräuter.

ZUTATEN

- je 3 EL getrocknete Himbeerblätter, getrocknete wilde Blaubeeren, Kamillenblüten
- 250 ml heißes Wasser

ZUBEREITUNG

» Jeweils 3 EL der Blätter, Beeren und Blüten in eine Schale geben und gut durchmischen.

» 1 TL der Mischung mit 250 ml heißem Wasser übergießen.

» 5–10 Minuten ziehen lassen.

» Abseihen.

ANWENDUNG

- 3 Mal täglich langsam in kleinen Schlucken 1 Tasse Tee trinken.

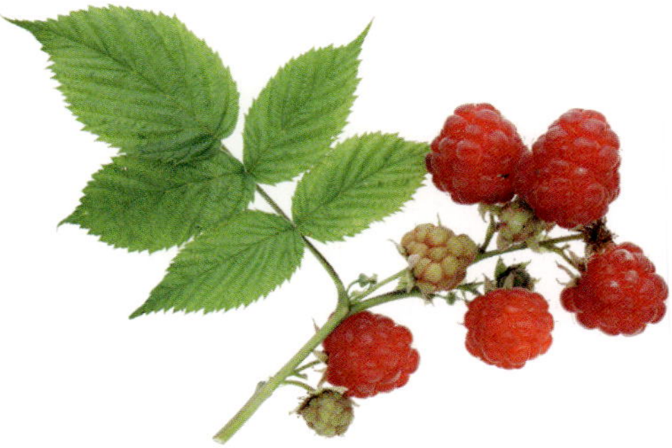

VÖLLEGEFÜHL

WAS IST DAS?

Ein Völlegefühl stellt sich durch übermäßiges Essen, verschluckte Luft, die sich im Magen-Darm-Bereich angesammelt hat, oder durch starke Gasbildung im Darm ein.

WELCHE HEILMITTEL HELFEN?

Ingwer, Galgant, Melisse, Pfefferminze, Süßholzwurzel, Kamille, Kümmel, Lavendel, Fenchelfrüchte, Anisfrüchte, Apfelessig, Aloe vera, Kurkuma, Artischocke, Honig

REZEPT

Teemischung gegen Völlegefühl

Entkrampfend, verdauungsfördernd, blähungswidrig, beruhigend

ZUTATEN

- ✗ je 3 EL Ingwerwurzel, Kamillenblüten, Melisse, Pfefferminze, Lavendelblüten, Fenchelfrüchte, getrocknete Süßholzwurzelstückchen
- ✗ 250 ml heißes Wasser

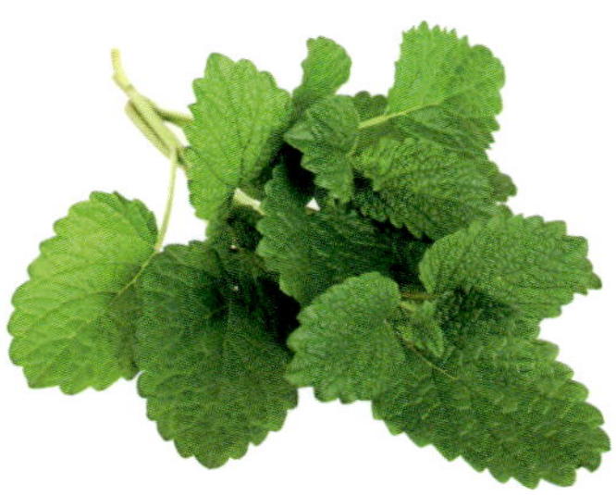

ZUBEREITUNG

» Jeweils 3 EL der Wurzelstückchen, des Krauts, der Früchte und Blüten in eine Schale geben und gut durchmischen.

» 1–2 TL der Mischung mit 250 ml heißem Wasser überbrühen.

» 5 Minuten abgedeckt ziehen lassen.

» Abseihen.

ANWENDUNG

ø 3–4 Mal am Tag 1 Tasse Tee trinken.

REZEPT

Massage mit Kümmelöl

ANWENDUNG

- Für eine beruhigende Bauchmassage 4–6 Tropfen Kümmelöl in ein Glas warmes Wasser geben und die Finger mit der Flüssigkeit benetzen. Das warme Öl haftet nun an den Fingerspitzen.
- Langsam, mit etwas Druck (nicht zu viel!) im Uhrzeigersinn mehrere Minuten kreisend massieren und bei 5 *Uhr* immer leicht drücken.
- Bei Bedarf anwenden.

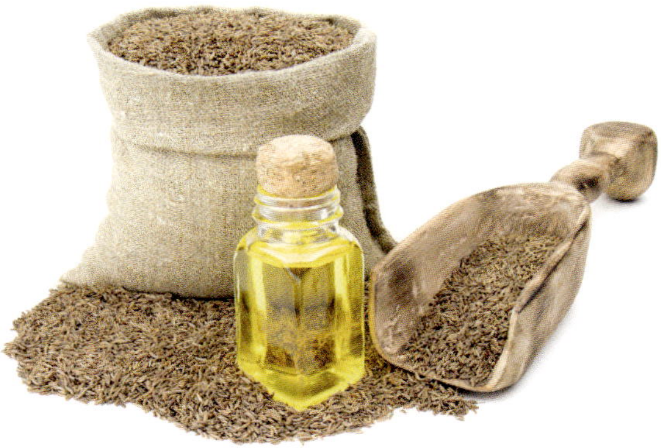

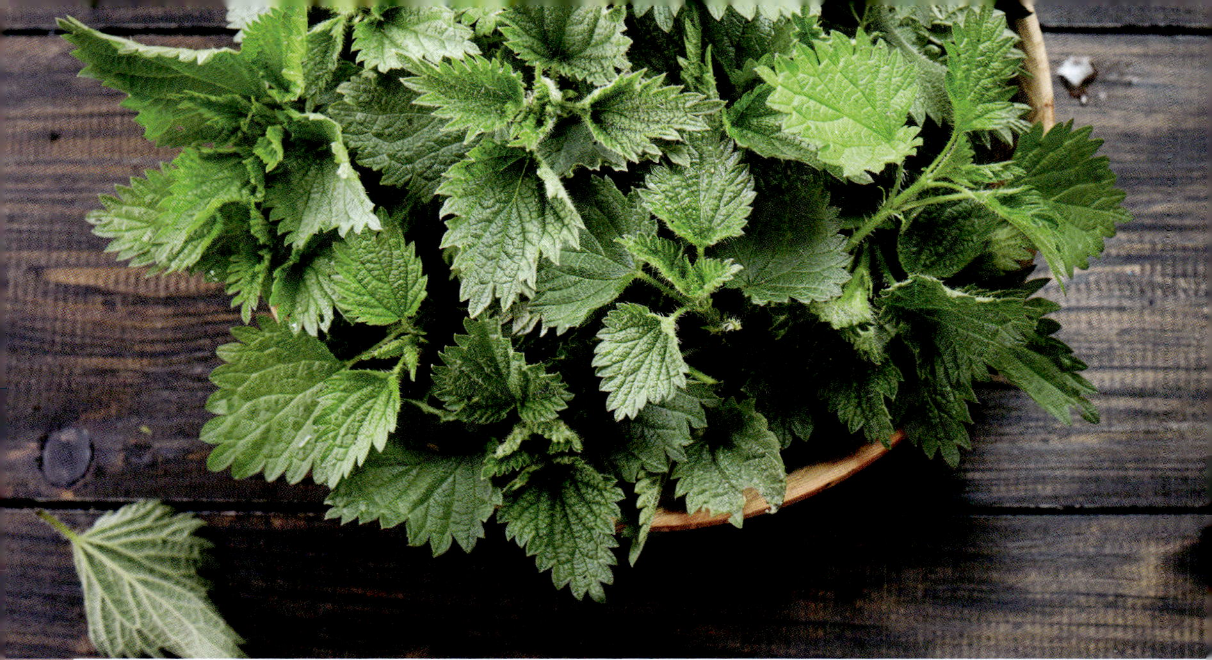

Alles auf Abwehr – Hilfe für das Immunsystem

Unser Körper ist einem permanenten Angriff von krankmachenden Keimen wie Viren und Bakterien ausgesetzt. Ein fehlerfrei funktionierendes Immunsystem bietet jedoch einen weitgehenden Schutz. Deswegen ist es wichtig, es effektiv zu stärken.

Das Immunsystem ist der *Wächter* unserer Gesundheit. Dieses im ganzen Körper vernetzte System hat die wichtige Aufgabe, unsere Gesundheit zu schützen.

Das Zusammenspiel von Lymphknoten, Milz, Mandeln, Blinddarm, Darm sowie Haut und Schleimhäuten bildet ein reinigendes und harmonisierendes Netz, das es unserem Körper ermöglicht, schädliche Bakterien, Viren, Pilze und Mikroorganismen abzuwehren.

Wer also sein Immunsystem stärken will, muss vor allem die genannten Organe und Schleimhäute in ihrer Funktion unterstützen und helfen, sie gesund zu erhalten.

Die Lymphknoten

Unser Lymphsystem funktioniert wie ein riesiger Filter, der beispielsweise entartete Zellen und Krankheitserreger entsorgt.

Bei Grippe oder einer Erkältung läuft es auf Hochtouren, um uns wieder gesund zu machen. Durch eine vitaminreiche Ernährung sowie mit bestimmten Heilkräutern wie Koriander, Brennnessel, Ackerschachtelhalm, Spitzwegerich und Heublumen, mit Lymphmassagen und regelmäßiger Bewegung, können wir es unterstützen.

Heublumensack

REZEPT

Durch die in den getrockneten Heublumen enthaltenen Cumarine wird die Durchblutung gesteigert. So wird eine entzündungshemmende Wirkung erzielt und der Lymphabfluss gefördert.

ZUTATEN

- Heublumen
- Baumwollsack

ZUBEREITUNG

» Die Heublumen in einen Baumwollsack einnähen.

» Im Dampfkochtopf 1–2 Minuten erhitzen.

» Leicht ausdrücken.

ANWENDUNG

- Den Heublumensack möglichst heiß (Vorsicht Verbrennungsgefahr!) auf den Bauch legen, eine Decke darüber ausbreiten. So lange damit ruhen, wie es als angenehm empfunden wird.
- Kann 1–2 Mal täglich angewendet werden.
- Bei Heuschnupfen lieber auf eine Anwendung verzichten.
- In manchen Gegenden werden auch Heublumenbäder für die Ganzkörperanwendung angeboten.

Die Milz

Unsere Milz filtert vor allem anormale und alte Blutzellen sowie Zellen, die mit Antikörpern überladen sind, und Mikroorganismen aus unserem Körper.

Sie produziert zudem Schutzstoffe, die wir zur Abwehr von Krankheitserregern benötigen. Unsere Milz liebt beispielsweise Gewürze wie Kurkuma, Fenchel, Zimt, Gewürznelken und leicht süß-bittere Obst- und Gemüsesorten.

REZEPT

Milz-Teemischung

milzunterstützend

ZUTATEN

- 50 g Fenchelfrüchte
- je 35 g Ingwer, Süßholzwurzel, Zimt, Pomeranzen- oder Grapefruitschale
- 30 g Sternanis
- 250 g kochendes Wasser

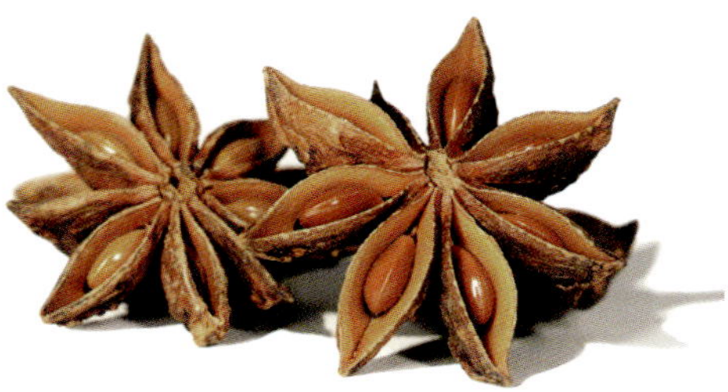

ZUBEREITUNG

- » Fenchelfrüchte, Ingwer, Zimt, Pomeranzen- oder Grapefruitschale (optional), Sternanis und zerkleinerte Süßholzwurzel in eine Schale geben und gut durchmischen.
- » 1–2 TL der Mischung mit 250 g kochendem Wasser überbrühen.
- » 10 Minuten abgedeckt ziehen lassen.
- » Abseihen.

ANWENDUNG

- 3 Mal täglich 1 Tasse Tee trinken.

Die Mandeln

Alle antibakteriellen Heilkräuter unterstützen unsere Mandeln bei ihrer schützenden Arbeit. Die Mandeln bilden eine erste Hürde für Erreger, die über Mund und Nase in unseren Organismus gelangen.

REZEPT

Gurgelteemischung für die Rachenmandeln

Entzündungshemmend, antimikrobiell, adstringierend

ZUTATEN

- je 2 EL Salbeiblätter, Blutwurz, Kamillenblüten
- 250 ml heißes Wasser

ZUBEREITUNG

» 2 EL von jeder Zutat in eine Schale geben und durchmischen.

» 2 TL der Mischung mit 250 ml heißem Wasser überbrühen.

» 10 Minuten ziehen lassen.

» Abseihen.

ANWENDUNG

- Bei entzündeten Mandeln mehrmals täglich mit dem abgekühlten Tee gurgeln.
- Zur Unterstützung 1 Mal die Woche einen Tag lang immer wieder mal kurz gurgeln.

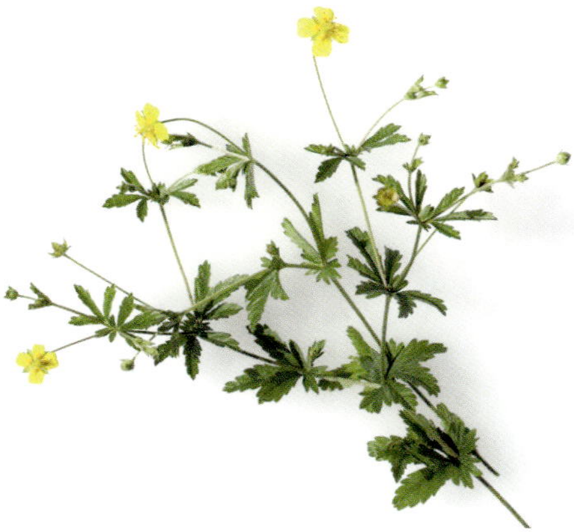

Der Darm

In unserem Darm befinden sich 80 % aller Immunzellen unseres Körpers! Auf ihn müssen wir deswegen ganz besonders gut achten. Er ist vor allem dankbar für probiotische und ballaststoffreiche Lebensmittel.

Gemüse, Obst, Haferflocken, Topinambur, Hülsenfrüchte und Vollkornprodukte mag er besonders gerne, da hier die begehrten Ballaststoffe in großen Mengen vorhanden sind.

Zu den probiotischen Lebensmitteln zählen unter anderem fermentierter Tee, wie z. B. Kombucha, Apfelessig, Kimchi, Tempeh, saure Gurken, Misopaste, Joghurt oder Kefir.

Alkohol und zu viel Zucker sind ihm hingegen ein Graus.

Die Haut und die Schleimhäute

Unser Immunorgan Haut liebt Vitamine und Mineralstoffe, sowie eine unterstützende, nicht überintensive Pflege. Sie enthält spezielle Abwehrzellen, die Umweltkeime daran hindern, in unseren Körper einzudringen. Ihre Abwehrkraft lässt sich unter anderem auch durch wechselwarme Güsse und eine ausreichende Flüssigkeitszufuhr steigern.

Zu intensive Sonnenbäder, Nikotin und Alkohol setzen unserer Haut jedoch enorm zu. Sie verhindern die uneingeschränkte Funktionsfähigkeit des Schutzorganes Haut und sollten deswegen gemieden werden.

Unsere Schleimhäute sind vor allem für eine ausreichende Flüssigkeitszufuhr dankbar.

Allgemeine Unterstützung

Alle Immunorgane funktionieren nur bei einer ausreichenden Flüssigkeitszufuhr einwandfrei. Je nach Alter und sportlicher Betätigung liegt die empfohlene Menge bei 2 bis 4 Litern, die über den Tag verteilt getrunken werden sollten.

Vor allem die Vitamine C, A, B6 und E sowie die Spurenelemente Zink, Eisen, Selen und Kupfer steigern die Aktivität unseres Immunsystems.

Der Anteil an pflanzlichen Lebensmitteln sollte deswegen drei Viertel unserer täglichen Speisen betragen.

Sehr hilfreich für die Abhärtung unseres Körpers ist die Bewegung an der frischen Luft, egal bei welchem Wetter. Mit der richtigen Kleidung sollte das kein Problem sein.

Nach einem Spaziergang durch kühle Herbstluft schläft es sich auch gleich doppelt so gut und ein erholsamer Schlaf trägt ebenfalls zur Gesunderhaltung unseres Immunsystems bei.

Stressabbauende Maßnahmen wie Meditation oder Yoga helfen, den ungünstigen Cortisol-Spiegel zu senken. Dieses Stresshormon lähmt unseren Stoffwechsel und begünstigt eine Erkrankung.

Die schönsten hilfreichen Maßnahmen sind sicherlich: Küssen und Lachen!

Beides steigert unsere Abwehrkräfte. Ein leidenschaftlicher Kuss wirkt wie Medizin. Er löst die Ausschüttung von euphorisierendem Dopamin aus und sorgt zugleich dafür, dass das Stresshormon Cortisol abgebaut wird. Genauso wirkt herzliches Lachen.

Tun wir dies also so oft wie möglich!

Eine Kombination aus all diesen Hilfen ermöglicht es, die Immunorgane in ihrer Funktion für unseren Körper zu unterstützen und so unsere Gesundheit auch in der feucht-kalten Herbstzeit zu erhalten.

REZEPTE

Mistel-Tee

Immunsystemstärkend

ZUTATEN

- ✗ 1 TL getrocknetes Mistelkraut
- ✗ 250 ml kaltes! Wasser

ZUBEREITUNG

» Mistelkraut in eine Tasse geben.
» Mit kaltem! Wasser übergießen.
» Über Nacht, mindestens aber 4–5 Stunden, ziehen lassen.
» Abseihen.

ANWENDUNG

ø 2–3 Mal eine Tasse Tee leicht erwärmt (nicht zu heiß, da ansonsten die heilenden Schleimstoffe zerstört werden!) trinken.

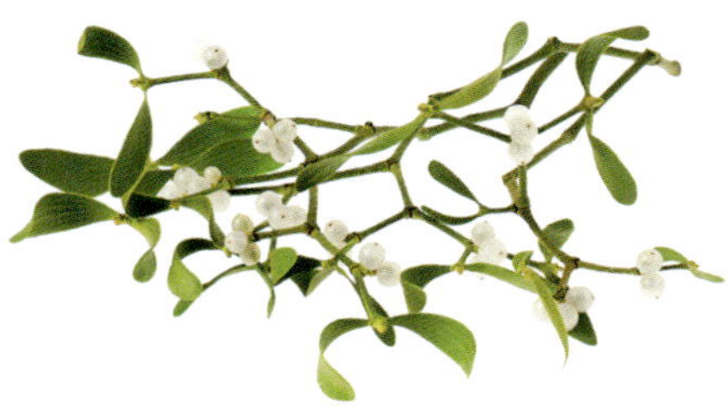

Echinacea-Tee

Regt das Immunsystem an

ZUTATEN

- ✗ 1 EL getrocknete, blühende oberirdische Teile
- ✗ 250 ml siedend heißes Wasser

ZUBEREITUNG

» 1 EL Kraut mit 250 ml siedend heißem Wasser überbrühen.
» 10 Minuten zugedeckt ziehen lassen.
» Abseihen.

ANWENDUNG

ø Bis zu 3 Mal täglich 1 Tasse Tee trinken, so lange, bis die Beschwerden nachlassen.

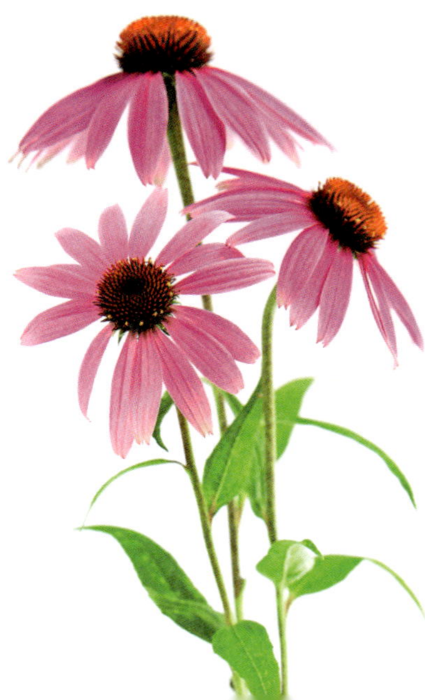

Kurkuma-Pfeffer-Schokoladen-Trunk

Stärkt das Immunsystem

ZUTATEN

- ✗ 1 TL Kurkumapulver
- ✗ ¼ TL gemahlener schwarzer Pfeffer
- ✗ 1 TL 100 % Schokoladenpulver
- ✗ 250 ml heißes Wasser

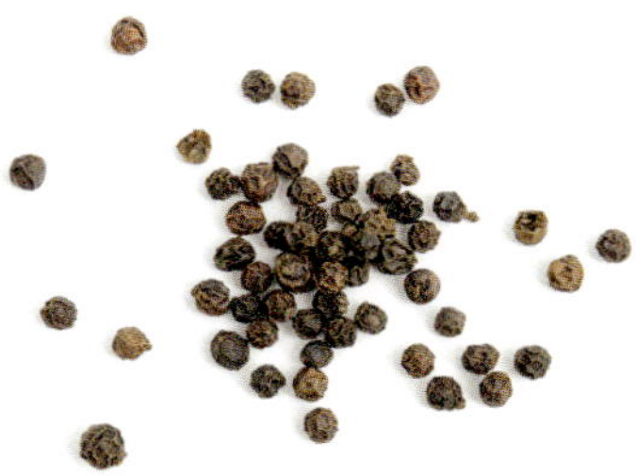

ZUBEREITUNG

- » Kurkuma, Schokoladenpulver und schwarzen Pfeffer zusammen in eine Tasse geben.
- » Alles mit 250 ml heißem Wasser aufgießen.
- » Gut umrühren.

ANWENDUNG

- ø 1–2 Mal täglich 1 Tasse trinken.
- ø Vorsicht scharf!

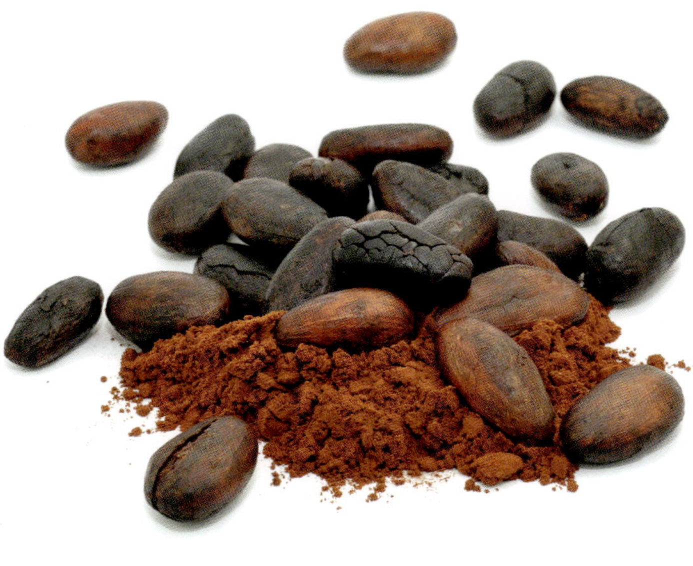

REZEPT

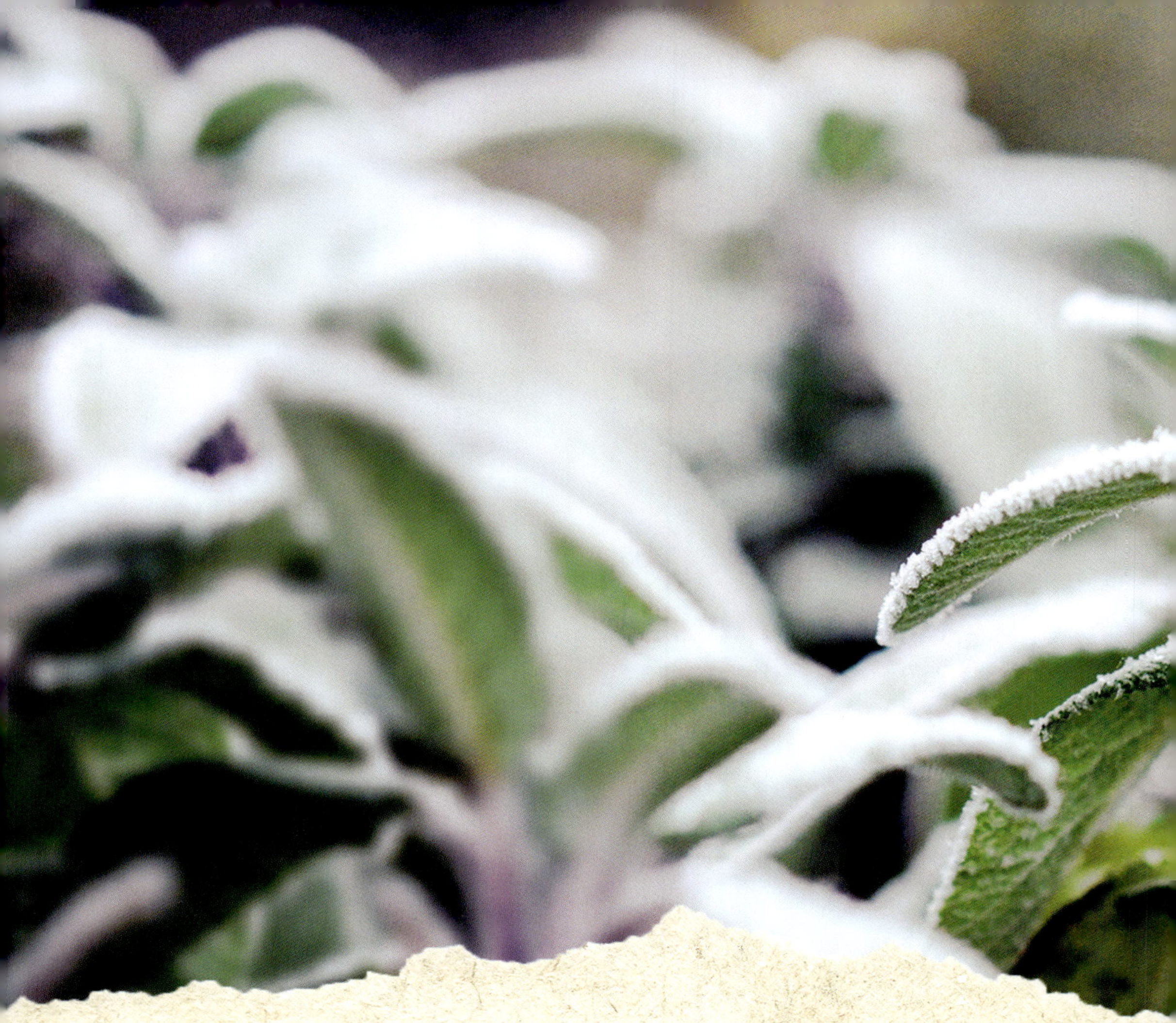

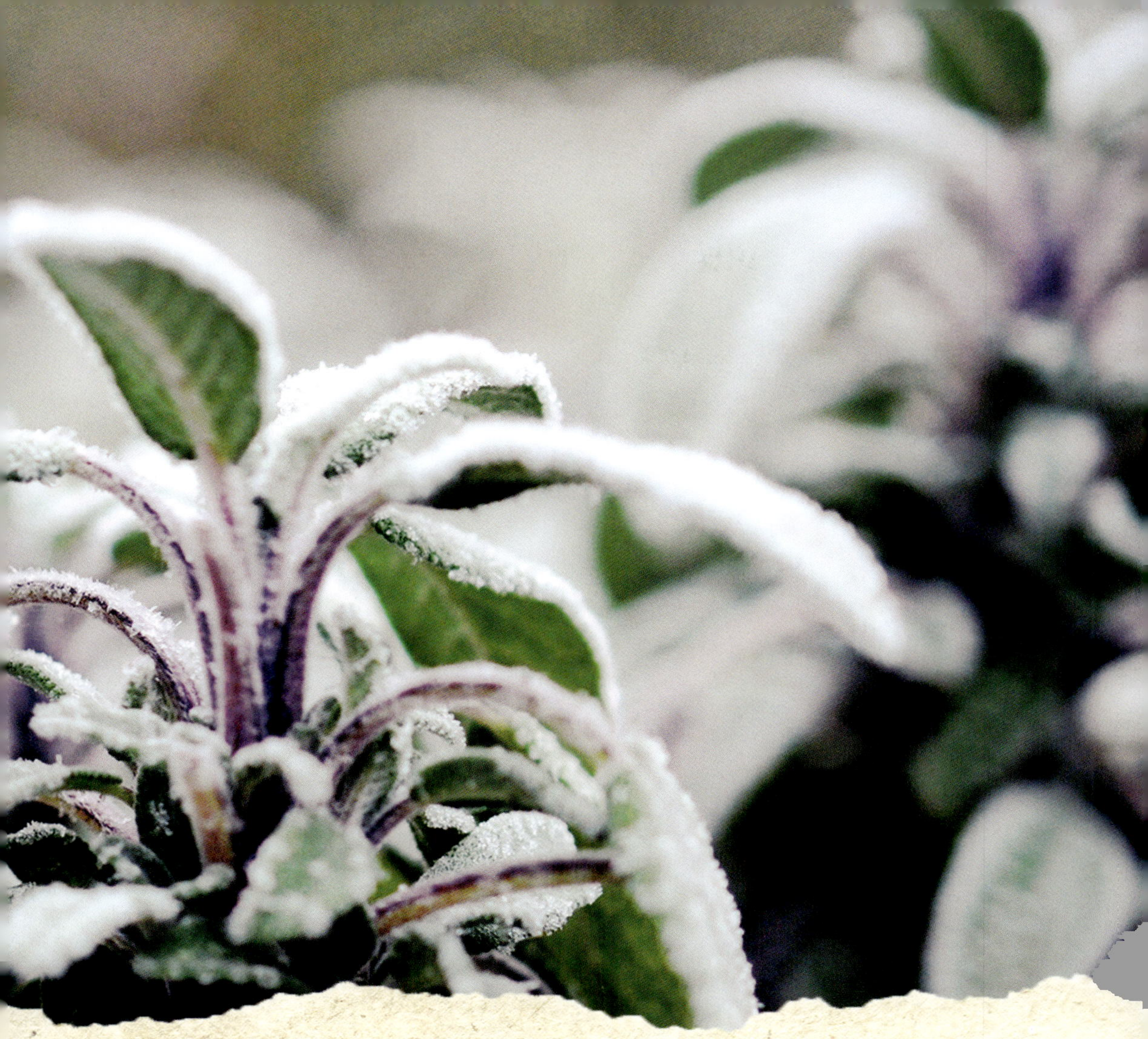

WINTER

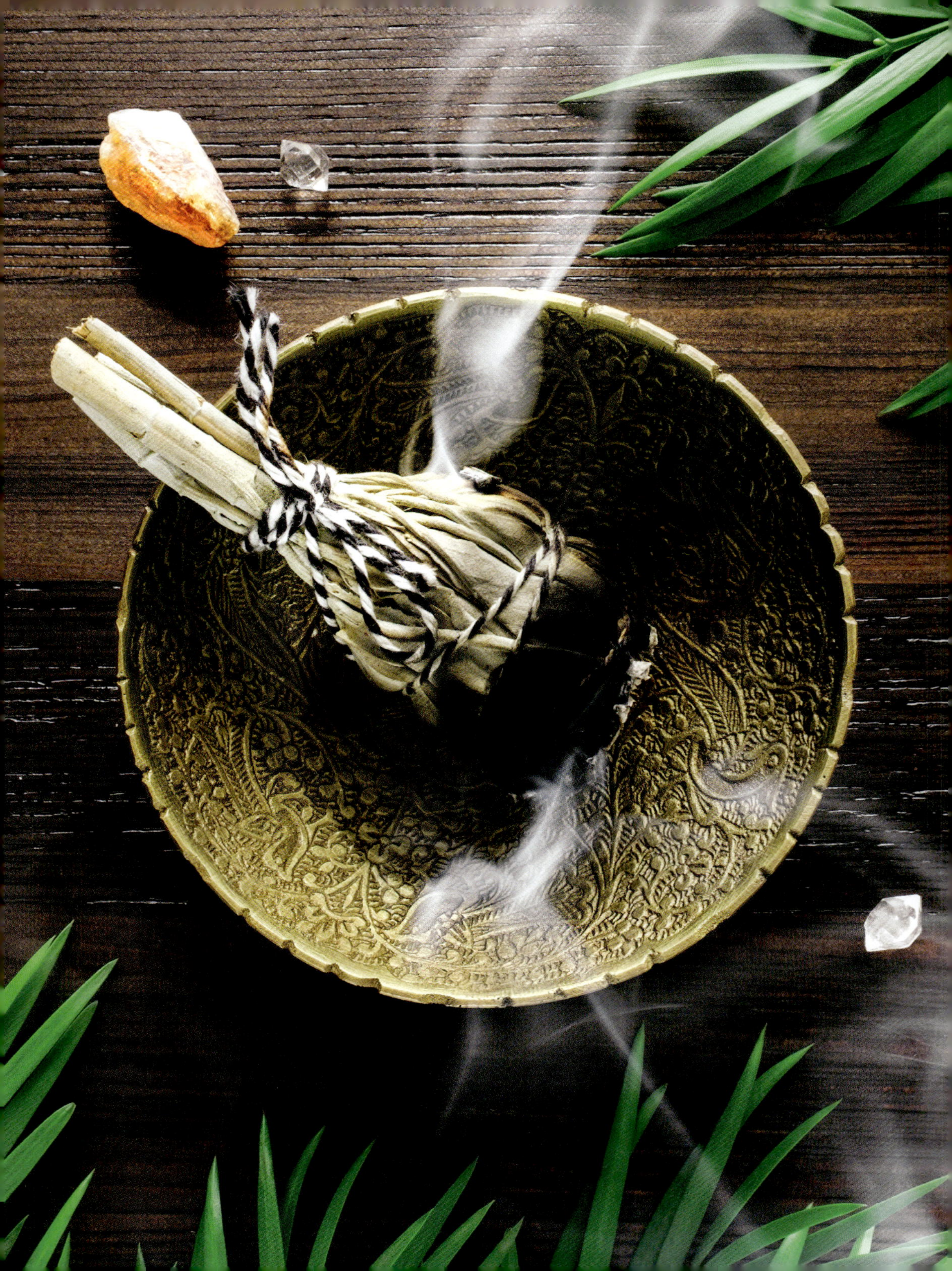

Räuchern für die Gesundheit – Heilender Rauch

Beim Räuchern wird unser entwicklungsgeschichtlich ältester Sinn angesprochen: der Geruchssinn. Die Reize gelangen auf direktem Wege in das Zentrum des Gehirns und erzeugen eine heilsame Wirkung. Zusätzlich wird teilweise sogar die Raumluft von schädlichen Keimen befreit.

Die Räucherheilkunde hat das uralte Wissen über therapeutisches Räuchern bis in unsere heutige Zeit erhalten. Noch in den 1970er-Jahren finden sich im deutschen Arzneimittelverzeichnis mehrere Räucherpulver, die hauptsächlich bei asthmatischen Beschwerden eingesetzt wurden.

Mittlerweile verbinden viele Menschen das Verbrennen von aromatischen Kräutern und Harzen häufig lediglich mit Geisterbeschwörungen und merkwürdigen Zirkeln. Das schadet dem Ansehen des Räucherns und wird ihm nicht gerecht. Ein frischer Blick auf diese uralte Heilmethode kann deshalb sinnvoll sein.

Natürliche Wirkung

Beim Verbrennen von Kräutern, Harzen oder Wurzeln werden die in ihnen enthaltenen Aromen freigesetzt. An Rauch-Partikel gebunden verteilen sie sich im ganzen Raum und gelangen über unsere Nasenschleimhäute direkt in das Limbische System unseres Gehirns – und zwar so, dass sie dabei größtenteils die Großhirnrinde umgehen. Die Großhirnrinde ist verantwortlich für das Speichern von Informationen, sie bildet die Basis für das Denken, unser Gedächtnis und ist unter anderem auch beteiligt am Entstehen von Emotionen.

Durch die Umgehung dieses Areals im Gehirn wird es beispielsweise auch Demenzkranken, Menschen mit einem Schädel-Hirn-Trauma oder ähnlichen Erkrankungen der Großhirnrinde ermöglicht, die Wirkung von heilendem Rauch zu nutzen.

Auch das Limbische System ist mitverantwortlich für das Verarbeiten von Emotionen und vor allem für die Ausschüttung von Neurotransmittern.

- Salbei-Aromen etwa führen zur Ausschüttung von Enzephalin und Endorphin, die ein Wohlgefühl auslösen.
- Die Aromen von Lavendel dagegen steigern die Ausschüttung von Serotonin, welches beruhigend und schlaffördernd wirkt.
- Rosmarin-Aromen kurbeln die Produktion von Noradrenalin an und machen munter.

Es gibt auch Aromastoffe, die die Bronchien weit stellen und vieles mehr. Enorm viele Effekte können durch Aromen bewirkt werden.

Sie alle sind körpereigene Reaktionen, die sich ganz natürlich auf den Aromareiz einstellen.

Wenn unsere Großeltern sich nach dem Räuchern des Hauses zu Weihnachten oder an Silvester also wohler als sonst gefühlt haben, so kann dies heute mit den in den verwendeten Kräutern enthaltenen Harzen erklärt werden.

Ob dadurch auch böse Geister vertrieben werden konnten, bleibt unbewiesen, ist jedoch als Erklärung für das plötzliche Wohlbefinden aus damaliger Sicht und nach damaligem Wissensstand durchaus nachvollziehbar.

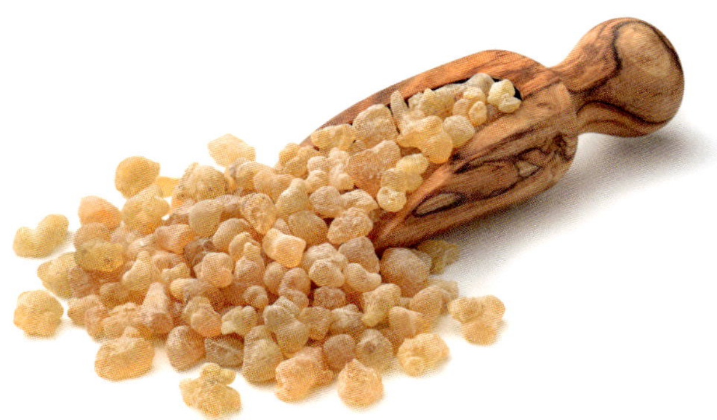

So wird geräuchert

1. Welche Kräuter, Harze oder Wurzeln zum Räuchern verwendet werden sollen, hängt von der gewünschten Wirkung ab. Auf alle Fälle muss darauf geachtet werden, dass es sich dabei immer um gut durchgetrocknetes und hochwertiges Kräutergut handelt.

   In Fertigmischungen, die man zum Räuchern kaufen kann, können Papierschnipsel, Duftstoffe, Farbstoffe oder sogar Plastik, Glasstücke und giftige Chemikalien enthalten sein. Solche Zusatzstoffe sollten nicht verräuchert werden.

   Im Handel erhältliche Räucherkegel oder Räucherstäbchen sind häufig mit synthetischen Duftstoffen beduftet, die krebserregend wirken können. Deswegen ist es wichtig beim Kauf darauf zu achten, dass nur reine, pulverisierte Kräuter und Harze verwendet wurden.

   Schwangere, Allergiker und Asthmatiker sollten sich darüber hinaus von ihrem Arzt oder Apotheker beraten lassen, welche Kräuter für sie geeignet sind.

   Am besten sind Räucherwaren, die man selbst gesammelt oder in der Apotheke gekauft hat. Diese bieten zumeist ein sehr großes Sortiment an Heilkräutern und Wurzeln an und man kann bei dem Kauf sicher sein, dass keine Schadstoffe im Räuchergut enthalten sind.
2. Bevor Sie Mischungen verwenden, ist es ratsam, erst einmal die Wirkung der einzelnen Kräuter, Harze oder Wurzeln auszutesten. So lassen sich später gezielt Mischungen zusammenstellen.
3. Zum Räuchern wird zunächst in einem feuerfesten Gefäß zur Hitzedämmung ein wenig Sand eingefüllt. Dafür kann beispielsweise Vogelsand aus dem Supermarkt verwendet werden.
4. Nehmen Sie nun ein Stück Räucherkohle. Es gibt sie im Handel meist in Kohletablettenform in einer Rolle mit zehn Stück.

   Am einfachsten lässt sich die Kohle mithilfe einer Pinzette über einer brennenden Kerze entzünden.
5. Sobald die Kohle glüht, kann sie in die mit Sand gefüllte feuerfeste Schale gelegt werden.

6. Nun können die Kräuter, Harze oder Wurzeln auf die Kohle gegeben werden.
   Das Räuchergut sollte während der Räucherung nur glimmen und nicht brennen, da ansonsten die Aromen zerstört werden.
   Harze müssen sehr lange getrocknet sein, damit man sie verräuchern kann. Frisches Harz brennt. Die Trocknung dauert zumeist 1–2 Jahre.
7. Eine Prise Räuchergut reicht für einen mittelgroßen Raum aus, auch wenn die Räucherkohle noch circa 2 Stunden nach dem eigentlichen Räuchern weiter vor sich hin glimmt, sollte kein weiteres Räuchergut nachgelegt werden.
   Eine Dauerberäucherung ist nicht sinnvoll.
8. Mithilfe eines Fächers, einer Feder oder einem Stück Pappe lässt sich der frische Rauch gut im Raum verteilen.
9. Während der Räucherung sollte ein Fenster gekippt geöffnet bleiben, damit der Rauch nicht allzu intensiv werden kann und sich keine Kopfschmerzen einstellen.
10. Nach 2–3 Stunden sollte der Raum dann endgültig gut durchgelüftet werden.

Die heutige Anwendung des Räucherns liegt vor allem im Bereich der **Desinfektion** der Räumlichkeiten bei infektiösen Erkrankungen.

Kräuter wie etwas Thymian, Weißtanne, Fichte und Wacholder können hierbei helfen. Auch intensive Küchengerüche sind mit den richtigen Kräutern, etwas mit Salbeiblättern, schnell beseitigt.

Ein weiterer Anwendungsbereich liegt in der Erzeugung gewünschter **Stimmungslagen**.

Nach einem langen Arbeits- oder Schultag kann eine safte Räucherung mit Lavendelblüten die Nerven beruhigen und dabei helfen, sich zu entspannen und einen ruhigen Schlaf zu finden.

Niedergeschlagenen Menschen empfahl bereits Pfarrer Kneipp eine Räucherung mit Wacholder.

Die 9 besten heimischen Kräuter zum Räuchern

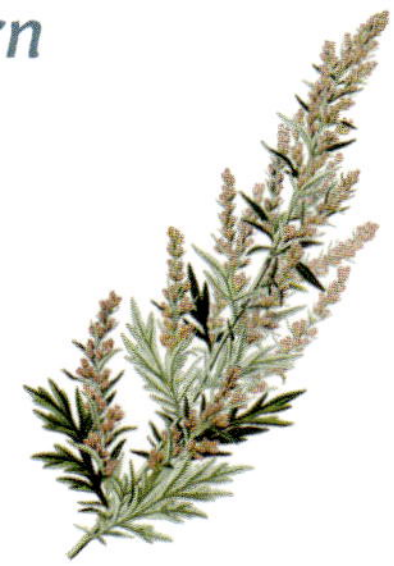

BEIFUSS *(Artemisia vulgaris)*

Die Räucherung mit getrocknetem Beifußkraut erwärmt das Gemüt und bewirkt eine wohlige Entspannung. Der alte Name *Mugwurz* weist auf diese Wirkung hin. *Mug* bedeutet wärmen und kräftigen. In China werden entsprechend Moxastäbe verwendet.

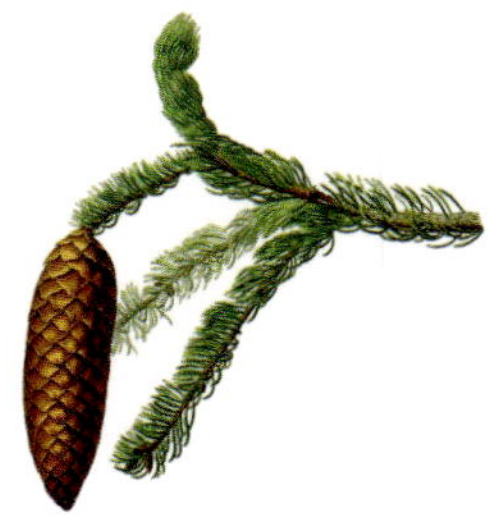

FICHTE *(Picea abies)*

Die verräucherten Zapfen, Nadeln und das Harz werden bei Atemwegserkrankungen eingesetzt. Der Rauch gilt als keimtötend, schleimlösend und durch das Weitstellen der Bronchien wird das Atmen erleichtert. Zum Räuchern sollte das Fichtenharz mindestens 1 Jahr trocknen, da es sonst brennt oder qualmt und nicht verglimmt.

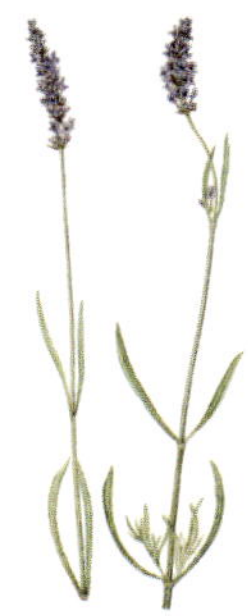

LAVENDEL *(Lavandula angustifolia)*

Der Duft von verräucherten Lavendelblüten soll harmonisieren, beruhigen, Gelassenheit und einen erholsamen Schlaf schenken. In Seuchenzeiten wurden die Blüten zum Desinfizieren der Luft eingesetzt. Tatsächlich verschwinden Mief und Stickigkeit aus betroffenen Räumen.

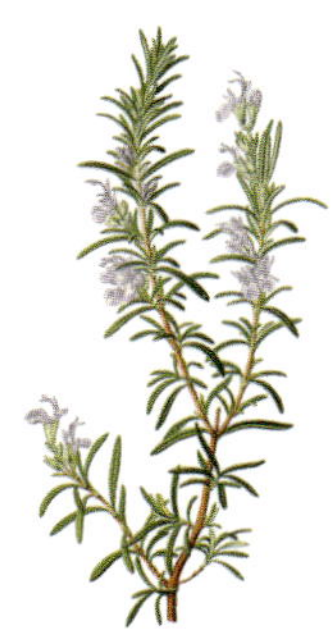

ROSMARIN *(Salvia rosmarinus)*

Für eine Räucherung werden die getrockneten Triebspitzen und Blätter verwendet. Rosmarin hat eine vitalisierende und belebende Wirkung und schwächt Depressionen ab. Früher hieß es, dass Rosmarinduft *keck und herzhaftig* mache. Vor dem Schlafengehen ist die Räucherung mit Rosmarin nicht zu empfehlen, es sei denn Sie wollen wachbleiben.

SALBEI *(Salvia officinalis)*

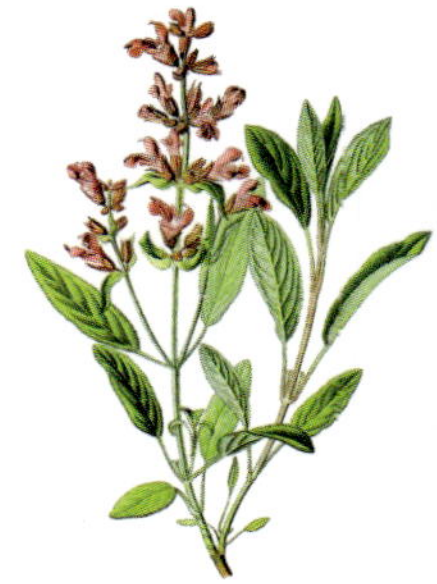

Die getrockneten Blätter entwickeln beim Verräuchern einen herb-frischen Duft, der jegliche schlechten Gerüche nahezu sofort vertreibt, beispielsweise die von Fisch und Kohl. Der Salbei erleichtert zudem aufgrund dieser reinigenden und desinfizierenden Eigenschaft das Atmen und macht die Lungen wieder frei.

SCHAFGARBE *(Achillea millefolium)*

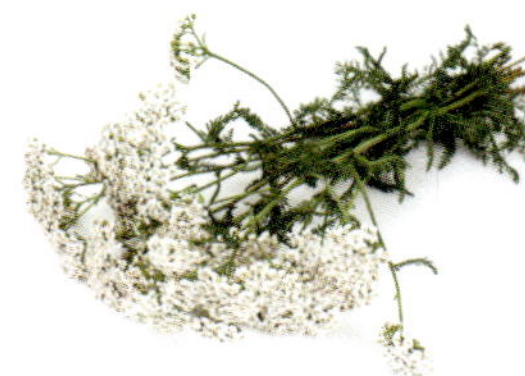

Das getrocknete blühende Kraut der Schafgarbe zählt zu den ältesten Räucherkräutern. Es sollte immer schon den Schlaf fördern und gute Träume bringen. Heute wird Schafgarbe zusätzlich zum Desinfizieren von Räumlichkeiten verbrannt.

THYMIAN *(Thymus vulgaris)*

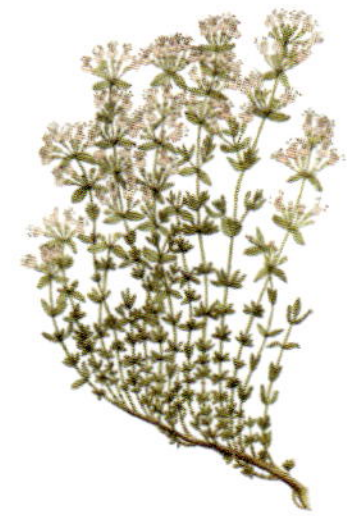

Das Verbrennen der Blätter verbreitet einen warmen Kräuterduft, der früher das Selbstvertrauen kräftigen und stärken sollte. Tatsächlich wirkt er durch seine desinfizierenden Eigenschaften keimhemmend und entkrampfend, sodass sich Spannungen lösen und das Atmen leichter fällt.

WACHOLDER *(Juniperus communis)*

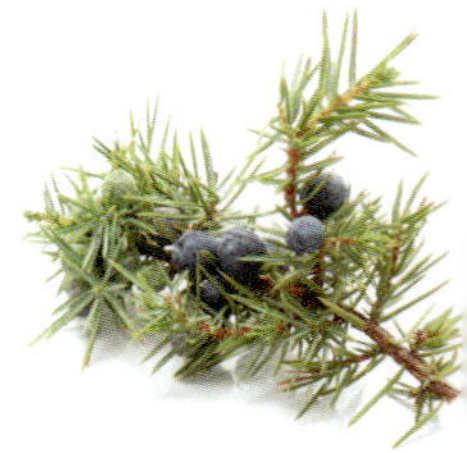

Schon Pfarrer Kneipp empfahl das Räuchern mit Früchten, Nadeln und Holz des Wacholders. Er reinige nicht nur die Krankenzimmer, sondern mache wach und wecke die Lebensgeister bei müden und ausgebrannten Menschen.

WEISSTANNE *(Abies alba)*

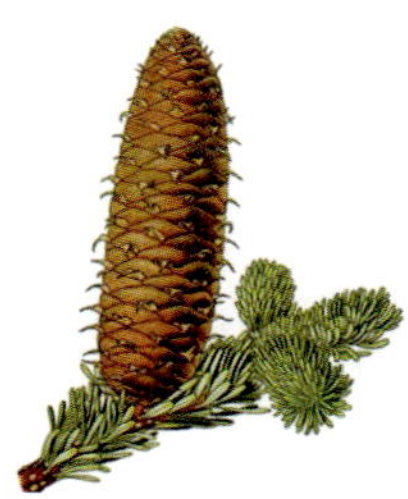

Für die Räucherung werden Zapfen, Nadeln und Harz verwendet. Dabei entsteht ein balsamisch-würziger Duft, der an Weihnachten erinnert. Alte Kräuterbücher beschreiben die Wirkung der Tanne als desinfizierend, Nerven stärkend und kräftigend bei Erkältungsbeschwerden und Husten.

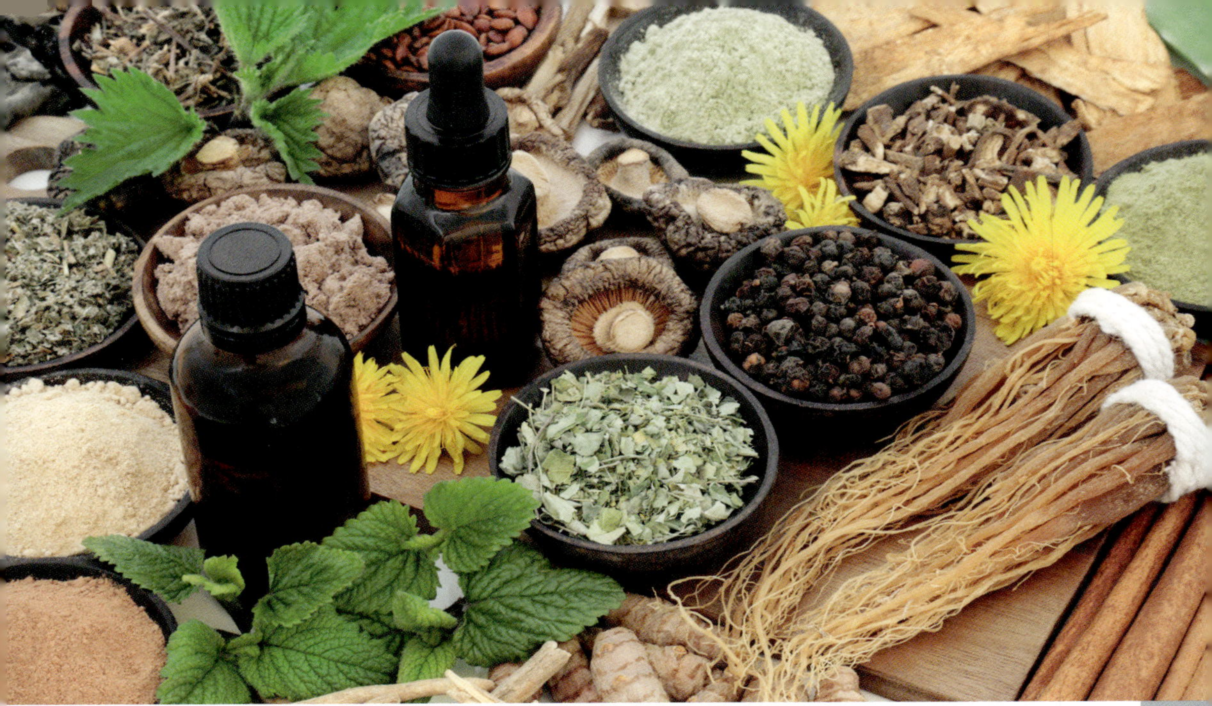

Natürlich gegen Husten, Heiserkeit und Schluckbeschwerden

Gerade im Herbst und Winter erwischt es viele Menschen: Heiserkeit, Husten und schmerzhafte Schluckbeschwerden. Für eine schnelle Linderung und Heilung versorgt uns Mutter Natur mit vielen aromatischen Heilkräutern und heilsamen Ölen.

Auf einen ganz gewöhnlichen Schnupfen kann sich eine unangenehme und schmerzhafte Kehlkopfentzündung (Laryngitis) aufpfropfen. Die typischen Symptome hierfür sind: ein trockener, bellender Husten, Heiserkeit und oft auch Schluckbeschwerden. Wenn sich **Atemnot** dazugesellt, sollte man einen **Arzt** aufsuchen.

Ansonsten bietet sich eine ganze Reihe hilfreicher Kräuter, Wurzeln und Öle zur schnellen Linderung und Heilung an.

Heilsame Kräuterhilfe

Die Auslöser für den trockenen Husten, die Heiserkeit und die Schluckbeschwerden sind im Falle einer Kehlkopfentzündung meist Viren, seltener Bakterien.

Fehlen die Anzeichen einer Erkältung, können Bakterien die Verursacher sein und man greift auf stark antibakteriell wirkende Heilkräuter und Hausmittel zu wie zum Beispiel:

Kamille (Tee, Gurgellösung), **Teebaumöl** (Inhalation), **Kurkuma** (Tee, Gewürz), **Aloe vera** (Getränk), **Ingwerwurzel** (Tee, Gewürz), **Kokosöl** (Speisezutat), **Echinacea** (Tee, Fertigpräparat), **Süßholzwurzel** (Tee), **Apfelessig** (Getränk), **Salbei** (Tee, Inhalation), **Thymian** (Tee, Inhalation), **Meerrettich** (Inhalation, Speise, Sirup), **Zistrose** (Inhalation, Tee) und **Isländisches Moos** (Lutschbonbons).

Wer gleichzeitig einen Schnupfen hat, der schnell und heftig wie angeflogen kam, der verwendet besser gleich antiviral wirkende Heilkräuter und Hausmittel. In diesen Wirkkreis gehören zum Beispiel:

Knoblauch (Saft, Gewürz), **Oregano** (Tee, Gewürz), **Gewürznelkenöl** (Inhalation), **Olivenblätter** (Tee), **Süßholzwurzel** (Tee), **Ringelblumen** (Tee), **Eukalyptusöl** (Inhalation, Bonbons), **Teebaumöl** (Inhalation), **Wacholderöl** (Inhalation), **Grüner Tee** (Tee), **Zimt** (Gewürz, Getränkezutat), **Eibischwurzel** (Tee) und die **Schafgarbe** (Tee).

All diese Hilfsmittel können kombiniert werden, sodass eine breite Wirkung erzielt werden kann.

Gesunde Schonkost

Durch die gereizten Schleimhäute treten meist Schluckbeschwerden auf. Selbst das Schlucken von Speichel kann derart schmerzhaft sein, dass manche Betroffene ihn lieber in ein Taschentuch spucken als runterzuschlucken. Das allerdings führt dazu, dass die Schleimhäute austrocknen und der Schmerz noch stärker wird.

Deswegen ist das ständige Befeuchten durch verdünnten Kräutertee oder Quellwasser (mindestens 2 Liter), zusätzlich zu den stark wirkenden Heiltees, dringend erforderlich.

Feste Nahrung kann in dieser Zeit vorübergehend durch flüssige Kost ersetzt werden. Vitaminreiche Gemüse- und Obstmixgetränke stärken den Körper und können auch bei Schluckbeschwerden getrunken werden, wenn man saures Obst meidet.

Möhrenbrei, Bananen (nicht zu reife, da diese stark brennen können) oder milde Nudelgerichte mit Gemüse werden ebenfalls gut vertragen.

Das sollte man meiden

- Verzichten sollte man auf **Milchprodukte**, da sie verschleimend wirken. Ein Haferdrink mit Honig ist jedoch erlaubt.
- Auch **scharfe Gewürze** können entzündete Schleimhäute reizen. Da diese jedoch auch nützlich sein können, gilt es sie einfach auszuprobieren.
- Auf alle Fälle nicht erlaubt ist – **reden**! Auch flüstern hilft nicht. Wenn es irgendwie geht, sollte man seine Stimme für 1 bis 2 Tage nicht oder zumindest so wenig wie möglich gebrauchen.
- Alle **äußeren, reizenden Einflüsse** sollten ebenfalls vermieden werden. Vor allem das Rauchen von Zigaretten, staubige und mit chemischen Mitteln angereicherte Luft schaden jetzt. Reizende, trockene Raumluft kann durch das Auflegen von nassen Tüchern auf die Heizung oder den Ofen befeuchtet werden.
- Eine **Kehlkopfentzündung** ist in den ersten Tagen ansteckend! Deshalb besser in die Armbeuge niesen, damit niemand leichtfertig angesteckt wird.

Durch die Schonung der Stimme, die Anwendung von Inhalationen und entzündungshemmenden sowie abschwellenden Heilmitteln klingen die Beschwerden meist bereits nach wenigen Tagen folgenlos ab.

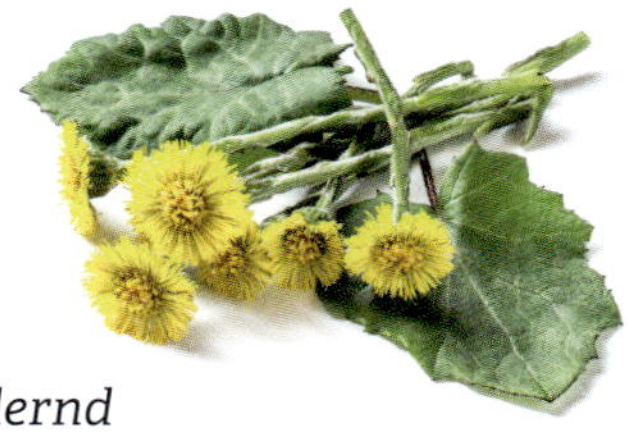

Huflattich-Tee gegen trockenen Husten

Antibakteriell, reizlindernd, abschleimend, heilungsfördernd

ZUTATEN

- Huflattichblätter und -blüten

ZUBEREITUNG

- 2 TL Huflattichblätter und -blüten in kaltes! Wasser geben.
- Am besten über Nacht, mindestens jedoch 2–4 Stunden, ziehen lassen.
- Falls möglich hin und wieder umrühren.
- Abseihen.

ANWENDUNG

- Täglich 2–3 Tassen lauwarmen Huflattich-Tee über den Tag verteilt trinken.

HINWEIS

Nur 3–4 Mal im Jahr anwenden. Nicht für eine längere Anwendung geeignet.

Sanddornfruchtfleischöl in Honig bei gereizter Rachenschleimhaut

Entzündungshemmend, schleimhautschützend, heilungsfördernd

ZUTATEN

- 2–5 Tropfen Sanddornfruchtfleischöl
- 1 EL Honig

ZUBEREITUNG

- Sanddornfruchtfleischöl in eine kleine Schale träufeln.
- 1 EL Honig dazugeben.
- Beides gut miteinander verrühren.

ANWENDUNG

- Die Öl-Honig-Mischung langsam im Mund *schmelzen* und die Kehle herunterrinnen lassen.
- Kann stündlich wiederholt werden.

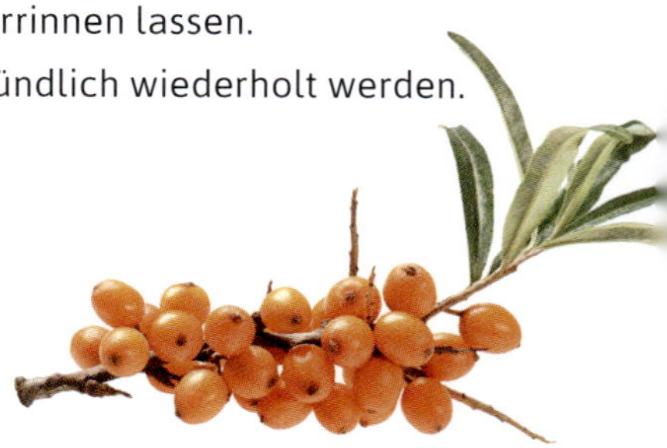

Blaubeer- oder Brombeersaft gegen Halsschmerzen und Heiserkeit

Ein altbewährtes Hausmittel gegen Halsschmerzen und Heiserkeit ist der Saft von Blaubeeren (Nicht Zuchtblaubeeren! Wir benötigen für den Heileffekt den blauen Pflanzenfarbstoff) oder Brombeeren.

ANWENDUNG

- Täglich 1–2 Gläser (etwa 250 ml) Saft trinken und zusätzlich mit 3 EL den Mund spülen und gurgeln, danach den Gurgelsaft ausspucken.

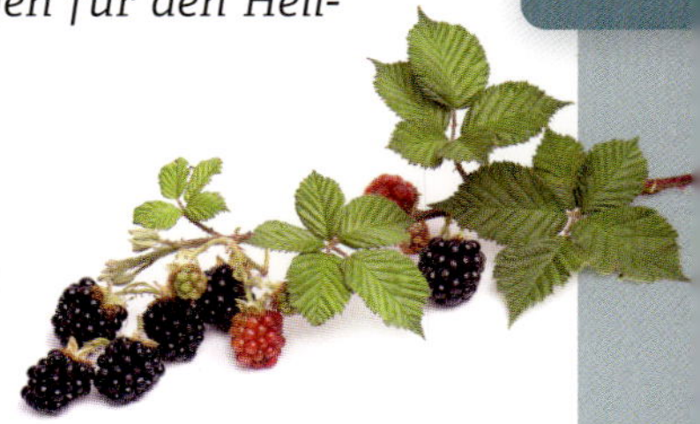

Kamillenblüten-Ringelblumenblüten-Gurgeltee gegen Schluckbeschwerden

Antibakteriell, entzündungshemmend, beruhigend, harmonisierend, abschwellend

ZUTATEN

- je 3 EL Kamillen- und Ringelblumenblüten
- 250 ml heißes Wasser

ZUBEREITUNG

» Je 3 EL der Blüten in eine Schale geben und gut durchmischen.

» 1 TL dieser Mischung mit 250 ml heißem Wasser überbrühen.

» 20 Minuten abgedeckt ziehen lassen.

» Abseihen.

ANWENDUNG

- Wenn der Tee auf Handwärme heruntergekühlt ist, damit gurgeln, bis die Tasse geleert ist. 3–5 Mal pro Tag anwenden.

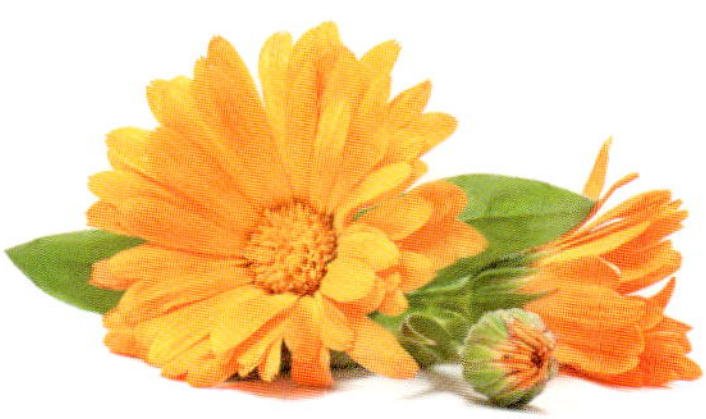

REZEPTE

Eibischwurzel-Hustentee bei trockenem Husten

Reizlindernd, schleimhautschützend, fördert das Abhusten

ZUTATEN

- 1 TL zerkleinerte Eibischwurzeln
- 250 ml kaltes! Wasser

ZUBEREITUNG

» 1 TL Wurzelstückchen in 250 ml kaltes! Wasser geben.

» Über Nacht, mindestens jedoch 2–4 Stunden, ziehen lassen.

» Falls möglich, hin und wieder umrühren.

» Abseihen.

ANWENDUNG

- Täglich 3–4 Tassen lauwarmen Eibischwurzeltee trinken.
- **Tipp**: Mit diesem Tee kann auch bei Halsschmerzen gegurgelt werden.

HINWEIS

Durch den Schutzfilm auf den Schleimhäuten kann die Aufnahme von Medikamenten verzögert werden! Arzneien am besten erst 30–60 Minuten später einnehmen.

HONIG IM HUSTENTEE

Tees gegen Husten sollten allgemein mit Honig oder wahlweise einer anderen Süßung (zum Beispiel Agavendicksaft) getrunken werden, da der süße Geschmack beim Abhusten von Schleim behilflich ist. Die Sekretionsbildung wird angeregt und das Abhusten erleichtert.

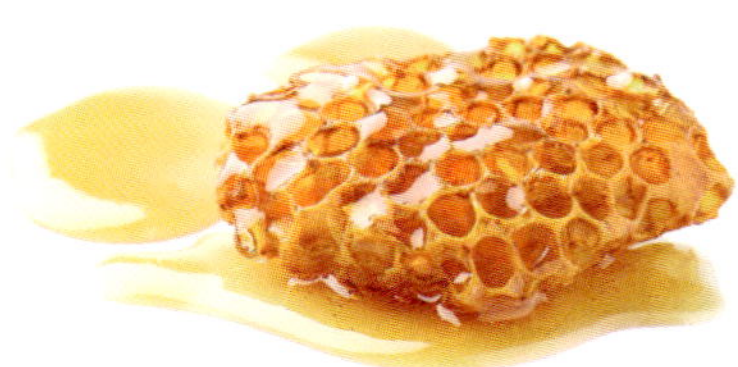

REZEPTE

Wasserdampfinhalation mit Salbei

Antibakteriell, sekretionsfördernd

ZUTATEN

- 1 Liter heißes Wasser
- 2–3 Tropfen Salbeiöl
- Schüssel oder Inhalator
- Handtuch

ZUBEREITUNG

» 1 Liter heißes Wasser in eine mittelgroße Schüssel geben.

» 2–3 Tropfen Salbeiöl hinzufügen.

ANWENDUNG

- Über die Schüssel beugen und ein Handtuch zeltförmig über den Kopf und die Schüssel legen. Vorsicht, Verbrennungsgefahr! Der Dampf sollte ohne zu husten eingeatmet werden können. Geht dies nicht, noch einen Schuss kaltes Wasser hinzufügen.
- Eine Inhalation kann alle 4 Stunden wiederholt werden. 5–10 Minuten pro Anwendung sind ausreichend.

Trockene Inhalation

ANWENDUNG

- Dafür werden 6–8 Tropfen Salbeiöl auf ein Tuch gegeben und dieses in der Mitte zusammengefaltet und noch einmal gefaltet, sodass das Öl innen liegend ist und es nicht feucht auf die Haut gelangt.
- Kräftig daran riechen.

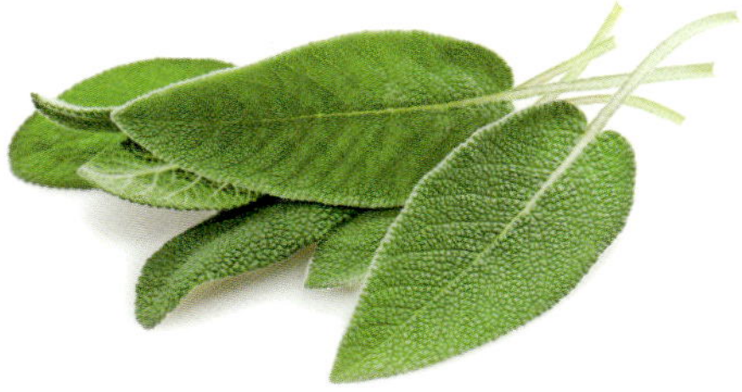

REZEPT

Zistrose-Lutschbonbons

Desinfizierend und befeuchtend, bei bakterieller und viral verursachter Heiserkeit und Reizhusten

ZUTATEN

- 1 Handvoll getrocknete einjährige Triebe der Zistrose zur Blütezeit
- 150 g Zucker
- Backpapier

ZUBEREITUNG

» 1 Handvoll getrocknetes Kraut zu Pulver vermahlen, z .B. mit einer elektrischen Kaffeemühle.

» 150 g Zucker in einem kleinen Topf schmelzen. Bei mittlerer Hitze schmilzt der Zucker zunächst langsam, karamellisiert dann aber sehr schnell, das heißt, er wird braun.

» In dieser Phase das Kräuterpulver hinzufügen und schnell unterrühren.

» Topf von der Herdplatte ziehen und auf einem ausgebreiteten Backpapier mit einem Teelöffel 1 Euro große Zuckertropfen auf das Papier geben.

» Wenn die Tropfen leicht trüb werden, beginnen sie hart zu werden. Jetzt (Vorsicht heiß!), den abgekühlten, aber noch formbaren Tropfen vom Backpapier lösen und zwischen den Handflächen zu einer Kugel formen.

» Wahlweise kann man die Masse auch in spezielle Zuckerformen gießen.

» **Tipp**: Harte Restbonbonmasse lässt sich leicht aus dem Topf entfernen, wenn man den Topf mit Wasser füllt und dieses erhitzt.

ANWENDUNG

- Über den Tag verteilt immer wieder einmal ein Bonbon langsam lutschen.

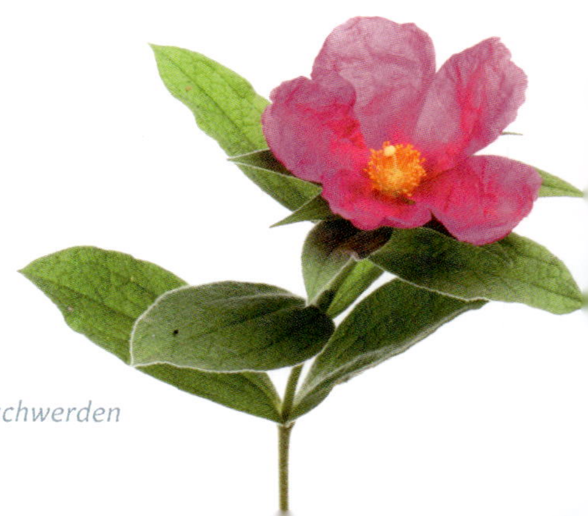

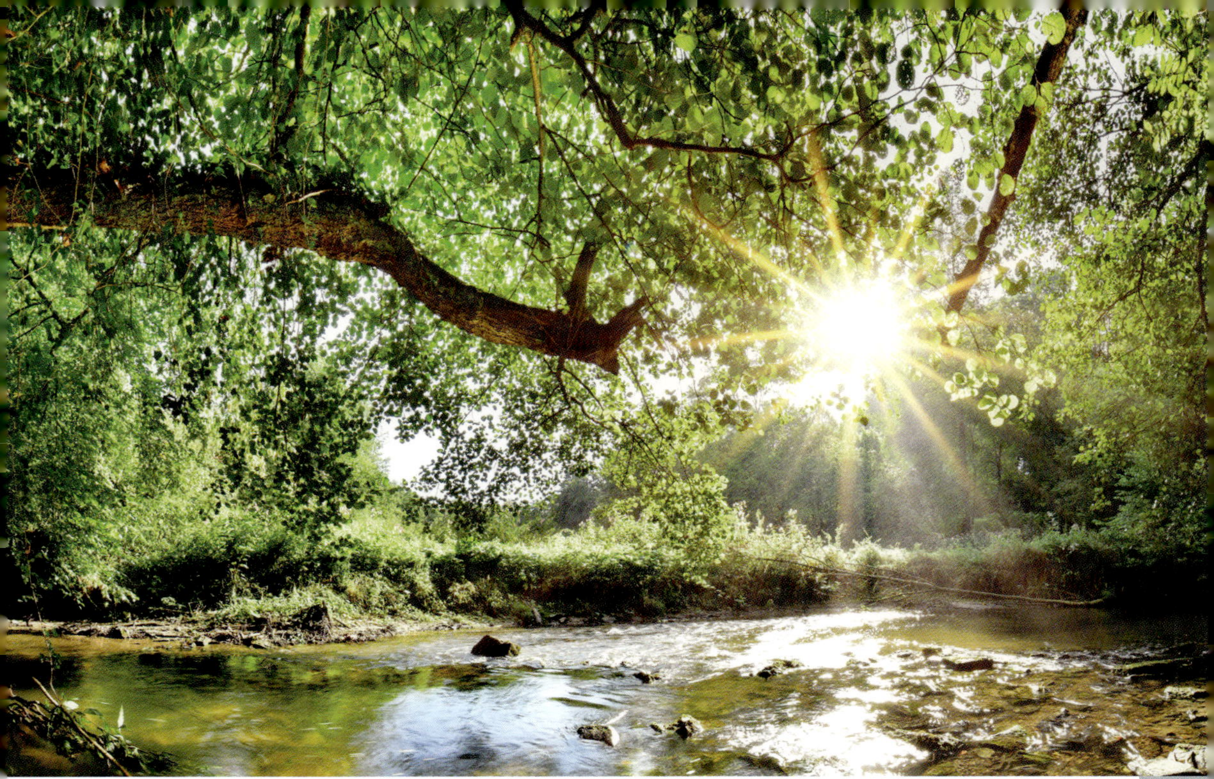

Regeneration – So werden Sie wieder fit

Krankheiten oder länger andauernde Stresssituationen können Körper und Geist auslaugen. Mit den richtigen Streicheleinheiten für Organismus und Psyche erlangen wir unsere Kraft wieder schnell zurück.

Der menschliche Körper ist ein riesiges Stoffwechselsystem, das im Falle einer Erkrankung oder einer Überbelastung durch länger andauernden Stress auf Hochtouren läuft.

Das kostet eine Menge Energie, die nach einer Genesung quasi wieder aufgeladen werden muss. Sonst laufen wir bildlich gesprochen Gefahr, mit nur halb gefüllten Akkus in die nächste Erkrankung zu geraten oder einen Rückfall zu erleiden.

Dieser ist dann meist noch heftiger als die ursprüngliche Erkrankung, da unser Körper noch geschwächt ist.

Sanfter Sport und Natur

Ein einfaches, aber sehr effektives Mittel, um das Immunsystem wieder auf Vordermann zu bringen, den Kreislauf, die Verdauung und die Muskulatur anzuregen und die Nerven zu beruhigen, ist Sport.

Niemand sollte nun aber auf den Gedanken kommen, sich täglich im Fitnessraum völlig zu verausgaben. Das wäre genau die falsche Herangehensweise und würde zusätzlich an den Kraftreserven knabbern, anstatt diese aufzufüllen.

Geeignet ist moderates Radfahren (und nicht Radrennfahren), Wandern (und nicht unbedingt Kilometer um Kilometer joggen) sowie ruhig und genüsslich im Schwimmbad seine Bahnen ziehen, ohne gleich einen 1000-Meter-Schwimmrekord aufstellen zu müssen.

Genuss und Freude an der Bewegung sind hier die Devise.

Auch für Geist und Seele gibt es Trainingsmöglichkeiten. Hier bieten sich Yoga, autogenes Training, Thai Chi und andere Entspannungsmethoden an, die ein Abschalten und Zur-Ruhe-Kommen ermöglichen.

Am besten ist es, wenn man bei all diesen Aktivitäten die Hilfe der Natur in Anspruch nimmt und seine Lieblingssportart oder Lieblingsentspannungsübungen mit Respekt vor der Natur im Wald, an einem Gewässer oder im Garten ausübt (egal, wie merkwürdig die Nachbarn schauen, vielleicht machen sie es nach einer Weile nach).

Frische Luft und Sonne, das Zwitschern der Vögel und das Summen der Insekten oder im Winter der Geruch von frischem Schnee haben einen zusätzlichen, gesundmachenden Effekt.

Positive Gedanken und Gefühle erleichtern die Regeneration nach einer Krankheit. Sie helfen glücklich zu sein und Stress zu vermeiden.

Ab und zu eine Auszeit in der jeweiligen Lieblingsumgebung – im Wald, am Meer, in den Bergen oder im Garten bzw. Park – stärkt das Immunsystem zusätzlich.

Essen für Leib und Seele

Essen hält Leib und Seele zusammen!, lautet ein altes, weises Sprichwort, das wahrscheinlich jeder kennt und das sehr viel Wahres enthält.

Bei der Regeneration des Körpers nach einer Erkrankung oder einer Überbelastung kommt es entscheidend darauf an, was man isst, da es durchaus Lebensmittel gibt, die den Heilungsvorgang eher behindern.

Mehrere kleine Portionen sind verträglicher als wenige große und wer die Speisen selbst frisch zubereitet, der hat es ganz in der Hand zu entscheiden, was er zum Kochen verwenden will, und kann auf Zusatzstoffe wie künstliche Aromen und Farb- sowie Konservierungsstoffe verzichten.

Die Speisen werden dadurch zu wirklichen *Lebensmitteln* und unterstützen die Gesundheit aktiv.

Damit die Mahlzeiten auch den zweiten Teil des Sprichwortes erfüllen können – wohltuend für die Seele zu sein –, sollten sie liebevoll zubereitet und ansprechend angerichtet werden. Eine optisch ansprechende Zubereitung, die auch noch dazu lecker duftet, ist eine Wonne für die Sinne und schmeichelt der Seele. Die damit verbundenen Glücksgefühle frischen die Kräfte ebenfalls auf.

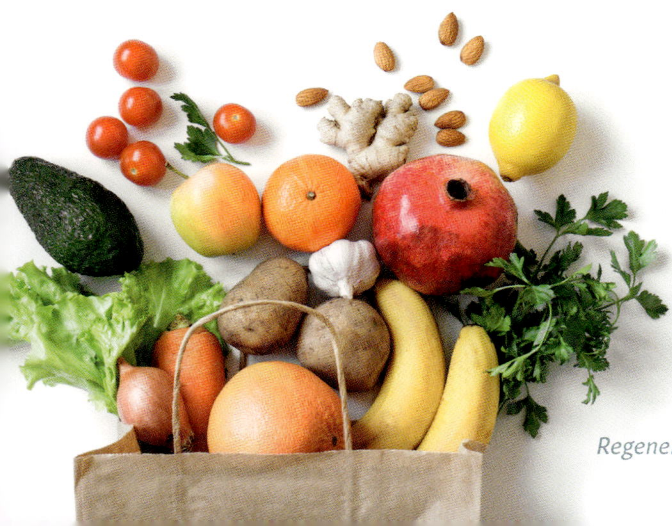

TIPPS FÜR DIE ERNÄHRUNG

- Gemüse und Obst sollten noch ein bis zwei Wochen nach der Erkrankung gedünstet gegessen werden. Rohkost ist zu vermeiden, da diese für einen geschwächten Körper sehr schwer zu verdauen ist.
- Vollkornprodukte, frisches Brot, Müsli und Blattsalate haben ebenfalls in der Phase der Regeneration eine schwächende Wirkung.
- Falls eine Behandlung mit einem Antibiotikum stattgefunden hat, sind probiotische Lebensmittel sehr hilfreich wie beispielsweise milchsaures Gemüse wie Sauerkraut (leicht gedünstet und nicht roh!) sowie Joghurt, Buttermilch oder Brottrunk.
- Lebensmittel mit resistenten Stärken steigern das Immunsystem wie beispielsweise kalter Kartoffelsalat.
- Gekochter Hafer- oder Dinkelbrei sind nun sehr bekömmlich.
- Ausreichend trinken: Wasser, Tee (keine Medizinaltees, um den Durst zu löschen!), leichte Brühen und Suppen.
- Nach überstandener Erkältung hilft beispielsweise Rote-Beete-Saft. Er reduziert die Aktivität von Bakterien und verhindert so einen Rückfall.

Reaktivierende Bitterstoffe

Ein weiterer schlauer Spruch diesmal aus der Volksmedizin lautet:

Was bitter im Mund, ist dem Magen gesund.

Mittlerweile ist allgemein bekannt, dass ein gemischter Salat, vor dem Essen genossen, die Verdauung anregt, weil er Bitterstoffe enthält.

Allerdings sind Rohkost und Blattsalate nichts für einen Körper, der sich gerade von einer Erkrankung erholt.

Sie würden viel zu schwer im Magen liegen, die Verdauung negativ beeinflussen und damit den Organismus weiter schwächen.

Bitterstoffe regen jedoch nicht nur die Verdauung an, sie wirken auch ausgleichend, herzstärkend, durchblutungsfördernd, sind antriebssteigernd und stimmungsaufhellend.

Alle diese Eigenschaften sind für die Regeneration unseres Körpers hilfreich, deswegen lohnt es sich, Lebensmittel mit Bitterstoffen auf den Speiseplan zu setzen.

Sie dürfen nur nicht schwer im Magen liegen!

Gedünstete Artischocke, Artischockenfrischpflanzensaft oder **Brokkoli** gehören genauso dazu wie **gedünsteter Endiviensalat** oder **Rucola**. Roh wären sie nicht bekömmlich, deswegen werden sie – ganz nach ayurvedischer Tradition – vor dem Essen kurz erhitzt und damit sehr gut verträglich gemacht.

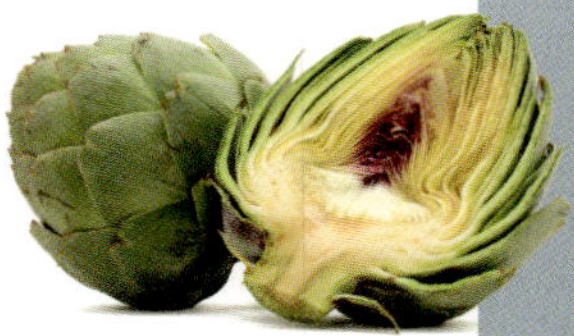

Genauso verhält es sich mit **Löwenzahnblättern**, die als Gemüsebeilage auf dem Teller eine Wohltat sind.

Zusätzlich kann **Schafgarbentee** getrunken werden. Die Schafgarbe ist ein klassisches Bitterkraut mit einem mittleren Bitterwert und zusätzlichen heilenden ätherischen Ölen. Schafgarbentee harmonisiert, wirkt krampflösend, regt die Verdauung an und gilt als antimykotisch und antibakteriell.

Darmschmeichler

Wenn eine Erkrankung es erforderlich gemacht hat, ein Antibiotikum einzunehmen, ist die richtige Ernährung besonders wichtig. Die Krankheit ist verschwunden, aber die Darmflora zumeist arg in Mitleidenschaft gezogen.

Die *guten*, gesundheitsförderlichen Darmbakterien, die in enger Verbindung zu den Immunzellen des Körpers stehen – 80 % aller Immunzellen des Körpers befinden sich im Darm –, müssen jetzt aufgepäppelt werden, damit das Immunsystem wieder einwandfrei arbeiten kann.

Das geht besonders gut mit Lebensmitteln, die viele **Ballaststoffe** enthalten.

Vollkornprodukte und Rohkost liefern Ballaststoffe, schwächen jedoch wie bereits dargelegt den Körper, wenn er sich noch in einer Erholungsphase befindet.

Ballaststoffe kann man dennoch zuführen, zum Beispiel indem man Obst und Gemüse noch ein bis zwei Wochen nach der Genesung andünstet, verstärkt **Hafer-** und **Dinkelbreie** sowie **Eintöpfe** isst.

Speisen, die sogenannte resistente Stärken enthalten, beispielsweise kalter **Kartoffel-** oder **Nudelsalat** sowie **kalter Sushi-Reis**, sind ebenfalls ein Festschmaus für die geschwächten, gesundheitsförderlichen Darmbakterien.

Harmonie für die Seele

Hat der physische Körper seine Streicheleinheiten bekommen, dann sollte man sich zusätzlich um einen seelischen Ausgleich bemühen.

Abgesehen von moderatem Sport und Entspannungstraining gibt es Kräuter, die dazu beitragen können, ein aus dem Takt geratenes Gefühls- und Seelenleben wieder zu harmonisieren.

Allen voran ist hier das **Johanniskraut** zu nennen. Es bringt die Sonne ins Gemüt zurück und vertreibt leicht Depressionen.

Für einen guten Schlaf hilft meist schon ein **Lavendeltee**.

Wer die Kräuter für Tee nicht selbst sammeln und trocknen kann, der holt sie sich aus der Apotheke oder wählt einen Arzneitee. Anders als reine Genusstees weisen Arzneitees jedoch hoch dosierte Inhaltsstoffe auf.

Eine weitere angenehme, altbewährte Hilfe sind Räucherungen (siehe auch *Räuchern für die Gesundheit – Heilender Rauch* Seite 161).

Zehn Minuten Räuchern bei gekipptem Fenster reichen völlig aus. Von einer Dauerberäucherung ist abzuraten. Nach einer halben Stunde kann das Zimmer zusätzlich komplett gelüftet werden.

Sehr angenehm sind Einzelräucherungen oder Mischungen mit den Zutaten Muskatellersalbei, Ysop, Rosenblütenblätter, Lavendel, Mariengras, Styrax und Benzoe.

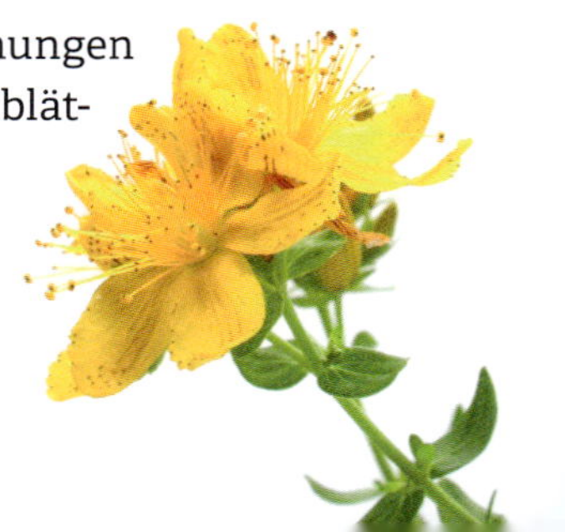

Fit und ausgeglichen

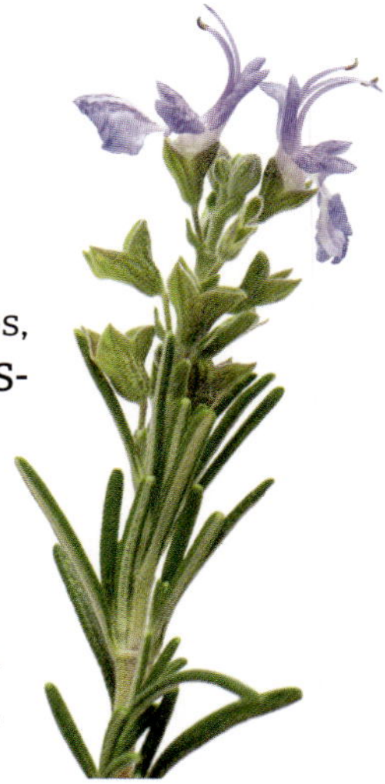

Wenn der Kreislauf schwach ist und der Körper antriebslos, dann hilft vor allem ein Kraut schnell auf die Sprünge: **ROSMARIN**.

Rosmarinwein wird traditionell älteren Menschen verabreicht, wenn sie sehr antriebslos sind.

Dafür werden einfach 1–2 Rosmarinästchen in gutem Wein 2 Wochen ziehen gelassen und pro Tag 2 cl davon getrunken.

Ein Rosmarinbad hat ebenfalls eine anregende Wirkung. Dafür werden circa 5–10 Tropfen reines ätherische Rosmarinöl in ½ Liter Milch oder mit 2 EL Honig aufgelöst und dem Badewasser zugefügt.

Der Blutdruck bleibt trotz der Anregung durch Rosmarin in der Regel unverändert, doch Menschen mit hohem Blutdruck sollten diese Heilpflanze trotzdem mit Bedacht anwenden.

Wer schon wieder bei Kräften ist, aber noch unter innerer Unruhe leidet, kann es mit entspannenden Bädern versuchen. Das Badewasser sollte eine angenehme Temperatur haben und eine Badedauer von 15 Minuten sollte nicht überschritten werden.

Sehr entspannend wirkt ein Rosenblüten-, Sandelholz- oder Lavendelblütenbad. Ein ½ Liter Vollmilch im Wasser macht das Bad zum Hautschmeichler.

Mit dieser Rundumversorgung von Körper und Geist ist die Kraft nach einer Erkrankung oder Dauerstress bald wieder zurück.

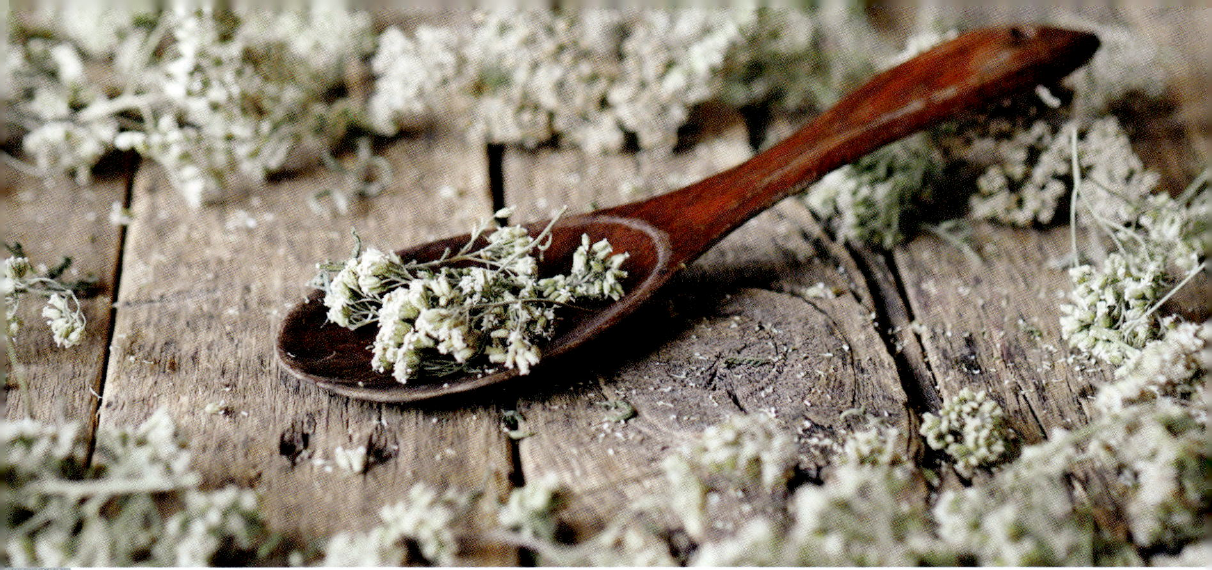

In Kräutern baden

Schon seit Jahrhunderten ist bekannt, dass Baden viel mehr ist als die bloße Reinigung des Körpers. Das Eintauchen in warmes Wasser mit heilenden Zusätzen hilft uns sogar dabei, Krankheiten zu überwinden.

Die angenehme Wärme von wohltemperiertem Badewasser entspannt den Körper und hilft ihm, neue Kräfte zu schöpfen. Der hektische Alltag wird abgestreift und man kann die Seele baumeln lassen. Durch das Hinzufügen von Heilkräuterzusätzen wird das Baden zu einem anregenden, beruhigenden, antiseptischen, schmerzlindernden oder erfrischenden Ereignis, das der Gesundheitsvorsorge, Linderung von Krankheiten oder der Kreislaufstimulierung bei Antriebsschwäche dienlich sein kann.

Neben dem positiven Einfluss des warmen Wassers auf unsere Muskulatur wirken die Inhaltsstoffe der Heilpflanzen über die Haut und durch die ätherischen Öle zum Teil auch über den Geruchssinn. Die Entspannung des Körpers durch die Wärme des Badewassers verstärkt die Wirkung der Kräuter.

Entscheidend hierbei sind die richtige Temperatur und Badedauer sowie eine angemessene Dosierung der Kräuter oder der ätherischen Öle.

GESUND BADEN: SO GEHT'S

1. Eine Badewassertemperatur zwischen 35 und 38 Grad wird allgemein als entspannend empfunden. Bei Kindern ist eine niedrigere Temperatur zu wählen als bei Erwachsenen! Wichtig ist, dass niemand friert, denn das würde einer Entspannung entgegenstehen.
   Bei höheren Temperaturen wird die Wärme bereits als Reiz empfunden und ist für Menschen mit hohem Blutdruck nicht mehr geeignet.
   Zwischen 41 und 45 Grad treten Schmerzen auf und das Wannenbad ist nun nichts weiter als eine sehr große Belastung.
2. Ausreichend ist eine Badedauer von 10 bis 15 Minuten, wobei eine anschließende Bettruhe die heilende und wohltuende Wirkung der Anwendung deutlich erhöht. Sie können auch 15 bis 30 Minuten kuschelig in eine Decke gehüllt auf dem Sofa ein gutes Buch lesen. Hauptsache die Entspannung darf noch ein wenig durch den Körper nachhallen.
3. Ein klassischer Heilkräuterzusatz ist eine etwas stärkere Teezubereitung. Beispielsweise für ein Quendelkrautbad bei Erkältung und Husten.

Quendelkrautbad bei Erkältung und Husten

REZEPT

ZUTATEN

- 50–100 g Quendelkraut für Erwachsene oder 10–30 g Kraut für Kinder (je nach Alter); diese Mengenangabe bezieht sich auf die gängigsten Heilkräuter.
- 1 l Wasser

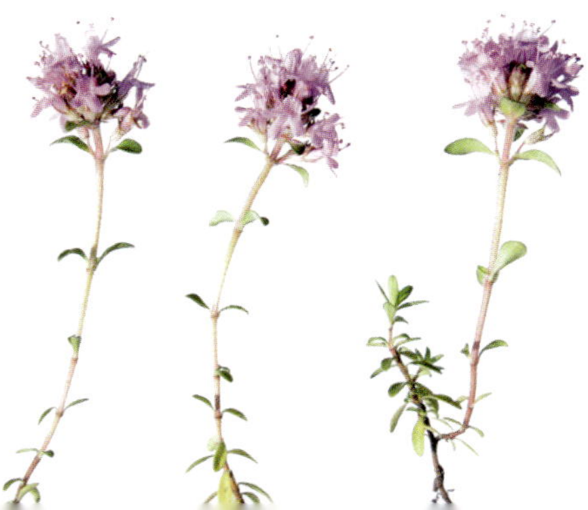

SO GEHT'S

- Das Kraut in 1 Liter Wasser zum Kochen bringen.
- 10–15 Minuten weitersimmern lassen.
- Abseihen.

ANWENDUNG

- Den starken Tee in 35–38 Grad warmes Badewasser geben und 10–15 Minuten baden.
- Anschließend noch 10–15 Minuten ruhen.

REZEPT

Öl-Emulsion

Beispielsweise für ein Jasminölbad gegen Stress

ZUTATEN

- 2–5 EL Sahne, Milch, Honig oder Tafelsalz als Emulgator (Sie können auch Meersalz verwenden, allerdings ist dieses mittlerweile leider häufig mit Mikroplastikteilen verseucht, was beim Baden nicht so viel ausmacht wie beim Essen).
- Maximal 10 Tropfen ätherisches Öl

SO GEHT'S

» Maximal 10 Tropfen ätherisches Öl mit einem der genannten Emulgatoren in einem Gefäß verrühren, bis sich eine homogene Flüssigkeit gebildet hat und das Öl nicht mehr oben schwimmt oder bei Salz das Öl komplett vom Salz aufgesogen worden ist.

» Für Kinder sind Badezusätze mit ätherischen Ölen nicht geeignet, sie sollten die Bäder mit der Teevariante wählen.

ANWENDUNG

- Die Ölmischung in 35–38 Grad warmes Badewasser geben und 10–15 Minuten darin baden.
- Anschließend noch 10–15 Minuten ruhen.

9 heilsame Wannenkräuter und ihre Wirkung

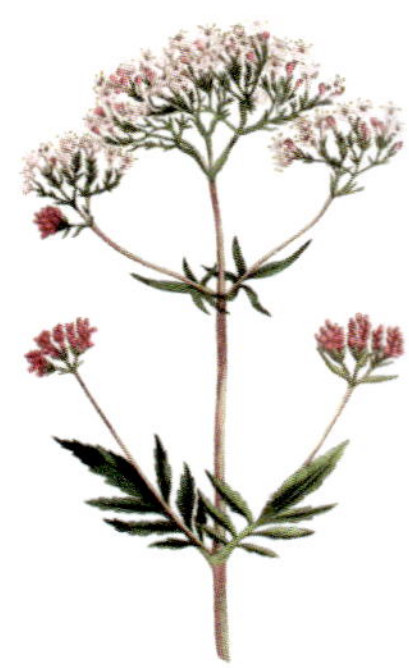

BALDRIAN *(Valeriana officinalis)*

Als Badezusatz wirkt die Baldrianwurzel leicht sedierend, weshalb sie bei Einschlafstörungen, nervöser Unruhe und Erregungszuständen sowie bei Prüfungsangst, Stress und dadurch bedingten Herzbeschwerden und Schmerzen im Magen-Darm-Bereich helfen kann.

MÄDESÜSS *(Filipendula ulmaria)*

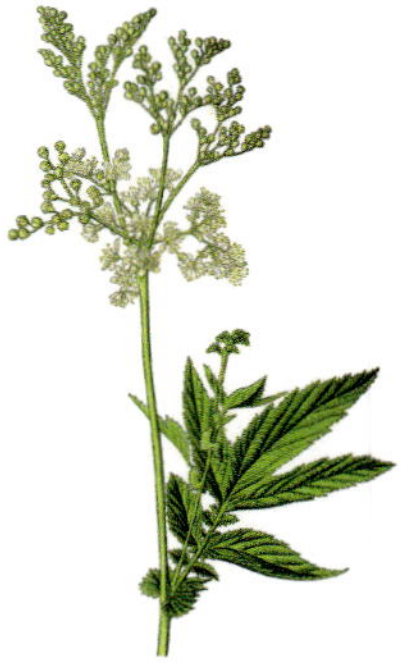

Äußerlich ist Mädesüß primär zu Schwitzkuren bei beginnender Erkältung einsetzbar. In der Volksheilkunde finden Mädesüßbäder zudem Anwendung im Bereich der rheumatischen Erkrankungen und aufgrund der leicht entzündungshemmenden Wirkung auch bei Harnwegsentzündungen und kleinen Wunden.

MAJORAN *(Origanum majorana)*

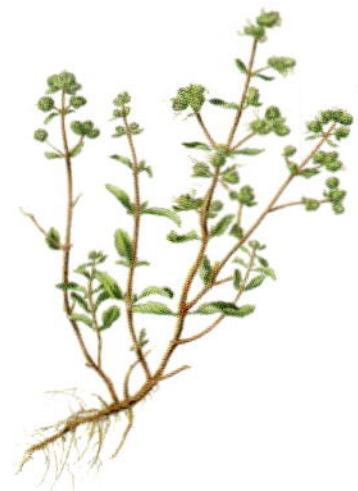

Majoran ist in der Volksmedizin einer der klassischen Badezusätze bei Erkältungserkrankungen, Nervenschmerzen und Rheuma.

Sein ätherisches Öl wirkt schweißtreibend und beruhigend bei grippalen Infekten, Schnupfen, Kopfschmerzen und Migräne.

MELISSE *(Melissa officinalis)*

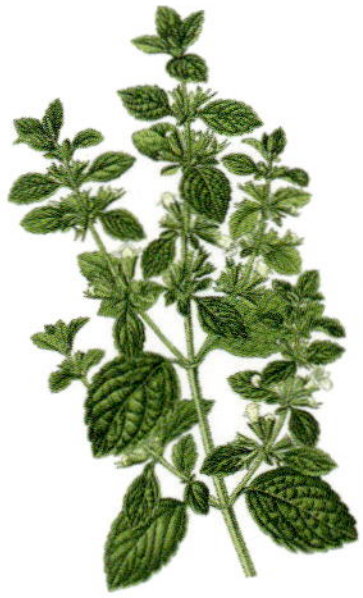

Das ätherische Öl der Melisse findet in Beruhigungsbädern Anwendung. Es wirkt gegen leichte Schlafstörungen, lindert Nervenschmerzen und rheumatische Erkrankungen.

Erwiesen sind zudem auch antibakterielle, krampflösende und virushemmende Eigenschaften, sodass ein Melissenbad durchaus bei schlecht heilenden Wunden Wirkung zeigt.

ROSMARIN *(Salvia rosmarinus)*

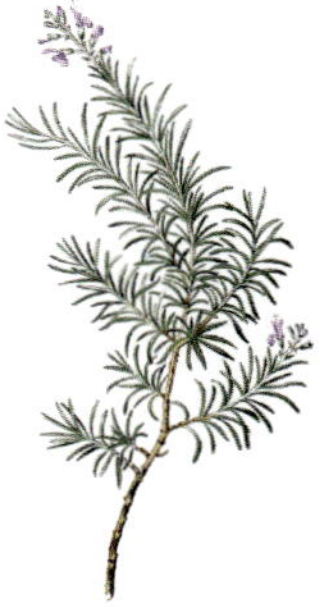

Bei geistiger Ermüdung durch Stress, Erschöpfungszuständen, Burn-out, niedrigem Blutdruck, Muskel- und Gelenkrheumatismus, Nervenschmerzen sowie Durchblutungsstörungen hilft ein anregendes, leicht hautreizendes und schmerzstillendes Bad mit Rosmarinöl oder -tee.

SALBEI *(Salvia officinalis)*

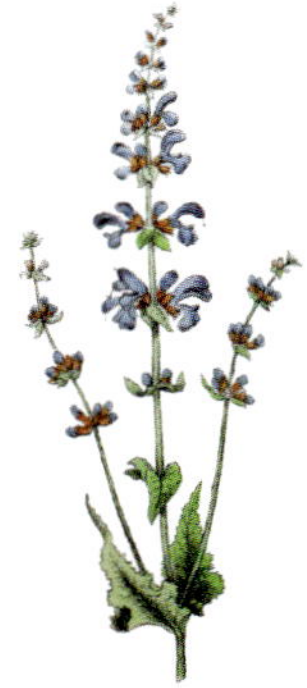

Für den Salbei wurden antibakterielle, schwach krampflösende, schweißhemmende und adstringierende Wirkungen nachgewiesen.

Als Badezusatz eignet er sich deswegen sehr gut bei Gelenk- und Muskelschmerzen, Rheuma, Erkältungsbeschwerden und schlecht heilenden Wunden. Zudem wirkt das Bad übermäßigem Schwitzen entgegen.

SCHAFGARBE *(Achillea millefolium)*

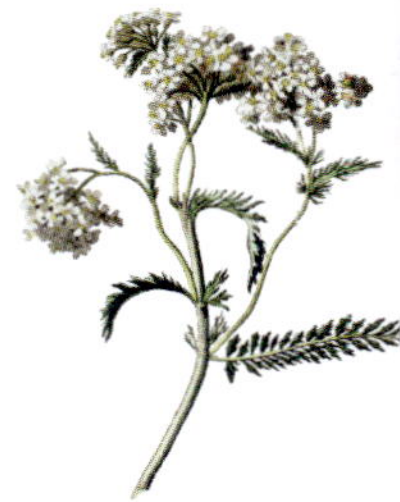

Als Badezusatz wird die Schafgarbe bei juckenden, entzündlichen Hauterkrankungen, zur Wundheilung, bei Rückenschmerzen (Volksmedizin; aufgrund des Aussehens der Blätter, da sie wie eine Wirbelsäule aussehen), Durchblutungsstörungen und in Form von Sitzbädern bei psychovegetativ bedingten schmerzhaften Krampfzuständen im kleinen Becken angewendet.

THYMIAN *(Thymus vulgaris)*

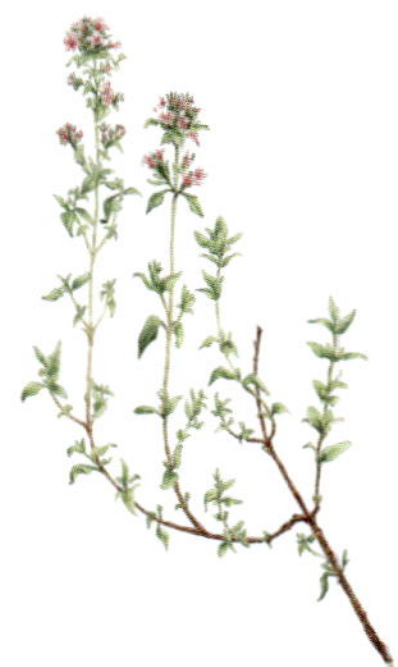

Ein Thymianbad ist leicht hautreizend und wirkt dadurch anregend bei niedrigem Blutdruck. Durch sein ätherisches Öl hat er eine antibakterielle und wundheilende Wirkung und lässt sich dadurch sehr gut bei Erkältungserkrankungen und kleineren Wunden einsetzen.

WEISSDORN *(Crataegus div.)*

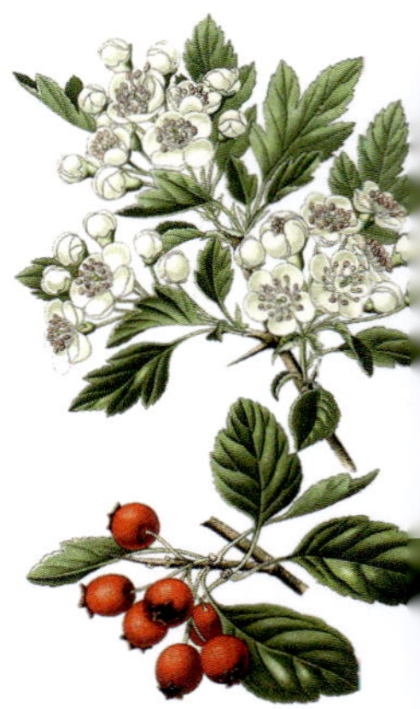

Sowohl der ein- als auch der zweigriffelige Weißdorn werden in der Volksmedizin verwendet. Eine Teezubereitung als Badezusatz wirkt beruhigend bei Reizbarkeit und Stress und lindernd bei Durchblutungsstörungen. Zur Linderung von Herzrhythmusstörungen muss der Tee getrunken werden.

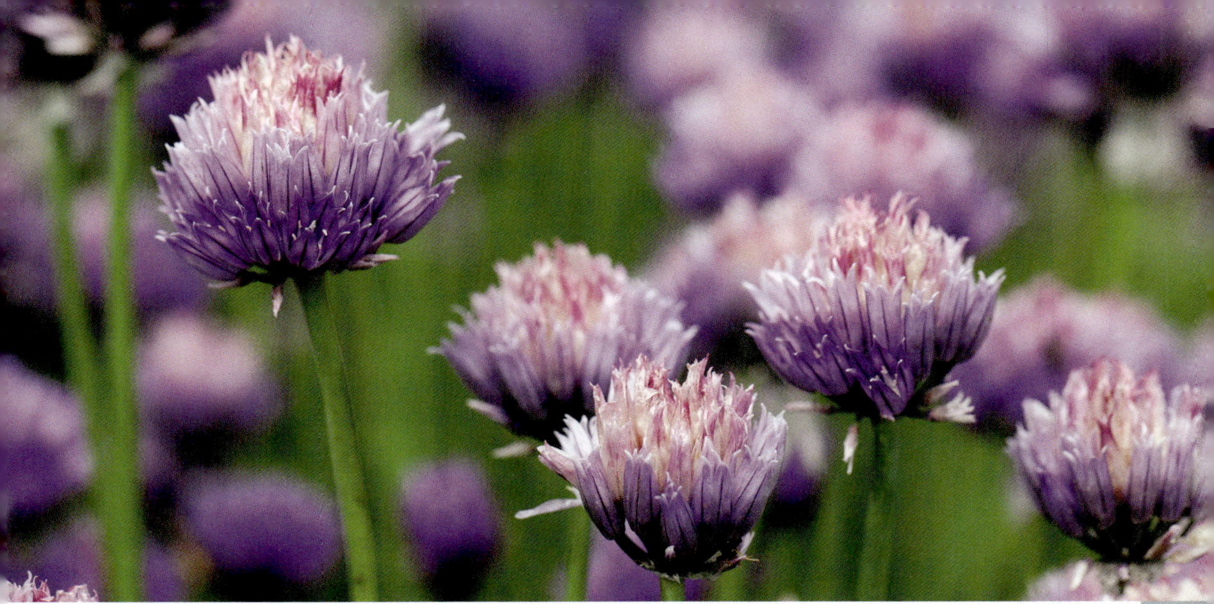

Pflanzliche Antibiotika

Bereits seit der Antike wird die antibakterielle Heileigenschaft von Pflanzen zur Bekämpfung und Hemmung schädlicher Keime genutzt.

Alle Pflanzen müssen sich täglich gegen eine nicht enden wollende Flut von Bakterien, Pilzen, Viren und anderen Mikroorganismen zur Wehr setzen. Sie haben aus diesem Grund Inhaltsstoffe entwickelt, die gegen schädliche Keime wirken. Einige Pflanzen besitzen Stoffe, die besonders effektiv sind. Hierzu zählen vor allem alle Kreuzblütengewächse, wie z. B. die Kresse, das Barbarakraut, Meerrettich und Kohl, sowie die Lauchgewächse.

Hierbei sind allen voran die Küchen-Zwiebeln und Knoblauch zu nennen. Meist wirken scharfe Senfölglykoside, dann wieder ätherische Öle oder eine Kombination aus verschiedenen ätherischen Ölen.

Auch wenn im Labor hergestellte Antibiotika durchaus ihre Vorteile haben, so sind sie dennoch gegenüber den pflanzlichen Antibiotika in einigen Bereichen im Nachteil.

So gibt es immer mehr antibiotikaresistente Infektionen, denen man gerade mit Pflanzen beikommen kann, wie z. B. mit einem Oliven- oder Ölbaumblätterextrakt.

Sanft zu guten Bakterien

Pflanzliche Antibiotika wirken zudem direkt gegen die krankheitsverursachenden Erreger. Sie schädigen die für unsere Gesundheit nützlichen Bakterien nicht, sodass eine innerliche Anwendung die Darmflora nicht negativ beeinträchtigt und bei einer äußerlichen Anwendung das gesunde Hautmilieu erhalten bleibt.

Antibakterielle Pflanzen fördern zudem die Wundheilung und verzögern diese nicht. Letztlich versorgen sie unseren Körper sogar mit vielen wichtigen Vitaminen und Mineralstoffen, was ein synthetisches Antibiotikum nicht kann.

Es muss jedoch ganz deutlich gesagt werden, dass bei extremen bakteriellen Erkrankungen synthetische Antibiotika schneller, gezielter und intensiver wirken als pflanzliche. In diesen Fällen nimmt man die Nebenwirkungen gerne in Kauf.

Bei weniger starken Infektionen besteht jedoch die Möglichkeit auf die Natur zurückzugreifen.

ECHTE ALOE *(Aloe vera)*

Das aus dem Wasserspeichergewebe der Blätter gewonnene Gel und der Saft wirken nicht nur als natürliches Antibiotikum stark antibakteriell. Die circa 160 heilwirksamen Stoffe der Aloe vera helfen ebenfalls bei Virus- und Pilzbefall.

Hinzu kommt eine leicht schmerzstillende, stark geweberegenerierende und feuchtigkeitsspendende Wirkung, sodass Aloe vera als hervorragendes hautpflegendes und hautheilendes Mittel eingesetzt werden kann.

ANWENDUNGSFORMEN

- Saft, Gel, Frischpflanze, Auflage, Fertigpräparate

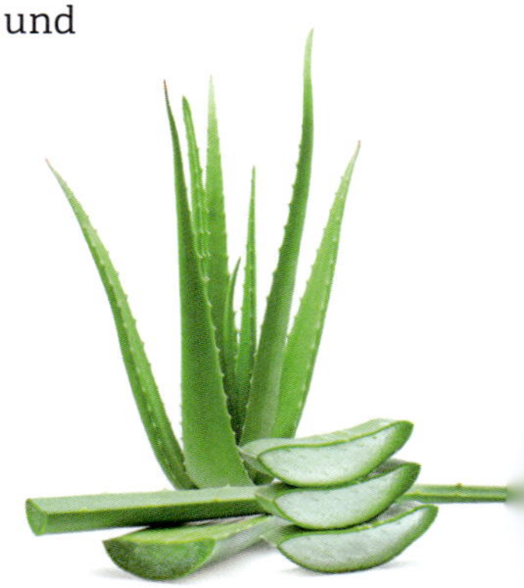

ANWENDUNGSGEBIETE

- Verbrennungen, bakterielle Hautinfektionen, Sonnenbrand
- **Außerdem**: Insektenstiche, Verstopfung, Arthritis, zur Immunsystemstimulierung, bei Haut- und Nagelpilz

ECHTER DOST *(Origanum vulgare)*

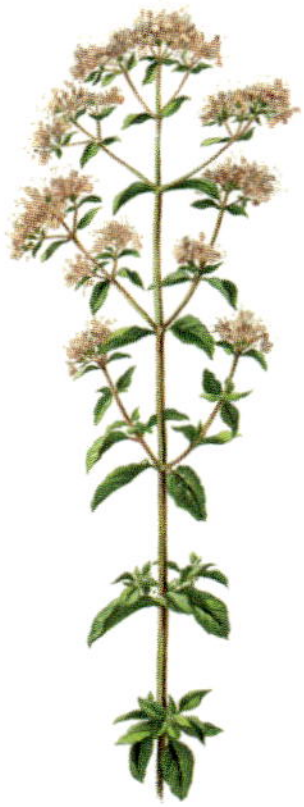

Das Öl des Oregano ist derart antibiotisch, dass es sogar mittlerweile Landwirte gibt, die ihrem Vieh in Oregano-Öl getränktes Futter geben, damit sie auf herkömmliche Antibiotika weitestgehend zum Verbraucherwohl verzichten können. Zudem wirkt Oregano appetitanregend und blähungswidrig.

ANWENDUNGSFORMEN

- Gewürzkraut, Ölauszug, ätherisches Öl

ANWENDUNGSGEBIETE

- Staphylokokken-Infektionen zB. Nasennebenhöhlenentzündungen, Wundinfektionen, entzündete Haut und Schleimhäute
- **Außerdem**: Verdauungsstörungen, regt die Gallentätigkeit an, Keuch- und Krampfhusten, Unterleibsbeschwerden

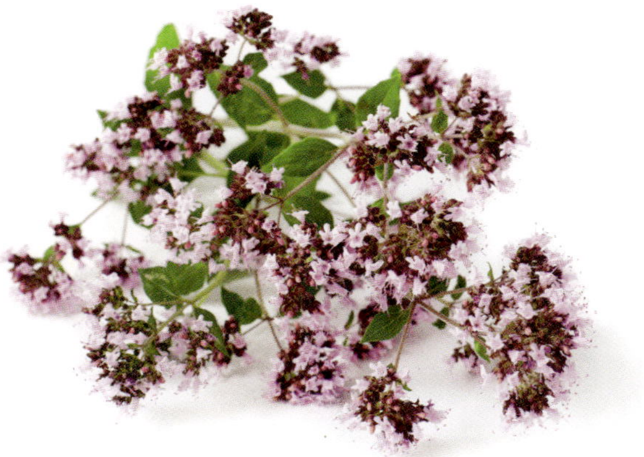

REZEPT

Haut-Dost-Öl

Lindert und heilt Entzündungen der Haut

ZUTATEN

- 2 Handvoll frischer Oregano/Dost
- 1 l gutes Olivenöl
- 1,5-l-Glasgefäß mit Schraubverschluss

ZUBEREITUNG

» Das frische Kraut nicht abbrausen, da das Öl ansonsten trüb wird. Ein kurzes Ausschütteln reicht, um trockene Pflanzenteile und Insekten herauszulösen.

» Das Kraut in das Glasgefäß geben und leicht anquetschen. Sofort mit Olivenöl aufgießen.

» Das Glas verschließen und 4–6 Wochen an einem kühlen und schattigen Ort reifen lassen.

» In verschließbare Flaschen abseihen und kühl aufbewahren. Das Öl ist ungefähr 1 Jahr haltbar.

ANWENDUNG

- Das Öl in die Hände geben und leicht anwärmen, dann dünn auf die betroffene Hautstelle auftragen.
- Mehrmals täglich verwenden.
- Die Haut nicht dauerhaft überfetten, sondern darauf achten, dass die verwendete Ölmenge einzieht.

INGWER *(Zingiber officinale)*

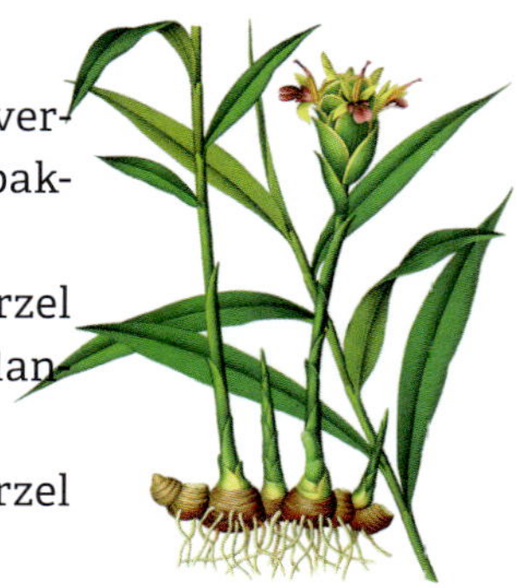

Die Wirkstoffe Shogaol, Zingerone und Gingerol sind verantwortlich für den scharfen Geschmack und die antibakterielle Wirkung der Ingwerwurzel.

Getrocknet oder gekocht sind diese Stoffe in der Wurzel noch wirksamer als bei der Verwendung der frischen Pflanze. Ingwer wirkt zudem stark schleimlösend.

Die maximale **Verzehrmenge** liegt bei 50 g Frischwurzel oder 5 g Pulver pro Tag.

ANWENDUNGSFORMEN

- Frisch, getrocknet, Tee, Tinktur, Pulver, Sirup, Gewürz, Fertigpräparate

ANWENDUNGSGEBIETE

- Grippale Infekte, Erkältung, Husten, Entzündungen der Magen-Darm-Schleimhaut.
- **Außerdem**: Reiseübelkeit, leichte Schmerzen, Einschlafstörungen, erhöhte Blutzuckerwerte, Kreislaufprobleme. Verbessert die Herzleistung.

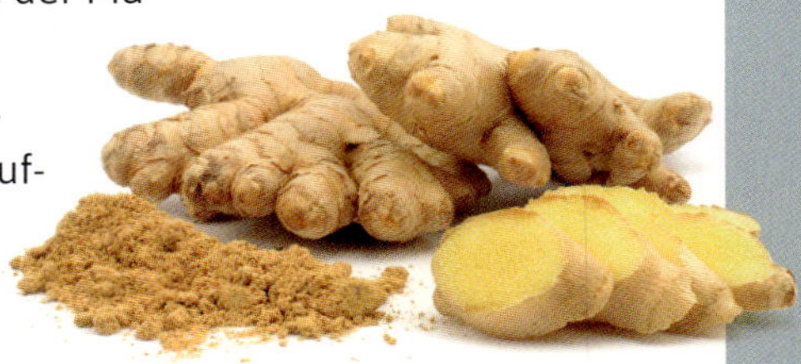

REZEPT

Zwiebel-Ingwer-Thymian-Husten-Sirup

Reizlindernd, antibakteriell

ZUTATEN

- 250 g Küchen-Zwiebeln
- 2 EL getrockneter Thymian
- ca. 5 cm frische Ingwerwurzel
- 150 g Bio-Rohrzucker
- 250 ml Wasser
- Glasflasche

ZUBEREITUNG

» Die Küchen-Zwiebel in kleine Würfel schneiden. Die Ingwerwurzel schälen und reiben.

» Zwiebelwürfel, Ingwer, Thymian, Zucker und Wasser zusammen in einen Topf geben und alles aufkochen.

» Anschließend die Hitze ausschalten, den Topf auf der Platte belassen und den Sud 10 Minuten abgedeckt ziehen lassen.

» Durch einen feinen Kaffee- oder Teefilter in eine Glasflasche gießen.

» Nach dem Abkühlen im Kühlschrank aufbewahren. Der Sirup ist etwas 6 Monate haltbar.

ANWENDUNG

- Kinder nehmen 3 Mal täglich 1 TL
- Erwachsene 3–5 Mal täglich 1–2 TL Sirup ein, so lange, bis die Beschwerden abgeklungen sind.

ISLÄNDISCHES MOOS *(Cetraria islandica)*

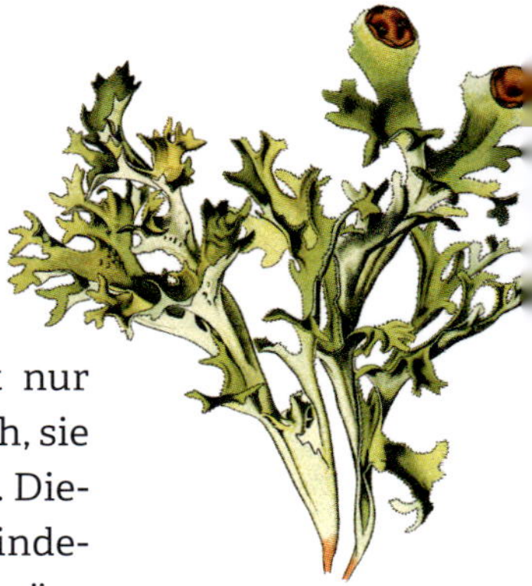

Verschiedene sogenannte Flechtensäuren sind nicht nur für den bitteren Geschmack des Mooses verantwortlich, sie wirken zugleich auch antibiotisch und keimhemmend. Diese Bitterstoffe und Schleimstoffe unterstützen die Linderung der Beschwerden und Heilung vor allem von entzündeten Schleimhäuten im Mund- und Rachenraum, sowie von Reizungen der Magen-Darm-Schleimhaut.

Insgesamt spricht man dem Isländischen Moos in der Volksheilkunde eine belebende und stärkende Wirkung zu.

ANWENDUNGSFORMEN

- Lutschbonbons, Fertigpräparate

ANWENDUNGSGEBIETE

- Schleimhautentzündungen im Mund- und Rachenraum, Darminfektionen
- **Außerdem**: Reizhusten, zur Immunsystemstimulierung, Verdauungsstörungen

KAMILLE *(Matricaria chamomilla)*

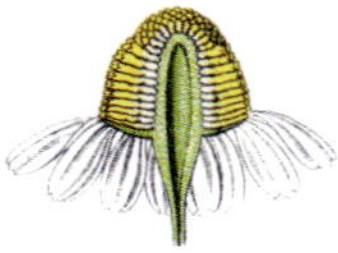

Die Kamille heilt vor allem durch das Zusammenspiel all ihrer heilwirksamen Inhaltsstoffe und zählt zu den pflanzlichen Antibiotika mit sehr breitem Wirkspektrum. Zudem gilt sie als beruhigend, austrocknend, schmerzlindernd, schweiß- und harntreibend sowie harmonisierend.

Bitte immer an die vorgeschriebene Dosierungsanleitung halten, denn Medizinalkamille (im Gegensatz zu Genusstee-Kamille in Beuteln aus dem Supermarkt mit geringem Anteil heilender Inhaltsstoffe), kann man sehr schnell überdosieren. Innerlich eingenommen verursacht sie dann starke Bauchkrämpfe und Übelkeit und äußerlich verwendet, starke Reizungen, weshalb sie nicht als Auflagekompresse auf dem Auge bei Bindehautentzündung verwendet werden sollte. (*Siehe mehr dazu J. Koch, Alte Heiler, Freya Verlag 2016, 142 ff.*)

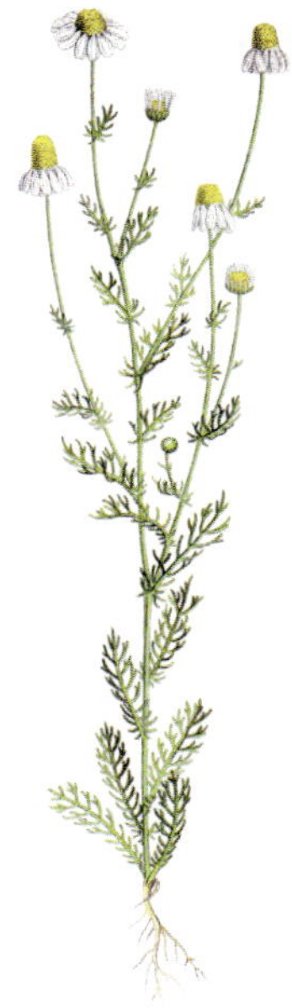

ANWENDUNGSFORMEN

- Tee, Tinktur, Salben, Waschungen, Bäder, Öl, Inhalation

ANWENDUNGSGEBIETE

- Bakterielle Haut-, Schleimhaut- und Atemwegsentzündungen, Entzündungen in der Mundhöhle und Magen-Darm-Entzündungen
- **Außerdem**: Asthma, Magenkrämpfe, Neuralgien, Reizdarm und Reizmagen, als leichtes Beruhigungsmittel

KAPUZINERKRESSE *(Tropaeolum majus)*

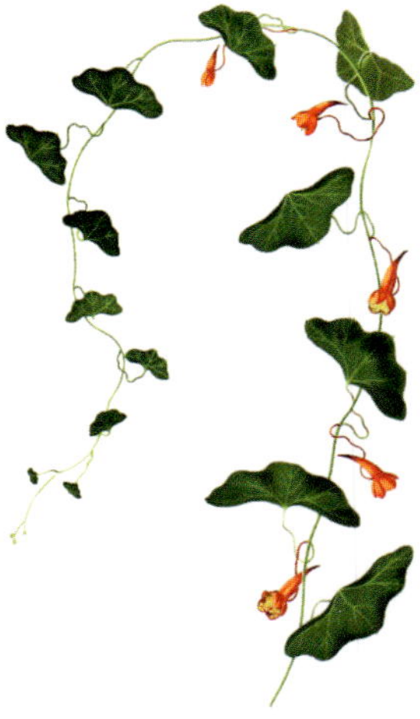

Der Hauptwirkstoff der Kapuzinerkresse ist Benzylsenföl. Dieses ist als ein pflanzliches Antibiotikum mit einem sehr breiten Wirkspektrum bekannt.

Es hemmt die Vermehrung von Bakterien und sogar von Viren und tötet vorhandene Bakterien wirkungsvoll ab.

Äußerlich angewendet haben zerdrückte Blüten und Blätter eine durchblutungsfördernde Wirkung und lindern Muskelschmerzen und Prellungen.

ANWENDUNGSFORMEN

- Frische Blüten und Blätter, Fertigpräparate

ANWENDUNGSGEBIETE

- Bakterielle Harnwegs- und Atemwegsentzündungen
- **Außerdem**: Muskelschmerzen und Prellungen

KNOBLAUCH *(Allium sativum)*

Abgesehen von der hervorragenden Wirkung gegen Bakterien ist Knoblauch krampflösend, blutverdünnend, schleimlösend, leicht blutdrucksenkend und wurmwidrig. Auch bei Magen-Darm-Störungen wie Blähungen und Durchfall sowie Lungenschwäche und Asthma wird Knoblauch eingesetzt.

Die empfohlene Tagesmenge sollte über einen längeren Zeitraum circa 4 g frischen Knoblauch oder 1 g Knoblauchtrockenpulver betragen.

Menschen mit empfindlichem Magen reagieren auf größere Mengen frischen Knoblauchs mit Übelkeit und Magenkrämpfen!

ANWENDUNGSFORMEN

- Gewürz, Tinktur, Fertigpräparate, Saft, Pulver

ANWENDUNGSGEBIETE

- Grippale Infekte, Entzündungen der Atemwege und des Magen-Darm-Traktes
- **Außerdem**: Wurmbefall, erhöhter Blutdruck, zur Senkung der Blutfettwerte, Magenkrämpfe, festsitzender Husten, Asthma

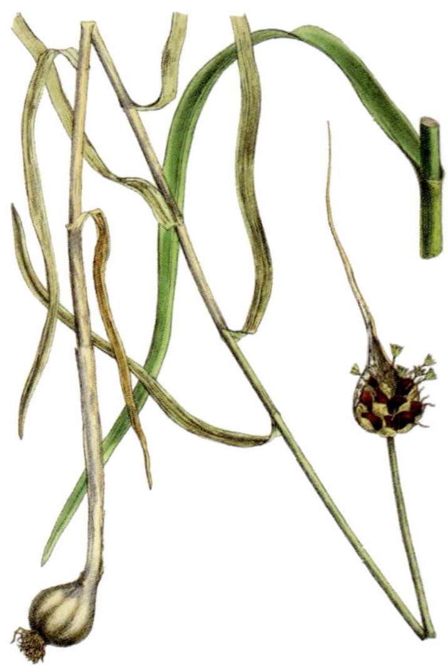

KÜCHEN-ZWIEBEL *(Allium cepa)*

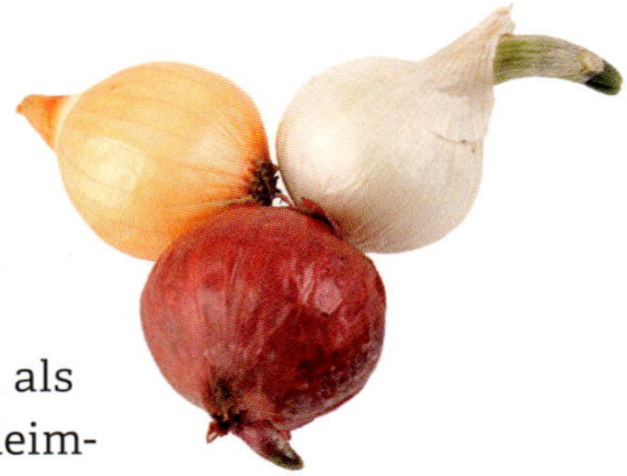

Für die gewöhnliche Küchen-Zwiebel wurden antibakterielle Eigenschaften wissenschaftlich nachgewiesen!

Das ist aber noch längst nicht alles. Der Zwiebel als natürlichem Antibiotikum wird zusätzlich eine schleimlösende, auswurffördernde, harntreibende, krampflösende, blutverdünnende und harmonisierende Wirkung zugeschrieben.

ANWENDUNGSFORMEN

- Gewürz, Saft, Sirup, Auflage, Tee, Lutschbonbons

ANWENDUNGSGEBIETE

- Husten, entzündete Wunden
- **Außerdem**: Ohrenschmerzen, Insektenstiche, Asthma, Vorbeugung altersbedingter Gefäßveränderungen, zur Verdauungsanregung, bei hohen Blutfettwerten, hohem Blutdruck

MEERRETTICH *(Armoracia rusticana)*

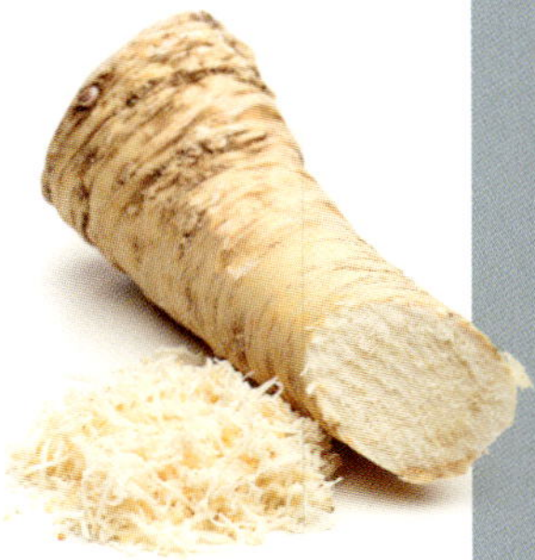

Meerrettich wirkt vor allem durch Senfölglykoside. Sie hemmen das Wachstum von Bakterien, Viren und Pilzen. Da Meerrettich einen hohen Anteil dieser Senfölglykoside aufweist, ist er besonders breit einsetzbar.

Nachgewiesen ist eine Wirkung gegen 13 verschiedene Keime, darunter befinden sich auch einige besonders gefährliche Erreger. Zusätzlich wird der Meerrettich als harntreibendes, lokal durchblutungsförderndes und verdauungsförderndes Mittel eingesetzt.

ANWENDUNGSFORMEN

- Meerrettichessig, Breiumschläge, Gewürz

ANWENDUNGSGEBIETE

- Chronische Bronchitis, grippale Infekte, Nebenhöhlenentzündung, Harnwegsinfekte
- **Außerdem**: rheumatische Beschwerden, Insektenstiche und Kopfschmerzen

NIEMBAUM *(Azadirachta indica)*

Niembaum-, auch bekannt als Neembaumöl, ist ein starkes pflanzliches Antibiotikum.

Es wirkt auch antiviral, virostatisch, insektizid z. B. gegen Läuse; pilzhemmend und pilzabtötend.

Es soll sogar spermizid wirken und dementsprechend bei der Empfängnisverhütung einsetzbar sein.

ANWENDUNGSFORMEN

- Ätherisches Öl und Samen äußerlich; Blätter auch innerlich; Gurgellösung, Spülung, Waschungen, Inhalation, Salbe, Tinktur

ANWENDUNGSGEBIETE

- Erkältungserkrankungen, entzündete Haut- und Schleimhaut
- **Außerdem**: Zahnfleischwunden, Hautpilze, Kopfschuppen, Warzen, Kopfschmerzen, Neuralgien, Durchfall, Kopfläuse

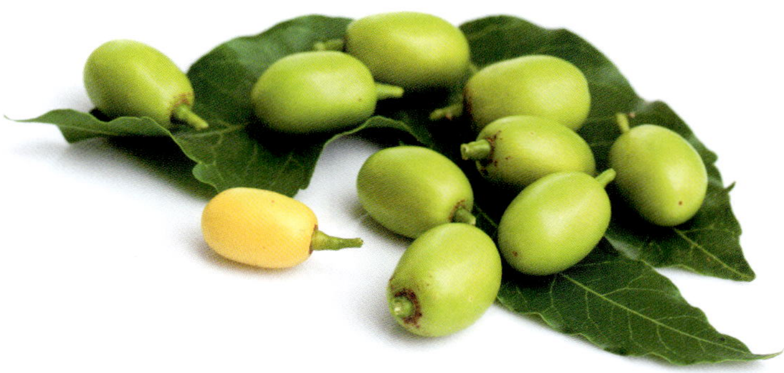

Niembaumöl-Inhalation bei Schnupfen

Antibakteriell, lindert Erkältungsbeschwerden

ZUTATEN

- 1 Handvoll Niembaumblätter und -ästchen (aus der Apotheke) oder 3–5 Tropfen ätherisches Niembaumöl
- circa 2 l Wasser
- Schüssel
- Handtuch

ZUBEREITUNG

» Das Wasser aufkochen.

» Das heiße Wasser in die Schüssel gießen.

» Die Kräuter bzw. 3–5 Tropfen ätherisches Öl hinzufügen.

ANWENDUNG

- Zunächst in sicherem Abstand zum heißen Dampf die aufsteigenden heilenden Dämpfe einatmen (z. B. durch Zufächeln). Wenn das Wasser weiter abgekühlt ist, den Kopf zeltartig abdecken und über die Wasserschüssel halten.
- Die Wirkung einer Inhalation hält ungefähr 4 Stunden an, dann die Anwendung wiederholen.

ACHTUNG

- Kinder nicht unbeaufsichtigt inhalieren lassen.
- Vorsicht mit dem heißen Wasserdampf und den reizenden Dämpfen des ätherischen Öls.
- Augen immer geschlossen halten.

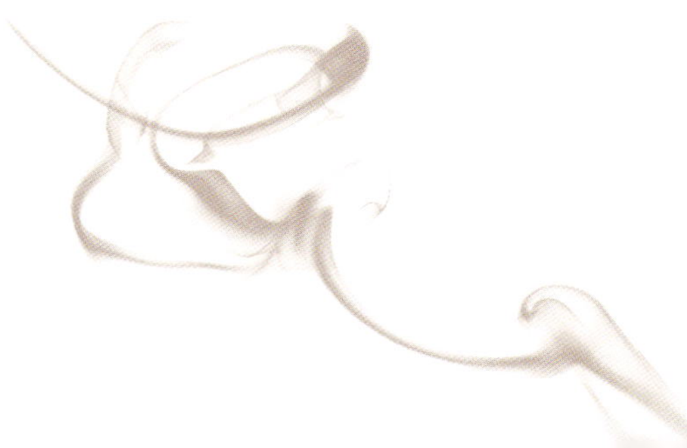

ÖLBAUM *(Olea europaea)*

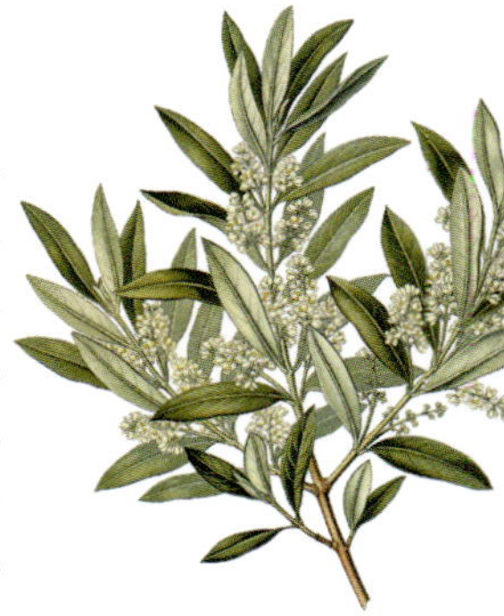

Ölbaumblätter, besser bekannt unter dem Namen Olivenbaumblätter, werden traditionell im Mittelmeerraum als antibakterielles Mittel gegen Entzündungen eingesetzt. Vor allem bei Hautentzündungen und schlecht heilenden Wunden gab und gibt man heute noch 1 Handvoll Blätter in 1 Liter kochendes Wasser und lässt diese 30 Minuten ziehen. Die abgeseihte und abgekühlte Flüssigkeit streicht man mehrmals am Tag auf die entzündeten Hautstellen.

ANWENDUNGSFORMEN

- Sud für Auflagen, Olivenblattextrakte als Fertigpräparat

ANWENDUNGSGEBIETE

- Entzündungen allgemein, auch bei antibiotikaresistenten Infektionen
- **Außerdem**: Schutz vor einigen Giften und einer Fettleber, antioxidativ, lindernd bei Diabetes

ECHTER SALBEI *(Salvia officinalis)*

Salbei zählt zu den pflanzlichen Antibiotika, die zusätzlich nachgewiesenermaßen leicht krampflösend, schweißhemmend und adstringierend wirken.

Vor allem zum Gurgeln und Spülen bei Rachenentzündungen und als Tee bei Verdauungsbeschwerden mit Völlegefühl wird Salbei seit alters her traditionell verwendet.

ANWENDUNGSFORMEN

- Tee, Tinktur, Lutschbonbons, Inhalation, Bäder, Waschungen

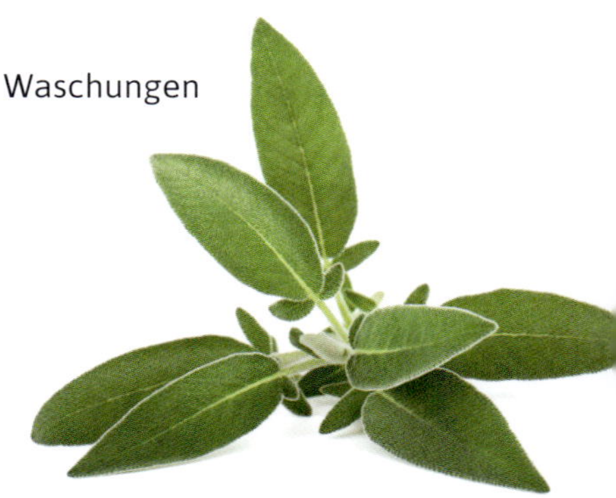

ANWENDUNGSGEBIETE

- Entzündete Mund- und Rachenschleimhaut, Mandelentzündung, Husten
- **Außerdem**: Wechseljahres- und Verdauungsbeschwerden, Bauchkrämpfe, Durchfall, bei Nachtschweiß, nervöser Unruhe, Erschöpfungszuständen, Appetitmangel

ECHTER THYMIAN *(Thymus vulgaris)*

Vor allem das in Thymian in sehr hoher Konzentration enthaltende ätherische Öl Thymol wirkt stark keimtötend und damit antibiotisch. Zudem spricht man dem Thymian eine geruchshemmende, krampflindernde, schleimlösende und auswurffördernde Wirkung zu.

Thymian gehört deswegen in jede Kräuterhausapotheke.

ANWENDUNGSFORMEN

- Tee, Tinktur, Gewürzkraut, Lutschbonbons, Waschungen, Bäder, Salben

ANWENDUNGSGEBIETE

- Chronische Bronchitis, Keuchhusten, Entzündungen im Mund- und Rachenraum, Mandelentzündung
- **Außerdem**: Magen-Darm-Störungen, Mundgeruch, Leberschwäche, Rheuma, Menstruationsstörungen, Wechseljahresbeschwerden

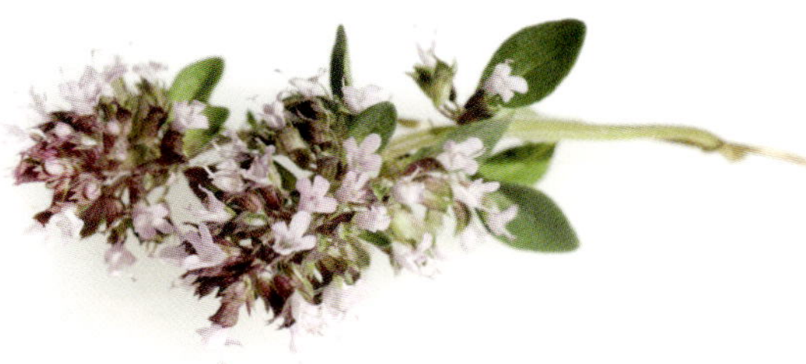

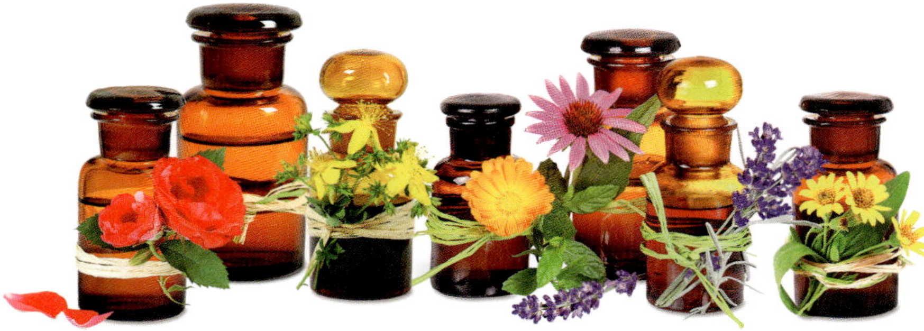

Ätherische Öle – Die Seele der Pflanzen

Seit über 5000 Jahren verwendet der Mensch ätherische Öle als Parfüm, für spirituelle Zwecke und zur physischen und psychischen Heilung.

Düfte können auf unterschiedliche Art und Weise angewendet werden und wirken. Sie gelangen über die Atmung durch Inhalation, über die Haut durch Massage, Auflagen und Waschungen oder durch den Mund als Tee oder Gewürz in unseren Körper.

Egal welchen Weg ätherische Öle nehmen sollen, wichtig ist, dass es sich um 100 %ig naturreines Öl handelt, das noch nicht das Haltbarkeitsdatum überschritten hat.

Der Knoblauchöl-Beweis

Durch ihren fettlöslichen und kleinmolekularen Charakter gelangen ätherische Öle mühelos durch die Schutzbarriere unserer Haut. Dass dies wirklich so ist, lässt sich leicht beweisen. Reiben Sie sich doch einmal mit einer frisch angeschnittenen und angequetschten Knoblauchzehe die Fußsohle ein.

Bereits nach 30–60 Minuten kann der typische Knoblauchgeruch über den Atem wahrgenommen werden. Reiben Sie die Knoblauchzehe über die Haut in der Leistengegend oder hinter dem Ohr, dann genügen nur wenige Minuten und der Knoblauchatem ist bemerkbar, weil die Haut an diesen Stellen dünner ist als unter den Füßen.

Ätherische Öle gelangen direkt über die Haut oder den Magen-Darm-Trakt in den Blutkreislauf und werden später über die Nieren, die Leber und die Lunge wieder ausgeschieden.

Massagen und Auflagen

Für Massagen und Auflagen werden ätherische Öle grundsätzlich stark verdünnt, mit sogenannten Trägerölen wie Jojoba- oder Olivenöl. Dies ist erforderlich, da bei der Anwendung von unverdünntem, reinem ätherischem Öl durchaus Nebenwirkungen auftreten, weshalb auch der Kontakt mit den Schleimhäuten zu vermeiden ist.

- Bereits 5 Tropfen ätherisches Öl auf 50 ml Trägeröl reichen aus, um die gewünschte Wirkung zu erzielen.

Raumspray und Aromalampe

Genauso sparsam wie bei Massagen und Auflagen dosiert man ätherische Öle bei der Anwendung als Raumspray oder in der Aromalampe.

Eine Wohnraumaromatisierung mithilfe von Sprays, die ätherische Öle enthalten, wirkt direkt über die Nase und beeinflusst das zentrale Nervensystem. Dadurch werden körpereigene Botenstoffe ausgeschüttet, die beispielsweise beruhigend oder schlaffördernd sind, wie Lavendel- oder Kamillenöl es ist.

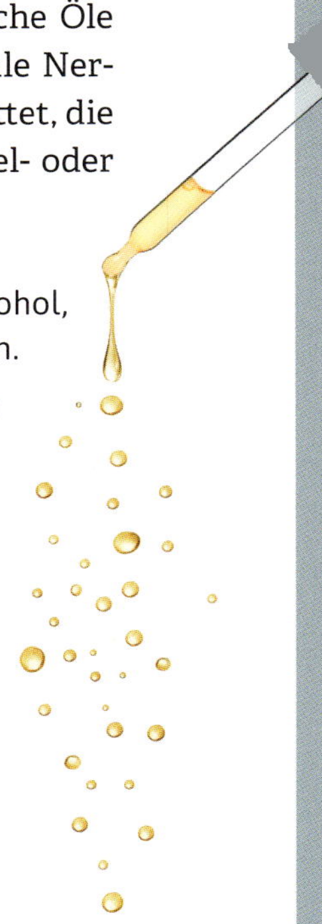

» Eine **Sprühflasche** mit 100 ml Fassungsvermögen sollte 2 ml 70 % Alkohol, 98 ml destilliertes Wasser und 15–20 Tropfen ätherisches Öl enthalten.

» In der **Aromalampe** reichen sogar 1–2 Tropfen für einen mittelgroßen Raum völlig aus. Dabei sollte die Beduftung 1–2 Stunden nicht überschreiten und anschließend gut gelüftet werden.

Wer diese Grundregeln beachtet, wird beim Ausprobieren ätherischer Öle viel Freude haben.

ANWENDUNGSBEISPIELE

Ätherische Öle bei **Erkältungserkrankungen**
- Lavendel, Thymian, Fichte, Salbei, Pfefferminze, Ysop

Ätherische Öle zur **Konzentrationssteigerung**
- Rosmarin, Zitronenverbene, Fichte, Grapefruit, Kiefer, Basilikum

Ätherische Öle zur **Beruhigung** und **gegen Stress**
- Lavendel, Rose, Melisse, Orange, Sandelholz, Vanille, Mandarine, Zimt

Ätherische Öle, die **schlechte Gerüche vertreiben**
- Salbei, Lavendel, Bergamotte, Geranie, Mandarine

Allergiker, Schwangere und Epileptiker sollten ätherische Öle besonders sorgfältig aussuchen und sich am besten beraten lassen und den Arzt fragen.

ÜBRIGENS

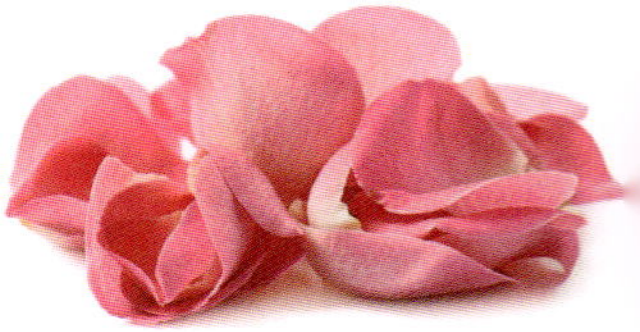

- Etwa 450! verschiedene Duftkomponenten bilden das typische Duftmuster von Rosenöl, das eine hautfreundliche, beruhigende, antivirale und Insekten abweisende Wirkung aufweist.
- Für die Gewinnung von 1 Liter Rosenöl benötigt man circa 5000 kg! Rosenblüten. Genauso verhält es sich bei der Gewinnung von Melissenöl.
- Ätherische Öle sind sogar artspezifisch, das heißt, jede Pflanzenart duftet einmalig. Die Öle können sich – wie bei Rosenöl aus 450 – aus über 400 verschiedenen Komponenten zusammensetzen und ergeben so ganz individuelle, einmalige und typische Gerüche.

Auf Duft verzichten braucht aber niemand. Nicht umsonst hieß es schon bei den alten Griechen:

Das beste Rezept für die Gesundheit besteht darin, dem Gehirn süße Düfte zuzuführen.

ANWENDUNGEN

Wannenbad mit ätherischen Ölen

(siehe auch „In Kräutern baden" Seite 182)

ZUTATEN

- 2–4 Tropfen naturreines ätherisches Öl, zum Beispiel beruhigendes Lavendelöl
- 1–2 EL Vollmilch, Sahne oder Honig (für Veganer: Kokosfett oder 1 Handvoll Meersalz)

SO GEHT'S

» Das ätherische Öl im Emulgator (Milch, Sahne, Honig, Kokosfett, Salz) auflösen.

» Dem circa 38–39 Grad warmen Badewasser zufügen.

» Im Badewasser gut vermischen.

ANWENDUNG

- Maximal 15 Minuten baden.
- Bei Erkrankungen mit Fieber oder bei Bluthochdruck sind Wannenbäder nicht angeraten!

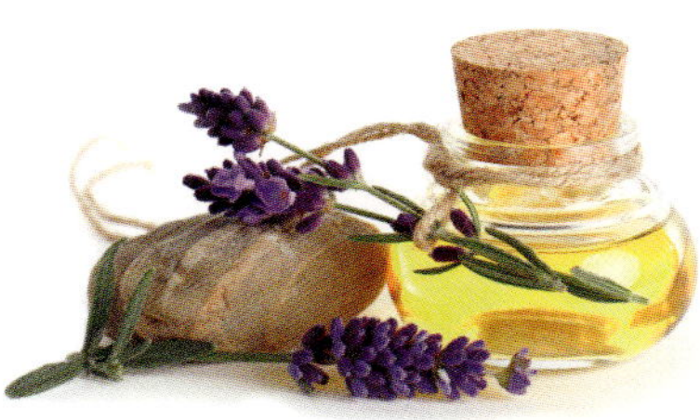

Inhalation mit ätherischen Ölen

ZUTATEN

- 2–3 EL Aromatika (Pflanzen, die genügend ätherische Öle enthalten, um eine heilende Wirkung zu entfalten, wie Pfefferminze und Salbei) oder 1–2 Tropfen ätherisches Öl
- 1 l heißes Wasser

SO GEHT'S

» Kräuter mit 1 Liter heißem Wasser übergießen und warten, bis man ohne Verbrennungsgefahr den Kopf über die Schüssel halten kann.

» Oder 1 Liter heißes Wasser in eine Schüssel geben und 1–2 Tropfen ätherisches Öl hineingeben

ANWENDUNG

- Wenn das Wasser keinen aufsteigenden Dampf mehr erzeugt und die Gefahr von Verbrennungen vermindert ist, den Kopf über das Gefäß halten und beides mit einem Handtuch bedecken. Tief einatmen.
- Wenige Minuten inhalieren reicht aus.
- Für Kinder nur bedingt geeignet. Nur unter Aufsicht der Eltern anwenden und nur mit Kräutern und nicht mit reinem ätherischem Öl.

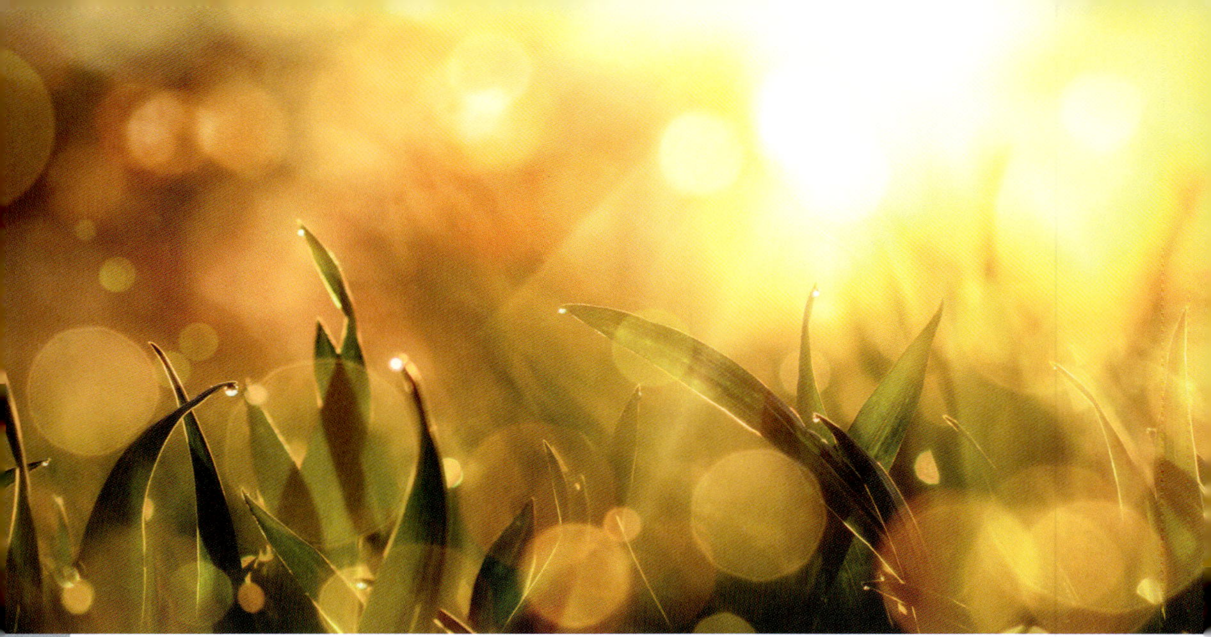

Das Sonnenvitamin – Vitamin D3 im Winter

Cholecalciferol oder einfacher gesagt Vitamin D3 ist an vielen wichtigen Prozessen in unserem Körper beteiligt. Mit der Hilfe von Sonnenlicht sind wir in der Lage, es selbst zu produzieren. Was aber machen wir im Winter, wenn die Sonne nicht ausreichend scheint?

Vitamin D3 ist unter anderem wichtig für die gesunde Funktion der Knochen, der Muskelkraft, der Nerven, des Herz-Kreislauf- und des Immunsystems.

Es wirkt dem Verlust von Kalzium zum Beispiel aus unseren Knochen entgegen – denn nur mithilfe des sogenannten Sonnenvitamins kann das in unserer Nahrung vorhandene Mineral für unseren Körper verwertbar gemacht werden.

Wer zusätzlich zum bewährten Duo Kalzium und Vitamin D3 auch noch auf eine ausreichende Magnesiumzufuhr achtet, kann die Versorgung seines Skeletts mit Kalzium weiter verbessern, denn Magnesium hilft Kalzium in den Körper zu schleusen.

Streng genommen ist Vitamin D3 kein Vitamin, sondern ein Prohormon. Es unterscheidet sich von den Vitaminen dadurch, dass es – zumindest im Sommer – nicht von außen zugeführt werden muss wie alle anderen Vitamine, sondern von uns selbst hergestellt werden kann.

Über 80 Prozent unseres täglichen Vitamin-D3-Bedarfs können wir im Sommer mit Hilfe von UVB-Strahlung selbst decken, wenn wir uns mindestens 15 Minuten täglich im Bikini oder der Badehose in die Sonne legen. Lediglich ein sehr geringer Teil wird über die Nahrung aufgenommen.

Im Winter wird es schon schwieriger genügend des Sonnenvitamins zu produzieren.

Der berüchtigte Winterblues

Vitamin-D3-Mangel ist eine häufige Ursache für den berüchtigten Winterblues, der sich durch Antriebslosigkeit und leichtere Depressionen auszeichnet. Ursache hierfür ist, dass im Winter in unseren Breiten die Sonnenintensität wesentlich geringer ist als in den südlichen Regionen der Erde.

Ein Nachteil, den hellhäutige Menschen in nördlichen Erdregionen in Bezug auf die natürliche Vitamin-D3-Bildung ein wenig damit ausgleichen, dass sie mit ihrer hellen, lichtempfindlichen Haut sehr viel schneller ausreichend Vitamin D3 produzieren als dunkelhäutige Menschen.

Doch erst bei einem UVB-Index von 3 ist genügend UVB-Strahlung vorhanden, um überhaupt das Sonnenvitamin herstellen zu können.

Im Winter erreicht die Sonneneinstrahlung im Tiefland eine solche Strahlungshöhe jedoch nicht.

Anders sieht es im Hochgebirge oder am Sandstrand im Winter aus.

Je heller die Umgebung ist, in der wir uns aufhalten, desto mehr UV-Strahlen werden auf unseren Körper reflektiert, sodass im Hochgebirgsschnee oder am Sandstrand die Strahlung häufig um das Zigfache erhöht ist.

Hier kann Vitamin D3 auch im Winter schnell gebildet werden, sodass man sogar zeitig zu einem Sonnenschutzmittel greifen sollte.

Solarienbesuche während der Wintermonate mit dem Ziel, den Vitamin-D3-Haushalt zu sichern, sind in der Regel nicht hilfreich.

Denn hier wird die Haut meist lediglich mit UVA- und nicht mit UVB-Licht bestrahlt.

Auch das Sonnen hinter einer **Fensterscheibe** hilft nicht. Da die Glasscheibe nahezu alle UVB-Anteile (bis zu 80 %) des Sonnenlichts absorbiert und damit verhindert, dass unser Körper das Sonnenvitamin bilden kann.

Auch **Sonnenschutzmittel** sind der Vitamin-D3-Bildung hinderlich. Schon ein Lichtschutzfaktor 8 blockiert die UVB-Anteile des Lichts um mehr als 95 Prozent.

Bewölkung, Smog und Ozon sind weitere Faktoren, die dafür verantwortlich sind, dass UVB-Strahlung die Haut nur abgeschwächt erreicht.

Im Winter müssen wir uns deshalb durch Nahrungsmittel, die Vitamin D3 oder D2 enthalten, weiterhelfen.

Vitamin-D-Aufnahme durch Lebensmittel

Der empfohlene Tagesbedarf liegt derzeit in Deutschland bei 20–30 Nanogramm pro Milliliter Blut. Dieser Wert wird bei gesunden Erwachsenen durch eine tägliche Zufuhr von bis zu 20 µg (800 IE) Vitamin D3 und 10 µg für Kleinkinder erreicht.

Es gibt zwei Formen von Vitamin D, die unser Körper verarbeiten kann: Vitamin D3 aus tierischen und Vitamin D2 aus pflanzlichen Lebensmitteln.

Unser Körper braucht Vitamin D3, allerdings kann pflanzliches Vitamin D2 von unserem Körper in D3 umgewandelt werden und ist damit für uns ebenfalls verwendbar.

Vor allem fette Fischsorten, Lebertran, Milchprodukte und Eier, aber auch einige Pilzsorten enthalten große Mengen Vitamin D.

Kalbsleber	100 g enthalten	0,3 µg
Butter	100 g enthalten	1,0 µg
Gouda	100 g enthalten	1,3 µg
Rinderleber	100 g enthalten	1,7 µg
Champignons	100 g enthalten	2,0 µg
Pfifferlinge	100 g enthalten	2,0 µg
Hühnerei	100 g enthalten	2,9 µg
Avocado	100 g enthalten	5,0 µg
Hering	100 g enthalten	25,0 µg
Lebertran	10 ml enthalten	30,0 µg
Aal, geräuchert	100 g enthalten	90,0 µg

Eine Überdosierung kann zu einer Hyperkalzemie führen, da Vitamin D3 für die Aufnahme von Kalzium aus der Nahrung verantwortlich ist.

Nierensteine und Nierenversagen können die Folge sein, deswegen ist es wichtig, bei Nahrungsergänzungsmitteln auf die richtige Dosierung zu achten.

Zurzeit leiden allerdings über 60 % der deutschen Bevölkerung unter einem Vitamin D3-Mangel, vor allem im Winter.

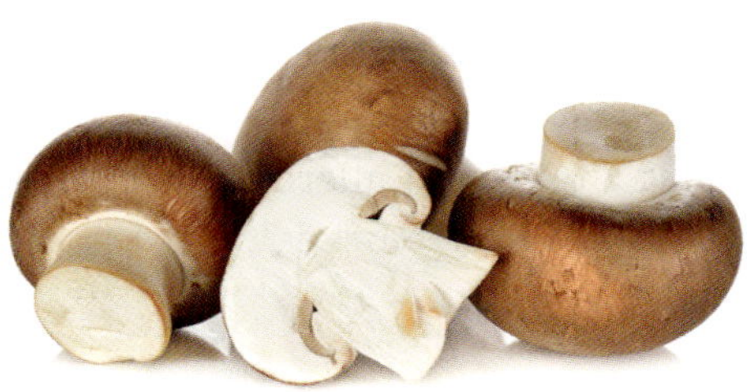

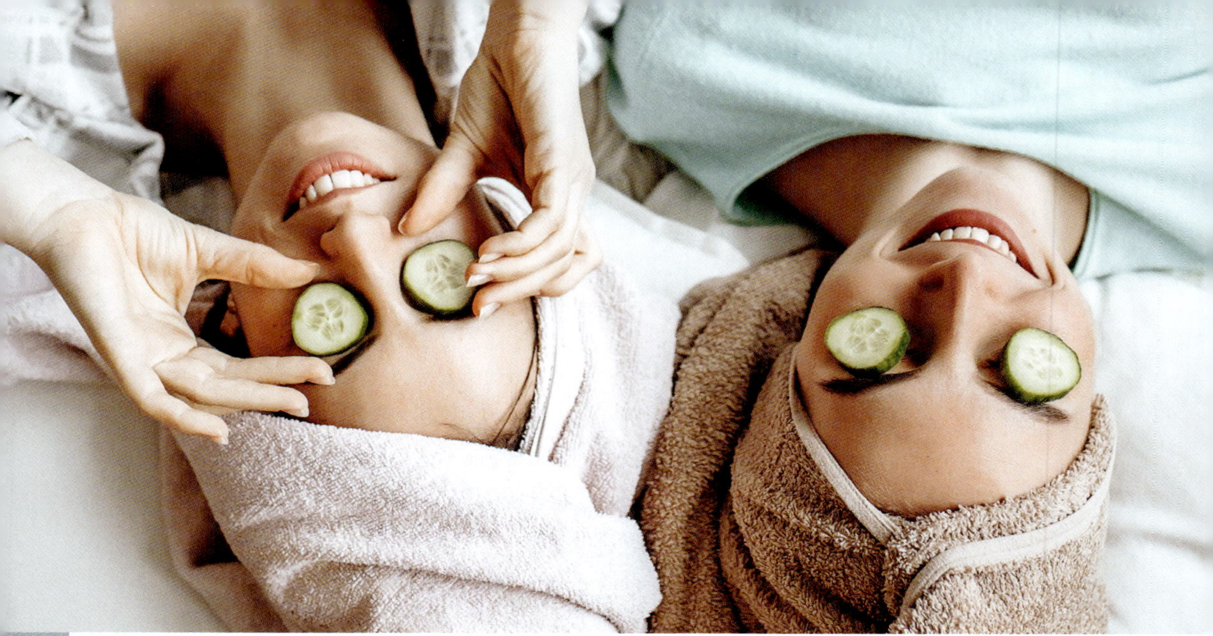

Augenpflege

Eine ebenmäßige, strahlende und schöne Gesichtshaut rund um die Augen sorgt für ein attraktives und gesundes Aussehen. Geschwollene Augen, kleine Fältchen, dunkle Augenringe und Tränensäcke stören hier nur.

Die Haut rund um die Augen ist ungefähr zehn Mal dünner als an der Wangenpartie. Das allein macht schon deutlich, wie empfindlich diese Hautareale wirklich sind.

Die Augenpartie ist ein Spiegel unserer Fitness und Probleme lassen sich selbst mit einem deckenden Make-up nicht ganz verbergen.

Wer kennt sie nicht, die Frage: Na, nicht gut geschlafen heute Nacht?

Und dieses verschmitzte Grinsen der Freunde oder Arbeitskollegen. Weil genau das nahezu jedem unangenehm ist, gibt es unzählige kosmetische Präparate, die versprechen, Augenringe, Tränensäcke, geschwollene Augen und Fältchen schnell und dauerhaft verschwinden zu lassen.

Da diese Probleme aber nicht neu sind, gibt es auch eine ganze Reihe volksmedizinischer Hilfen, die sich ebenfalls gut bewährt haben und zumeist kostenlos oder sehr günstig sind.

Hilfe bei Augenfältchen

Die Neigung zu Fältchen um die Augen herum ist genetisch festgelegt!

Dagegen kann man nichts machen, auch wenn es noch so viele Mittelchen im Handel versprechen – es geht nicht. Dass sie mit zunehmendem Alter vermehrt auftreten, ist ebenfalls normal, denn das Kollagen in unserer Haut wird stetig weniger. Gegen hübsche Lachfalten möchte ohnehin kaum jemand etwas unternehmen. Was aber hilft bei tiefen Furchen und trockener Haut rund um die Augen?

Eine sehr große Rolle spielen hierbei Lebensführung und die Flüssigkeitszufuhr.

Beides Punkte, die sich leicht und schnell positiv verändern lassen und einen enormen Effekt haben.

Rauchen treibt den Alterungsprozess der Haut extrem stark an, es ist einer der stärksten Auslöser für vorzeitige Faltenbildung. Stress, Sorgen, häufige Solarienbesuche und zu lange Sonnenbäder sind ebenfalls kritisch zu bewerten. Durch schnelle und große Gewichtsreduktion entstehen ebenfalls zunächst tiefe Falten, da sich dadurch das Volumen der Fettzellen stark verringert.

Gegenmaßnahmen brauchen Zeit, bis sie eine Wirkung zeigen. Auf Dauer sind sie aber das beste Mittel für eine glatte Haut um die Augen herum.

Etwas schneller geht es mit der richtigen Flüssigkeitszufuhr, und zwar sowohl von innen als auch von außen.

Ausreichend trinken ist ein wirkungsvoller Faltenschutz.

Wenn der Körper unter Wassermangel leidet, ist die Haut eines der ersten Erkennungszeichen dafür. Täglich bis zu 3 Liter, am besten Quellwasser (ohne Kohlensäure) und Kräutertee, sorgen für einen sehr guten Feuchtigkeitshaushalt der Haut und damit für eine elastische Körperhülle sowie für einen gut funktionierenden Körper insgesamt, da sämtliche Stoffwechselfunktionen auf eine ausreichende Wasserzufuhr angewiesen sind.

Da die Augenpartie recht wenige Talg- und Schweißdrüsen besitzt, ist sie vor Austrocknung nicht gut geschützt. Hier hilft zusätzlich Feuchtigkeit von außen in Form der klassischen aufgelegten Gurken- oder, wer sie verträgt, Apfelscheiben.

Quarkauflagen oder Joghurt mit ein wenig Honig spenden ebenfalls schnell Feuchtigkeit und können so manche Creme ersetzen.

Hilfe bei Augenringen und Tränensäcken

Tränensäcke lassen die Augen mehr als alles andere alt aussehen. Zu wenig Schlaf, Bewegungsmangel sowie Rauchen, starker Alkoholkonsum und ein fortgeschrittenes Alter sind die Hauptursachen auch für diese Erscheinung.

Tränensäcke sind nicht mit Flüssigkeit gefüllt, sondern mit Fett.

Wenn der Lymphfluss aus seinem normalen Rhythmus gerät, schwellen sie an und dies wird dann sichtbar. Auf der Liste der kosmetischen Operationen stehen Tränensäcke sehr weit oben, denn wenn sie einmal ausgeprägt vorhanden sind, hilft nicht mehr viel, um sie zu beseitigen.

Deswegen sind vorbeugende Maßnahmen auch so wichtig und sinnvoll: allem voran ausreichend Sport, eine gute, schlaffördernde Matratze, genügend Flüssigkeit und das Weglassen von Zigaretten und Alkohol.

Sanfte Augenmassagen verschaffen zusätzlich eine leichte Linderung. Dabei wird die untere Augenpartie vorsichtig mit den Fingerspitzen abgeklopft.

Für dunkle Augenringe gilt übrigens dasselbe: Angestaute Flüssigkeit verteilt sich um die feinen Verästelungen der Adern und auf der Hautoberfläche werden dann die typischen bläulichen Ringe sichtbar.

Hilfe bei müden und geschwollenen Augen und Augenlidern

So wenig man leider mit phytotherapeutischen und volksmedizinischen Mitteln gegen Tränensäcke und Augenringe unternehmen kann, so vielfältig sind die Möglichkeiten bei müden und geschwollenen Augen. Darunter leidet man meist nur vorübergehend.

Möglicherweise war die Party am Abend zuvor so gut, dass man zu lange geblieben ist, oder die Überstunden am Computer doch zu viel für die Augen und der erholsame, tiefe Schlaf wollte sich über Nacht aus einem anderen Grund nicht einstellen.

In solchen Fällen hilft vor allem Kühlung schnell und zuverlässig.

Müde und geschwollene Augen störten schon unsere Großmütter. Sie platzierten zwei Löffel in der kalten Vorratskammer oder kurz zwischen Eiswürfeln und legten diese dann auf die Augenlider. Ein toller Trick, der nicht in Vergessenheit geraten sollte.

Es schadet nicht, immer zwei Suppenlöffel im Kühlschrank aufzubewahren – um sie bei Bedarf für circa 5 Minuten auflegen zu können.

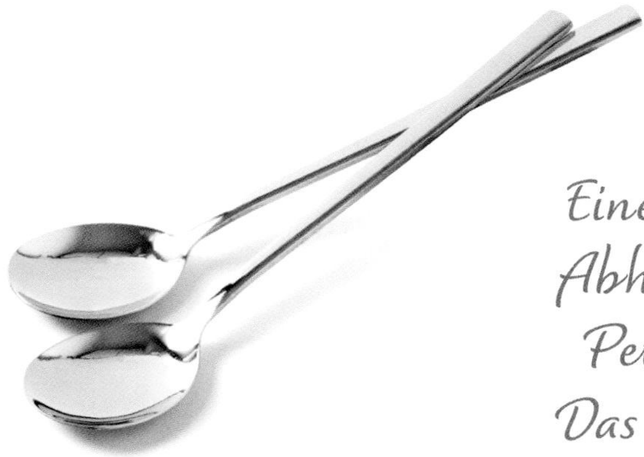

Eine weitere hilfreiche Abhilfe verschafft eine Petersilien-Auflage. Das Rezept ist auf der nächsten Seite.

REZEPT

Petersilien-Auflage

ZUTATEN

- 2–3 EL Petersilie
- 3 Eier
- 2 kleine Leinen- oder Baumwolltücher

SO GEHT'S

» Ausreichend Petersilie klein schneiden, sodass ungefähr 2–3 EL vorhanden sind.

» Eier trennen.

» Die Eiweiße mit der Petersilie verrühren.

» Die Ei-Petersilien-Masse auf die Tücher streichen.

ANWENDUNG

- Die Tücher auf die Augen legen und 5–10 Minuten wirken lassen. Müde und geschwollene Augen werden durch diese kühlenden Umschläge schnell wieder glatt. Bei regelmäßiger Anwendung kann man mit dieser Auflage durch die Feuchtigkeitszufuhr sogar die kleinen Fältchen um die Augen herum etwas vermindern.

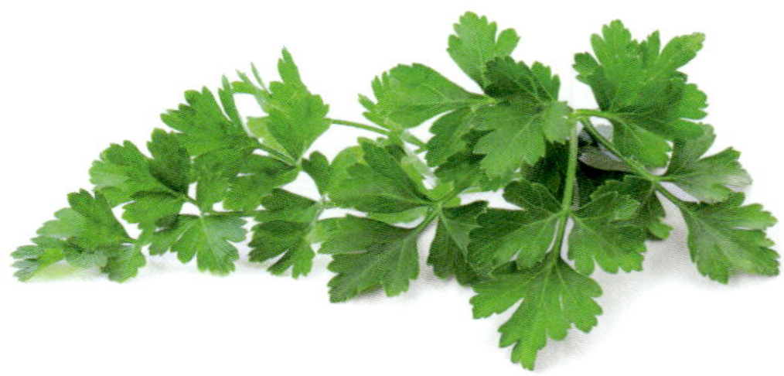

Sanfte Augenmassage

Auch bei müden und geschwollenen Augen hilft eine zusätzliche leichte Massage mit klopfenden und streichenden Bewegungen der Fingerkuppen, diesmal jedoch rund um das Auge herum. Sie entspannt und ist wunderbar wohltuend.

Wichtig ist, dass man dabei immer von innen nach außen massiert und nicht umgekehrt, da sich sonst die Symptome letztlich verstärken können.

An apple a day, keeps the doctor away

Ein Apfel am Tag erspart den Gang zum Doktor, so würde die Übersetzung dieses weisen Spruches heißen. Auch bei geschwollenen Augen sind Äpfel sehr hilfreich, denn sie enthalten viel Vitamin C, das die Durchblutung anregt, die Gefäßwände stärkt und so verhindert, dass die Augen anschwellen; deswegen jeden Tag einen frischen Apfel zur Vorbeugung essen. Oder ein anderes Obst oder Gemüse, das Vitamin-C-haltig ist, wie beispielsweise Kiwis und Rosenkohl.

Frische Luft

Gerade wer regelmäßig in geschlossenen Räumen arbeitet, sollte öfter einmal die Fenster falls möglich weit aufmachen.

Die kühle Luft wirkt straffend wie kaltes Wasser auf der Haut, der Kreislauf wird angeregt und dadurch die Durchblutung gefördert. Das Ergebnis sind nicht nur eine bessere Leistung unseres Gehirns und eine höhere Konzentrationsfähigkeit, sondern auch frische, klare Augen.

(Für Büroarbeiter, die gerade im Winter sehr häufig unter trockenen Augen zu leiden haben, siehe die Tipps unten Seite 214 ff.)

Irrtümer und Überflüssiges

Aufgrund ihrer gefäßverengenden Wirkung verwenden Models auf den Laufstegen dieser Welt für die schnelle Hilfe gegen müde und geschwollene Augen Hämorrhoidencreme. Kaltes Wasser oder kalte Gegenstände – wie beispielsweise die oben erwähnten kalten Löffel – haben jedoch dieselbe gefäßverengende Wirkung. Wer also nicht gerade in der Modelbranche unterwegs ist, kann getrost auf Hämorrhoidencreme am Auge verzichten.

Dieser Irrtum hält sich hartnäckig: Kamillentee-Beutel auf den Augen helfen bei geschwollenen und entzündeten Augen. Jeder Arzt wird Ihnen bestätigen, dass genau das Gegenteil der Fall ist.

Außerhalb der Augen ist Kamille eine wundervolle Hilfe, auch bei entzündeter Haut. Die zarte Haut um die Augen herum und die Augen selbst reagieren unglaublich sensibel. Die Inhaltsstoffe der Kamille haben eine reizende Wirkung, sodass müde Augen nach Kamillenauflagen zu entzündeten Augen werden können. Nicht zu vergessen das recht hohe Allergiepotenzial und eine Allergisierung durch die Kamille.

Gute pflanzliche Helfer sind hier beispielsweise Augentrost- und Schwarztee-Auflagen (siehe nächstes Seite).

REZEPT

Was tun gegen trockene Augen und andere Augenprobleme?

Trockene und warme Heizungsluft lässt den Tränenfilm auf den Augen verdunsten. Der Schutz gegen Krankheitserreger ist damit stark reduziert und die Folge können unangenehme Augenentzündungen sein.

Fenchel-Auflage

Zur Beruhigung, Befeuchtung und Entzündungshemmung

ZUTATEN

- 2 TL Fenchelfrüchte
- ½ l kochendem Wasser
- Wattepads oder selbst gehäkelte Pads, die nach einmaliger Anwendung bei 60 Grad gewaschen werden können

SO GEHT'S

» 2 TL Fenchelfrüchte mörsern oder mit dem Teelöffel in einer Tasse anquetschen.

» Mit ½ Liter kochendem Wasser übergießen.

» Abgedeckt 10 Minuten ziehen lassen.

» Abseihen.

ANWENDUNG

- Die Pads in den abgekühlten Fenchelsud tauchen, auf die geschlossenen Augen legen und 15 Minuten damit ruhen. Wattepads danach entsorgen, gehäkelte Pads waschen und bei erneuter Anwendung neue verwenden.
- Kann mehrmals täglich angewendet werden.

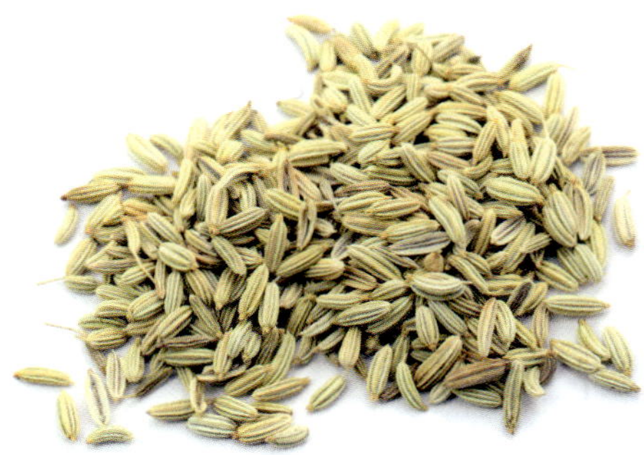

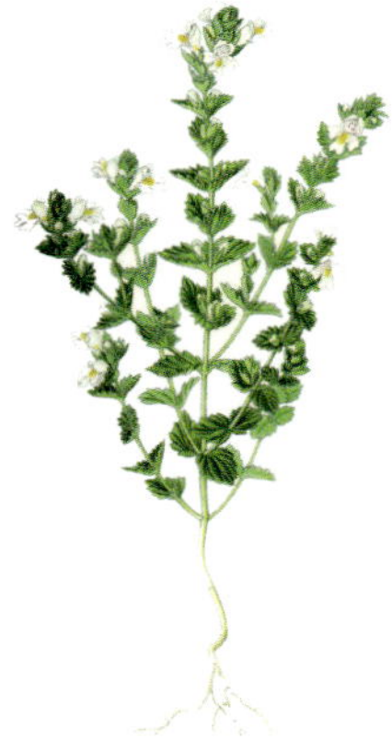

Eine Augentrost-Auflage ist ein Klassiker bei Bindehautentzündung, Gerstenkorn, Lidrandentzündung und überanstrengten, trockenen Augen.

Schon unsere Vorfahren haben diese kleine zierliche Pflanze bei Augenproblemen eingesetzt.

Hergestellt und angewendet wird die Augentrost-Auflage genauso wie die Fenchel-Auflage (siehe Rezept linke Seite).

Salbei-Auflage bei verklebten Augen

Wer seine Augen tagsüber zu sehr beansprucht, unregelmäßig geblinzelt und viele Stunden ausschließlich in trockenen, überheizten Räumen verbracht hat, der wacht häufig am Morgen mit stark verklebten Augen auf.

Der Grund: Trockene Augen bilden über Nacht vermehrt Schleim.

Abhilfe verschafft hier ein mit heißem Wasser übergossener Salbeiteebeutel oder ein Pad mit Salbeisud (Herstellung siehe Fenchel-Auflage), der/das wenn er/es etwas abgekühlt ist, am Abend auf die geschlossenen Lider gelegt wird. So werden die Augen beruhigt und gut durchblutet.

Betacarotin

Für eine bessere Benetzung der Bindehaut und der Schleimhäute sorgt Betacarotin, auch Provitamin A genannt, das in unserem Körper zu Vitamin A umgewandelt wird.

In nahezu allen tiefgelben bis orangefarbenen Obst- und Gemüsesorten ist es vorhanden. Der Genuss von Aprikosen, Orangen, Möhren, Paprika, aber auch Grünkohl und Feldsalat (obwohl grün) hilft während der Heizperiode, unsere Augen vor zu starkem Austrocknen zu bewahren.

Trockene Augen bei Kontaktlinsenträgern

Menschen, die Kontaktlinsen einer Brille vorziehen, leiden in den Wintermonaten besonders unter der trockenen Raumluft. Damit die Augen sich nicht zu stark röten oder gar entzünden, ist es notwendig, viel häufiger als normalerweise zu blinzeln.

Mit jedem Lidschlag wird das Auge mit Tränenflüssigkeit benetzt und besser vor Krankheitserregern geschützt

Feuchtigkeit von innen und außen

Wichtig für ein gesundes Raumklima ist ausreichend Feuchtigkeit. In den Wintermonaten ist es wegen der trockenen Heizungsluft angeraten, Schüsseln mit Wasser auf dem Ofen oder den Heizkörpern zu platzieren. Die so entstehende feuchte und angenehme Raumluft ist für unsere Haut, Schleimhäute und Augen eine Wohltat. Das Wasser sollte regelmäßig erneuert werden.

Vorsicht bei der Verwendung alter, verkalkter Wasserverdunster für die Heizung. Für eine gesunde Raumluft müssen die Behälter regelmäßig gereinigt und das Wasser mindestens alle zwei Wochen gewechselt werden, wenn es nicht komplett verdunstet ist, da sie ansonsten zu ungesunden Bakterienbrutstätten werden können.

Und wieder einmal heißt es:

Trinken, trinken, trinken!

Unser Körper ist auf eine ausreichende Flüssigkeitszufuhr angewiesen. Durch einen Mangel werden sämtliche Stoffwechselvorgänge beeinträchtigt und auch unsere Augen leiden recht schnell unter Austrocknung, weil durch das Blinzeln zu wenig Tränenflüssigkeit über die Augen verteilt werden kann.

Sie röten sich, beginnen zu jucken und sind nicht mehr ausreichend vor Keimen geschützt, sodass unangenehme Entzündungen die Folge sein können. Je nach Alter und Aufenthaltsdauer in beheizten Räumen sind 2–4 Liter Wasser notwendig.

Herzhaft gähnen

Ausdrücklich erlaubt und sogar erwünscht, auch im Büro während der Arbeitszeit, sind kleine Gähnpausen.

Wer herzhaft gähnt oder auch nur so tut als ob, trägt enorm dazu bei, seine Augen feucht zu halten. Da Gähnen *ansteckend* ist, werden es einem die Menschen in der Umgebung sofort nachmachen. Gut so, dann werden auch ihre Augen befeuchtet und bleiben voll funktionsfähig.

Augenweißer und künstliche Tränen

Wenn trockene Augen gerötet sind, sollte man **nicht** auf Augentropfen zurückgreifen, die Rötungen verschwinden lassen, sogenannte Augenweißer.

Solche *Weißmacher* verengen die Gefäße des Auges, reduzieren die Sauerstoffversorgung und sorgen damit für noch größere Trockenheit der Augen.

Wer Augentropfen verwenden will, kann auf sogenannte künstliche Tränen ausweichen, die auf Polymer-Basis den Tränenfilm nachahmen. Aber besser als herzhaftes Gähnen sind sie nicht, nur teurer und künstlich.

Raus in die Natur

Bei jedem Wetter und wie kurz die Mittagspause auch immer ist, ein kleiner Spaziergang ist Balsam für unseren Körper und hilft unseren Augen sich zu entspannen und zu befeuchten.

Wer das Auto einfach mal stehen lässt und zu Fuß zum Einkaufen oder Essen geht, schafft es mühelos, einen kleinen Spaziergang in den Tagesablauf einzubauen.

Die wohltuende kurze Pause von der trockenen Heizungsluft beruhigt rote und trockene Augen nahezu sofort.

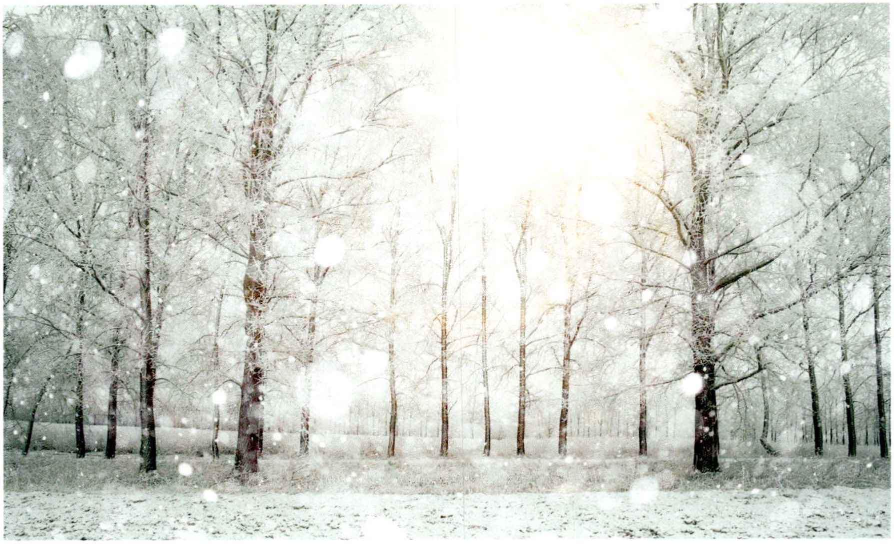

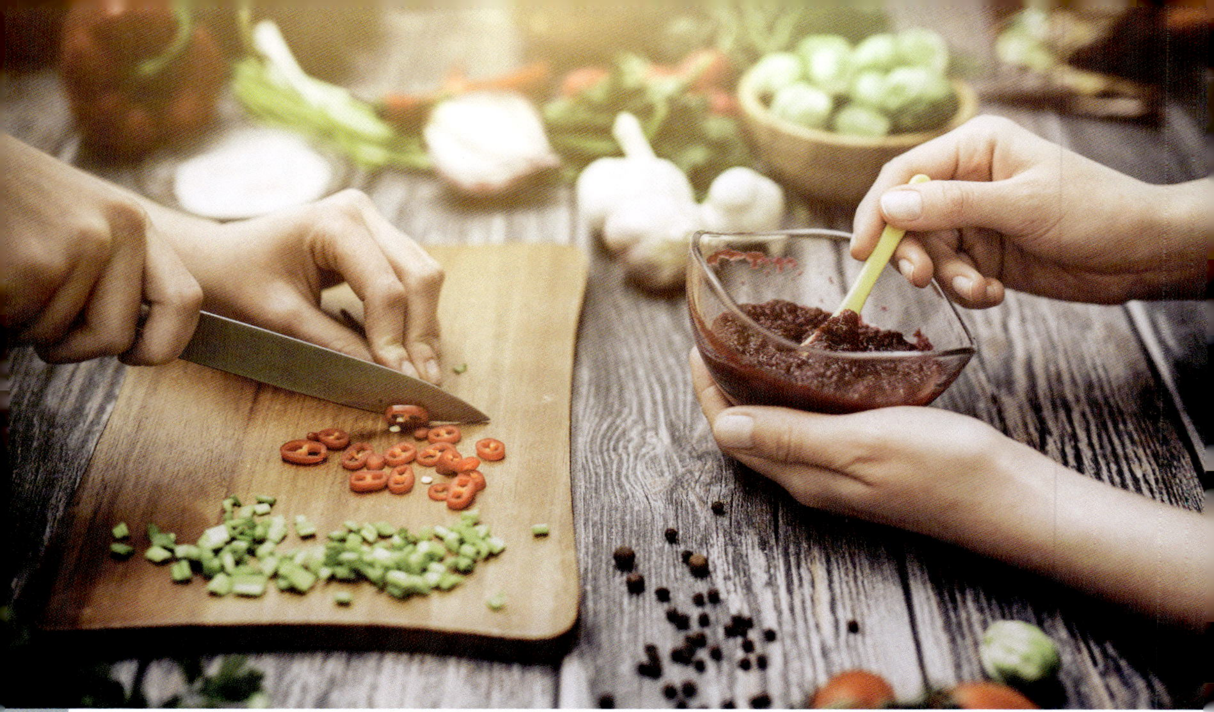

Natürliche Entzündungshemmer

Ob Rheuma, Arthritis, Osteoporose, Diabetes, Gastritis, Bluthochdruck, Neurodermitis, Bronchitis, Grippe, sowie alle Erkältungserkrankungen und viele mehr: Alle diese Erkrankungen gehen mit einer Entzündung einher. Sie gehören zu den Plagen, die in unserer Welt immer mehr Menschen betreffen.

Entzündungen werden durch Überbeanspruchung einzelner Körperteile oder des ganzen Körpers und vor allem durch das Eindringen von Bakterien, Viren, Pilzen und anderen Mikroorganismen verursacht.

Kämpft unser Körper gegen solche Eindringlinge, dann wird dies durch eine Entzündungsreaktion sichtbar, die ein natürlicher Abwehrmechanismus ist. Nimmt dieser Abwehrmechanismus jedoch überhand, wirkt sich dies schädigend auf unseren Organismus aus.

Verschiedene Heilkräuter können hier genauso hilfreich sein wie eine entspannte, achtsame Lebensweise und eine gesunde Ernährung.

Heilsamer Lebensstil

Heute weiß man, dass mitursächlich für das körperschädigende Wirken von Bakterien, Viren, Pilzen oder anderen Mikroorganismen die Schwächung des Körpers durch ungesunde Lebensgewohnheiten ist. Chronische Entzündungen sind oft die Folge, da die Bekämpfung dieser Eindringlinge nicht effektiv genug erfolgen kann. Dabei sind es häufig altbekannte, nachteilige Lebensgewohnheiten, die abgestellt werden sollten.

Zu den häufigsten nachteiligen Gewohnheiten zählen:

- Rauchen
- übermäßiger Alkoholkonsum
- Bewegungsmangel
- unregelmäßiger Schlaf
- übermäßiger Stress (siehe *Beruhigende und heilende Wannenbäder* Seite 182)
- zu wenig Sonnenlicht (siehe *Vitamin D3* Seite 220)

Wer es schafft, diese schädlichen Verhaltensweisen in den Griff zu bekommen, der ist auch gegen Entzündungsauslöser besser geschützt, die nicht so einfach beeinflussbar sind, wie zum Beispiel: Umweltgifte und Allergene.

Die Dauer einer Entzündung kann allein dadurch auf ihr natürliches Maß verkürzt, zumindest aber in ihren Ausmaßen gemildert werden.

Eine Entzündung kann dadurch wieder zum natürlichen Abwehrmechanismus unseres Körpers werden, ohne sich mit der Zeit zum chronischen Entzündungsherd zu entwickeln und dauerhafte Beschwerden zu verursachen.

So muss ein einfacher Husten nicht zur Bronchitis werden.

Besteht bereits eine chronische Entzündung, ist vor allem eine gesunde Ernährung besonders wichtig.

Günstige Nahrung und Getränke

Zur Linderung und Vermeidung von Entzündungen sollten vornehmlich **entzündungshemmende Lebensmittel** auf den Speiseplan gesetzt werden.

Dazu zählen vor allem magnesiumhaltige Nahrungsmittel, bei denen man ordentlich zugreifen sollte.

Magnesium zählt zu den wirksamsten entzündungshemmenden Mineralstoffen und ist zum Beispiel reichlich enthalten in:

- Mandeln
- Spinat
- Amarant
- Hirse
- Vollkornreis
- Kürbis- und Sonnenblumenkernen
- Brennnesseln
- Salbei
- Majoran
- Basilikum

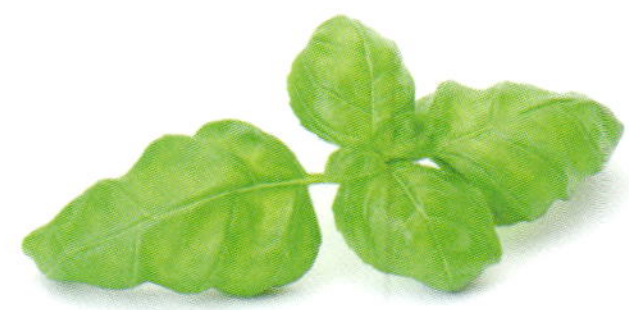

Auch alle **Vitamin-C-haltigen Lebensmittel**, wie zum Beispiel alle Kohlsorten, die meisten Obst- und Beerensorten oder Wildkräuter, wie beispielsweise Giersch und solche mit Schwefelverbindungen wie Knoblauch und Zwiebeln, helfen, einer Entzündung vorzubeugen oder schneller mit ihr fertig zu werden.

Empfehlenswert sind ebenfalls alle probiotischen und fermentierten Nahrungsmittel wie beispielsweise **Sauerkraut**.

Beim **Obst** sollte man vor allem bei Kirschen, Blaubeeren und Papayas zugreifen, da sie als Entzündungshemmer nachweislich gute Dienste leisten.

Auch Hanf- und Leinöl, sowie Walnüsse helfen mit ihrem hohen Anteil an **Omega-3-Fettsäuren** Entzündungen in Grenzen zu halten. Sie spielen bei der Therapie von entzündlichen Erkrankungen mittels Ernährung eine bedeutende Rolle.

TIPP: LEINÖL PUR

- 1–3 Mal täglich 1 EL Leinöl pur einnehmen.

Am besten kauft man nur kleine 100-ml-Fläschchen in Bio-Qualität, da Leinöl nach dem Öffnen der Flasche recht schnell verdirbt. Diese Art der Omega-3-Fettsäure-Zufuhr spart auf alle Fälle teure Kapseln, die zumeist nicht einmal Bio-Qualität haben.

Da Leinöl pur ungefähr so furchtbar schmeckt wie Lebertran (so geht es mir), empfiehlt es sich ein wenig Fruchtsaft bereitzustellen, der gleich nach dem Herunterschlucken des Öls getrunken werden kann. Der Geschmack neutralisiert sich damit sofort.

Leinöl enthält sehr viele Omega-3-Fettsäuren, welche zu den lebensnotwendigen, essenziellen Stoffen gehören. Omega-3-Fettsäuren reduzieren Entzündungen im ganzen Körper und haben zudem unter anderem eine sehr positive Auswirkung auf das Herz, den Blutdruck und die Haut.

Schon die **tägliche Flüssigkeitszufuhr** ist weichenstellend.

Die meisten Kräuterlimonaden sind günstig, da diese durch Fermentierung hergestellt werden, und helfen unsere Darmflora ins Gleichgewicht zu bringen und damit unser Immunsystem zu stärken. Als ausschließliche Flüssigkeitszufuhr sind sie jedoch nicht geeignet, da sie Zucker enthalten. Hier kann auf einen selbst hergestellten Haustee zurückgegriffen werden, der aus Beerenblättern durch Fermentierung hergestellt wird (siehe *Natürlich heilen mit Kräutern und traditionellen Hausmitteln – Traditioneller Haustee* Seite 231).

Geeignet sind ebenfalls verschiedene Kräutertees, Quellwasser, Zitronenwasser; in manchen Regionen ist sogar Leitungswasser sehr zu empfehlen. Ein ausreichend mit gesunder Flüssigkeit versorgter Organismus ist besser in der Lage, Schadstoffe und entzündungsfördernde Toxine auszuleiten.

Zitronenwasser hat zusätzlich den Vorteil, dass es besser schmeckt als reines Wasser. Zugleich macht man sich die entzündungshemmende und entsäuernde Eigenschaft der Zitrone zunutze.

Ungünstige Nahrung und Getränke

Genauso wichtig wie das Essen entzündungshemmender Lebensmittel ist der Verzicht auf entzündungsfördernde Nahrung. Vor allem industriell Verarbeitetes aller Art hat sich als sehr ungünstig erwiesen.

Dazu zählen vor allem:

- Weißmehl und Weißmehlprodukte
- weißer Reis (leider häufig immer noch nach dem Arsenskandal in Naturreissorten von 2017 die einzige Alternative, wenn man Reis essen möchte)
- Mikrowellenpopcorn
- nahezu alle Fertiggerichte
- nitrithaltige Wurst- und Fleischwaren
- stark zuckerhaltige Süßigkeiten
- Seitan
- sehr viele Energie- und Proteinriegel
- Limonaden
- Kaffee
- schwarzer Tee
- alkoholische Getränke

Die Gründe für die schädigende Wirkung sind vielfältig und reichen über Konservierungsmittel und Transfette bis zur Übersäuerung des Körpers.

Auch eine Ernährung mit überwiegend tierischen Lebensmitteln hat sich als stark entzündungsfördernd herausgestellt.

Wer Entzündungen vorbeugen oder sie überwinden will, sollte um solche Lebensmittel einen großen Bogen machen.

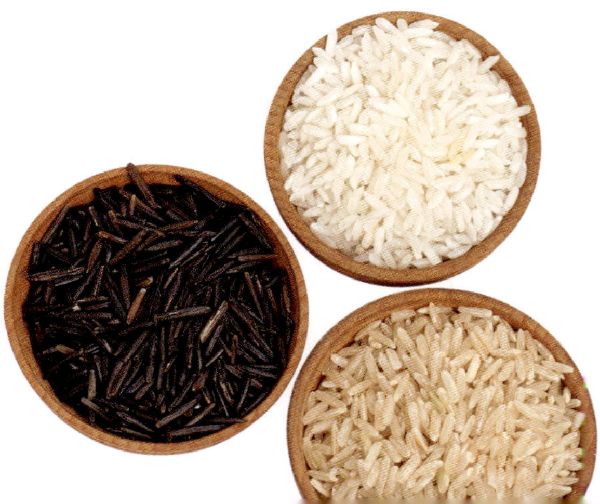

Hilfreiche Kräuter

Heilpflanzen können sowohl innerlich als auch äußerlich zur Entzündungshemmung eingesetzt werden. Die innerliche Anwendung erfolgt meist in Form einer Tinktur oder eines Tees. Bei der äußerlichen Anwendung kommen meist Waschungen oder ein Bad, eine Öleinreibung, Cremes oder Tinkturen zum Einsatz.

Es gibt verschiedene Arten, wie eine Heilpflanze eine Entzündung bekämpft. So wirken zum Beispiel der Ginseng, die Taigawurzel und der Rote Sonnenhut immunstärkend und unterstützen dadurch unseren Körper dabei, selbst gegen Bakterien, Viren, Pilze und Mikroorganismen vorzugehen.

Andere Kräuter gehen durch ihre antibiotische Wirkung die Eindringlinge direkt an. Dazu gehören beispielsweise die Melisse, die Weidenrinde, die Kapuzinerkresse, der Teebaum und der Meerrettich.

Zusätzlich gibt es auch reizmildernd wirkende Heilpflanzen, die einer Entzündung die Spitze nehmen und diese abmildern, sodass der Körper nicht unnötig belastet wird. Zu diesen abmildernden Kräutern zählen die Kamille, der Spitzwegerich, der Beinwell, die Malve oder der Eibisch.

Stark gerbstoffhaltige Pflanzen hingegen entziehen den Eindringlingen schlicht und einfach ihre Existenzgrundlage. So sorgt eine Waschung mit Eichenrinde dafür, dass ein Hautmilieu geschaffen wird, auf dem Bakterien, Viren, Pilze und andere Mikroorganismen nicht mehr leben können.

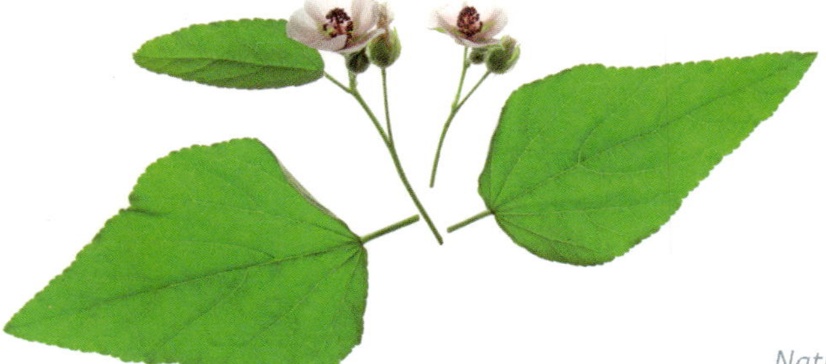

Die wichtigsten entzündungshemmenden Heilpflanzen

Heilpflanze	Anwendungsbereich	Anwendungsform
Arnika	Rheuma, Gelenkschmerzen, Venen	Tinktur, Öl
Augentrost	Augenbereich	Tee
Ballonrebe	Haut	Creme
Eibisch	Mund-Rachen-Raum, Magen-Darm	Tee (Kaltauszug)
Eichenrinde	Haut	Waschungen, Voll- und Teilbäder
Gundermann	Blasenerkrankung, Husten, Erkältung	Tee
Huflattich	Mund-Rachen-Raum, Bronchitis, Asthma	Tinktur, Gurgelmittel, Kräuterzigarette, Räucherkraut
Schwarze Johannisbeere	Haut, Atmungsorgane	Mazerat
Kamille	Mund-Rachen-Raum, Haut, Magen-Darm, Erkältungserkrankungen	Tinktur, Tee, Waschungen, Bäder, Gurgelmittel
Latschenkiefer	Bronchien, Rheuma, Neuralgien	Vollbad, Öl, ätherisches Öl
Melisse	Magen-Darm, Herpes simplex, Haut	Tinktur, Tee
Isländisch Moos	Magen-Darm, Atmungsorgane	Tee, Lutschpastillen
Myrrhe	Mund-Rachen-Raum	Tinktur, Fertigpräparate
Nachtkerze	Haut	Creme, Öl

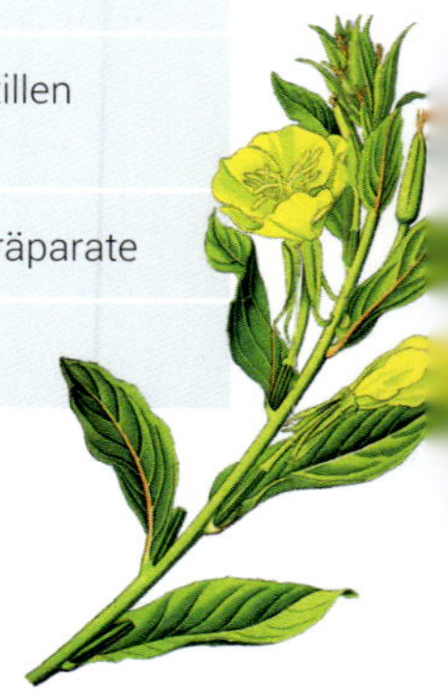

Ringelblume	Haut	Tinktur, Creme, Waschungen
Salbei	Mund-Rachen-Raum, Magen-Darm, Haut	Tinktur, Gurgelmittel, Tee, Bäder, Waschungen
Schafgarbe	Haut	Creme, Voll- und Teilbäder, Waschungen
Spitzwegerich	Haut, Magen-Darm, Bronchitis	Tinktur, Tee, Creme, Waschungen
Thymian	Mund-Rachen-Raum, Haut, Erkältungserkrankungen, Blasenerkrankung	Tinktur, Tee, Waschungen, Bäder, Creme
Weide	Erkältung, Rheuma	Tinktur, Tee

Gutes Zusammenspiel

Letztlich geht es bei einer natürlichen Entzündungshemmung darum, den Körper bei seiner Arbeit unsere Gesundheit zu erhalten, sinnvoll zu unterstützen.

Eine Entzündung ist nicht per se schlecht, da erst dadurch die Voraussetzungen geschaffen werden, unter denen unser Immunsystem optimal arbeiten kann. Sie gehört damit zu einem gesunden Abwehrsystem dazu.

Ein Eingreifen ist jedoch bei chronischen Entzündungen sinnvoll, die sich unter Umständen ausweiten könnten. Außerdem, wenn das Immunsystem verrücktspielt, wie zum Beispiel bei Autoimmunerkrankungen und Allergien – wobei die Anwendung immunstärkender Heilkräuter bei Autoimmunerkrankungen ausnahmsweise nicht empfehlenswert sind.

Ansonsten ist ein Zusammenspiel von Heilpflanzen, gesunder Ernährung sowie einer ausgleichenden und reizarmen Lebensweise der natürlichste Weg, unserem Körper zu helfen.

REZEPTE

Entzündungshemmende Creme

ZUTATEN

- 40 ml wässrige Phase von Heilpflanzen (siehe Kräutertabelle Seite 224, je nach Anwendungsgebiet auswählen) – zum Beispiel starker Kräutertee oder Tinktur
- 100 ml Mandelöl
- 3 TL Bienenwachs
- 4 TL Lamecreme als Emulgator (gibt es in der Apotheke)
- 3–4 Tropfen ätherisches Öl (siehe Kräutertabelle Seite 224)

SO GEHT'S

» Die wässrige Phase auf 60–70 Grad erwärmen, zeitgleich im Wasserbad die fettige Phase in einem 200 ml Schraubglas, ebenfalls im Wasserbad, langsam erwärmen.

» Anschließend die flüssige in die fettige Phase einrühren.

» Gefäß verschließen und kräftig schütteln.

» Creme aushärten lassen.

» Glas verschließen und im Kühlschrank aufbewahren.

ANWENDUNG

- 2–3 Mal täglich dünn auf die betroffene Stelle auftragen.

Entzündungshemmendes Öl zum Einreiben

ZUTATEN

- 50 ml Trägeröl (zum Beispiel Olivenöl, Jojoba- oder Mandelöl)
- circa 10 Tropfen 100 % reines ätherisches Öl von Kräutern mit der gewünschten Wirkung (siehe Kräutertabelle Seite 224)

SO GEHT'S

» 10 Tropfen ätherisches Öl mit circa 50 ml des Trägeröls mischen.

ANWENDUNG

- Sanft auf die betroffenen Stellen einmassieren. So kann die entzündungshemmende Wirkung des Öls gesteigert werden.

ACHTUNG

Nur bei intakter Haut anwenden, bei Wunden oder Rissen eher auf Waschungen zurückgreifen.

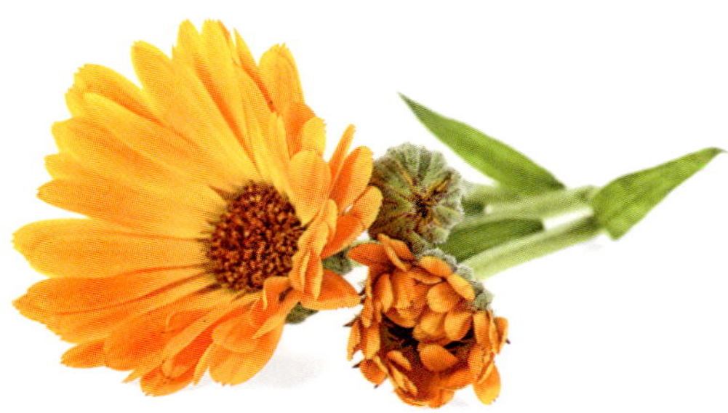

REZEPTE

Entzündungshemmende Waschungen

ZUTATEN

- 1 Handvoll geeigneter Kräuter (siehe Kräutertabelle Seite 224)
- 1 l kochendes Wasser

SO GEHT'S

- 1 Handvoll der Kräuter mit 1 Liter kochendem Wasser übergießen.
- 20–30 Minuten abgedeckt ziehen lassen.
- Abseihen.

ANWENDUNG

- Ein weiches Baumwolltuch in den Sud legen. Leicht auswringen und die betroffenen Stellen damit benetzen.
- Bei einer Sudtemperatur von 35–36 Grad ist die Waschung anregend, bei heißem Sud (40 Grad) wirkt sie entspannend.
- Waschungen können mehrmals täglich angewendet werden.

Entzündungshemmendes Vollbad

ZUTATEN

- 1 Handvoll geeigneter Kräuter (siehe Kräutertabelle Seite 224)
- 1 l kochendes Wasser

SO GEHT'S

- 50–100 g der ausgewählten Kräuter mit 1 Liter kochendem Wasser übergießen.
- 20–30 Minuten ziehen lassen.
- Abseihen.
- Dem Badewasser zufügen.

ANWENDUNG

- Das Badewasser sollte 38–39 Grad warm sein und die Badedauer circa 10–15 Minuten betragen.
- Für Menschen mit Bluthochdruck sind Waschungen eine Alternative.
- Nach dem Baden mit gerbstoffhaltigen Kräutern ist ein leichtes Nachcremen erforderlich.

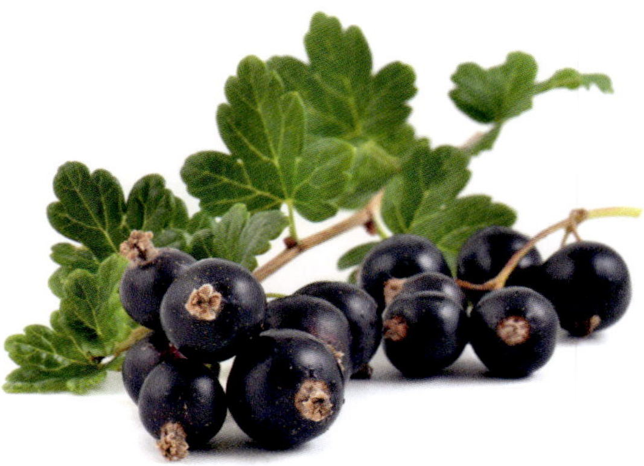

Schwarze Johannisbeere

REZEPT

Entzündungshemmende Tinktur

ZUTATEN

- 1 Handvoll geeigneter Kräuter (siehe Kräutertabelle Seite 224)
- 70 % Alkohol

SO GEHT'S

» Kräuter in ein gereinigtes Schraubglas füllen und mit dem Alkohol übergießen.

» Die Kräuter müssen ganz bedeckt sein.

» 3 Wochen verschlossen an einem warmen, hellen Ort ziehen lassen.

» Täglich 1 Mal durchschütteln.

» Abseihen und in kleine Tropffläschchen mit dunklem Glas füllen.

ANWENDUNG

- Bei Bedarf 3 Mal täglich 20–30 Tropfen nehmen.
- Als Gurgellösung verwendet man 10 Tropfen in ein wenig lauwarmem Wasser und gurgelt damit mehrmals am Tag, bis die Beschwerden verschwunden sind.
- Tinkturen sind vielseitig einsetzbar. Sie können auch für die flüssige Phase einer Creme verwendet werden oder leicht verdünnt zum Einreiben.

» Sie sind etwa 2 Jahre haltbar.

Gundermann

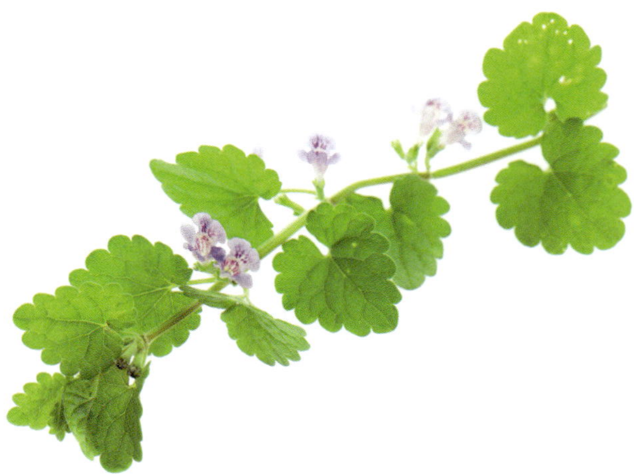

Rosenkohl – das gesunde Wintergemüse

In der kalten Jahreszeit haben Bakterien und Viren Hochsaison. Wie gut, dass dies auch die Haupterntezeit der kleinen Kohlköpfchen ist, denn sie sind besonders reich an Vitamin C.

Kaum ein anderes Kulturgemüse enthält mehr als die circa 115 Milligramm des abwehrsteigernden Vitamins, die in 100 g Rosenkohl enthalten sind.

Die empfohlene Tagesdosis für Erwachsene ist mit einer Mahlzeit leicht gedeckt.

Das Gemüse ist dadurch sehr gut geeignet, unser Immunsystem im Kampf gegen Viren und Bakterien zu unterstützen. Da es aber roh nicht von jedem vertragen wird, sollte man darauf achten, durch die richtige Zubereitung möglichst viel des kostbaren Vitamins zu erhalten.

Vitaminschonende Zubereitung

Die grünen Röschen dürfen nur kurz gewaschen werden, langes Wässern kann einen bis zu 60 %igen Verlust des Vitamin C bedeuten.

Vor dem Garen den Kohl so wenig wie möglich zerkleinern.

Die Strünke kreuzweise einschneiden, damit diese schneller gar werden. (Reicht völlig aus.)

Danach schnell weiterverarbeiten.

Wer vor dem Erhitzen die Röschen in etwas Essigwasser oder Zitronensaft schwenkt, trägt zusätzlich dazu bei, dass sich das Vitamin C nicht so schnell beim Kochen abbaut.

Auf die richtige Art des Erhitzens kommt es am meisten an. Wer die Röschen weich kocht, verliert bis zu 35 % Vitamine. Wer ihn dünstet, immerhin noch 25 %. Mit 20 % Prozent Verlust ist das Dämpfen die gesundeste Art, die Röschen zuzubereiten.

Das Garen in der Mikrowelle ist übrigens auch nicht schonender als traditionelles Kochen.

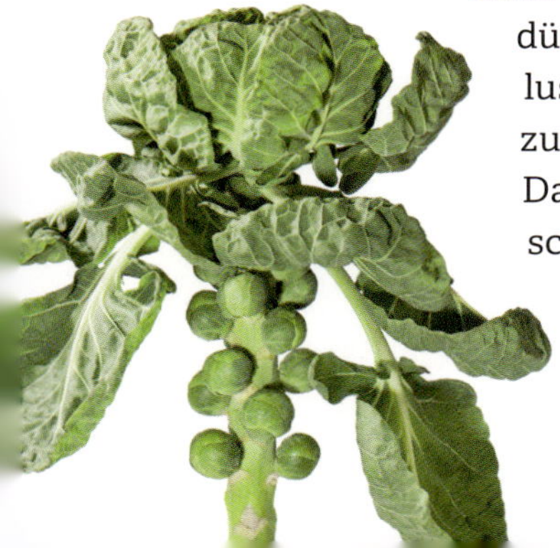

Dämpfen erhält nicht nur das meiste Vitamin C, sondern auch die in durchaus nennenswerten Mengen enthaltenen Vitamine B und K.

Vitamin K hilft, der Gefäßverkalkung vorzubeugen, regt den Knochenstoffwechsel an, wirkt regulierend auf das Zellwachstum und die Blutgerinnung.

Der Vitamin-B-Komplex spielt eine zentrale Rolle bei allen Stoffwechselvorgängen. Außerdem nimmt jeder, der Rosenkohl verspeist, eine gute Portion an Kalium und Zink zu sich.

Kalium reguliert den Wasserhaushalt und Zink ist ein unentbehrliches Spurenelement und stärkt als solches zusätzlich das Immunsystem unseres Körpers.

Rosenkohl ist außerdem sehr ballaststoffreich und hilft durch vorhandene Bitterstoffe und wenige Kalorien beim Abnehmen und er ist in der Lage schädliche Stoffe in angebratenem Fleisch zu neutralisieren.

Vitamintrunk

Stärkt das Immunsystem.

SO GEHT'S

» 100 g Rosenkohl, 100 g Grünkohl und 250 g Äpfel in den Entsafter geben, anschließend den Saft einer Zitrone hineinrühren.

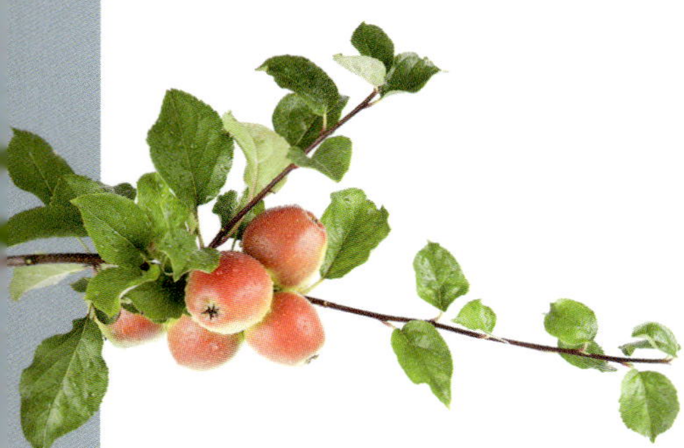

Rosenkohl-Erbsen-Brei

Diese Mahlzeit hilft gegen Stress und regt die Verdauung an.

SO GEHT'S

» Eine beliebige Menge Rosenkohl und Erbsen blanchieren.

» Etwas Butter in einer Pfanne schmelzen, eine Zwiebel anschwitzen und das Gemüse darin 5 Minuten simmern lassen, pürieren und mit Salz und Pfeffer abschmecken.

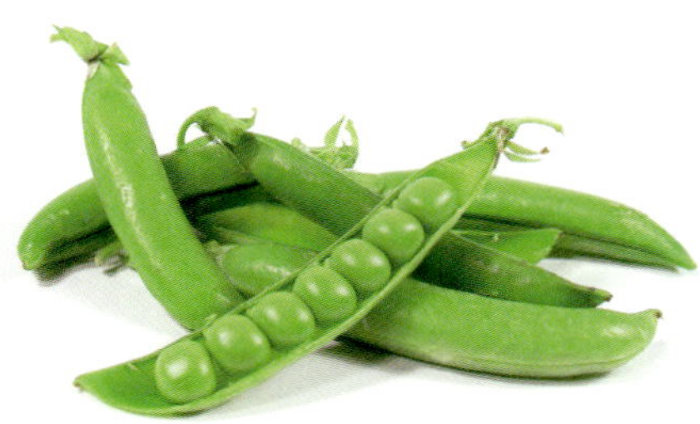

Helfer im Winter – Spitzwegerich

In der Volksmedizin ist der Spitzwegerich seit der Antike eine der wichtigsten Heilpflanzen bei Wunden und Entzündungen. Vor allem im Winter hilft er zudem bei Husten und Halsentzündung.

Eine Pflanze, die so robust ist, dass sie sogar auf viel benutzten Wegen Fußtritten, Pferdehufen und Wagenrädern standhalten kann, ohne lebensbedrohliche Verletzungen zu erleiden, musste in den Augen unserer Vorfahren auch bei menschlichen Verletzungen, Wunden und Entzündungen einsetzbar sein.

Der König am Wegesrand

Der Name Wegerich kommt aus dem Altgriechischen und Gotischen und bedeutet so viel wie *Wegeherrscher.* Er wächst sogar dort, wo selbst robuste Grassorten keine Überlebenschancen haben, da er auch mit dem wenigen Sauerstoff zurechtkommt, der in stark verdichteten Böden vorhanden ist.

An solchen Standorten kann er nahezu konkurrenzlos wachsen. Alle drei bei uns hauptsächlich vorkommenden Wegericharten werden in der Volksmedizin annähernd gleich verwendet. Der mittlere und der Breitwegerich finden allerdings in den überlieferten Rezepten kaum Erwähnung. Hier ist meist ausschließlich vom Spitzwegerich, dem *Plantago lanceolata,* die Rede. Er galt als der Edelste der drei Wegericharten.

In fast allen Kulturkreisen wurde er sogar als starke Heilpflanze gegen die Wirkung giftiger Schlangenbisse und Skorpionstiche eingesetzt. In Nordamerika heißt er deswegen *snake weed* (Schlangenkraut).

Aufgrund seiner Wirkbreite ist der Spitzwegerich seit der Antike eines der meistverwendeten Heilkräuter.

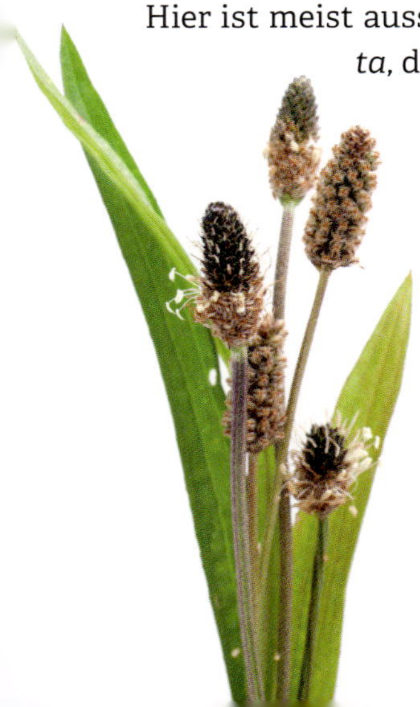

Vielseitige Heilkraft

Das uralte Sprichwort: *Spitzwegerich im Garten, lässt den Doktor draußen warten* zeigt, wie hoch geschätzt dieses Kraut gewesen ist. Die Wirkung des Spitzwegerichs ist breit gefächert.

Er wirkt antibakteriell, blutgerinnungsfördernd, reizlindernd sowie antiviral und gilt deswegen als natürliches Antibiotikum.

Außerdem enthält er Inhaltsstoffe, die fungizid (pilztötend) wirken, was ihn bei Pilzinfektionen zu einem begehrten Heilmittel macht.

Wissenschaftlich anerkannt ist bisher die äußerliche Anwendung bei Schleimhautentzündungen im Mund- und Rachenraum, sowie bei entzündeten Hautstellen am ganzen Körper.

Innerlich ist seine Wirkung bei Katarrhen der Atemwege erwiesen.

In der Volksmedizin verwendet man ihn zudem auch in Teemischungen bei Blasenentzündungen, Pilzbefall und zur Erstversorgung bei Insektenstichen.

Aufgrund dieser Bandbreite an Wirkungen ist der Spitzwegerich gerade im Winter bei Erkältungserkrankungen, die mit einer Vielzahl von Symptomen einhergehen, das ideale Heilkraut, das in keiner grünen Hausapotheke fehlen sollte.

Spitzwegerich lässt sich mit anderen starken Heilpflanzen wie Thymian, Kamille oder Salbei kombinieren und ist nebenwirkungsfrei.

(Mehr über die Geschichte, Wirkweise und viele Rezepte finden Sie in *Alte Heiler*, Judith Koch, Freya Verlag 2016, Seiten 192 ff.)

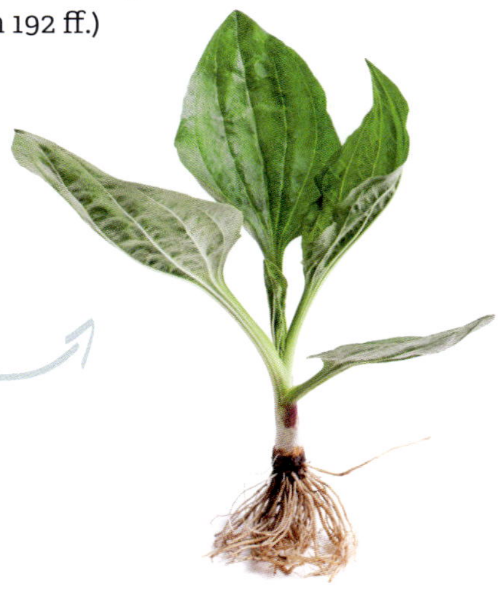

Breitwegerich

Erkältungs- und Gurgeltee (Kaltauszug)

Antibakteriell, entzündungshemmend, antiviral, fungizid, schleimlösend, reizmildernd

ZUTATEN

- 2 gehäufte TL getrocknete Spitzwegerichblätter
- 300 ml Wasser

SO GEHT'S

- » 300 ml Wasser abkochen und gut auskühlen lassen.
- » 2 gehäufte TL getrocknete Spitzwegerichblätter einrühren. Alle Blätter sollten mit Wasser benetzt sein.
- » 1–2 Stunden (oder über Nacht) abgedeckt ziehen lassen, damit sich die hitzeempfindlichen, heilenden Schleimpolysaccharide lösen können.
- » Abseihen, leicht erwärmen.

ANWENDUNG

- Mehrmals täglich bei Erkältung oder trockenem Husten eine Tasse Tee trinken.
- Bei Schleimhautentzündungen im Mund-und Rachenraum mehrmals am Tag mit dem Tee gurgeln und den Mund damit spülen.

Entzündungshemmendes und hautberuhigendes Vollbad

Reizmildernd, leicht gerbend, hautstärkend, antibakteriell

ZUTATEN

- 2 Hände voll getrocknete Spitzwegerichblätter
- 1 l Wasser

SO GEHT'S

- » Die Spitzwegerichblätter mit Wasser aufkochen und 15–20 Minuten köcheln lassen. Abseihen.
- » Wasser für ein Vollbad in die Badewanne laufen lassen. Die Temperatur sollte 38–39 Grad betragen.
- » Den Spitzwegerichsud einfach dem Badewasser hinzufügen.

ANWENDUNG

- Eine Dauer von 15 Minuten ist ausreichend, um von den Wirkstoffen zu profitieren. Die Haut nach dem Baden leicht eincremen, da der Spitzwegerich eine leicht gerbende Wirkung hat.
- Das Bad kann bei Bedarf oder bis zu 2 Mal pro Woche angewendet werden.

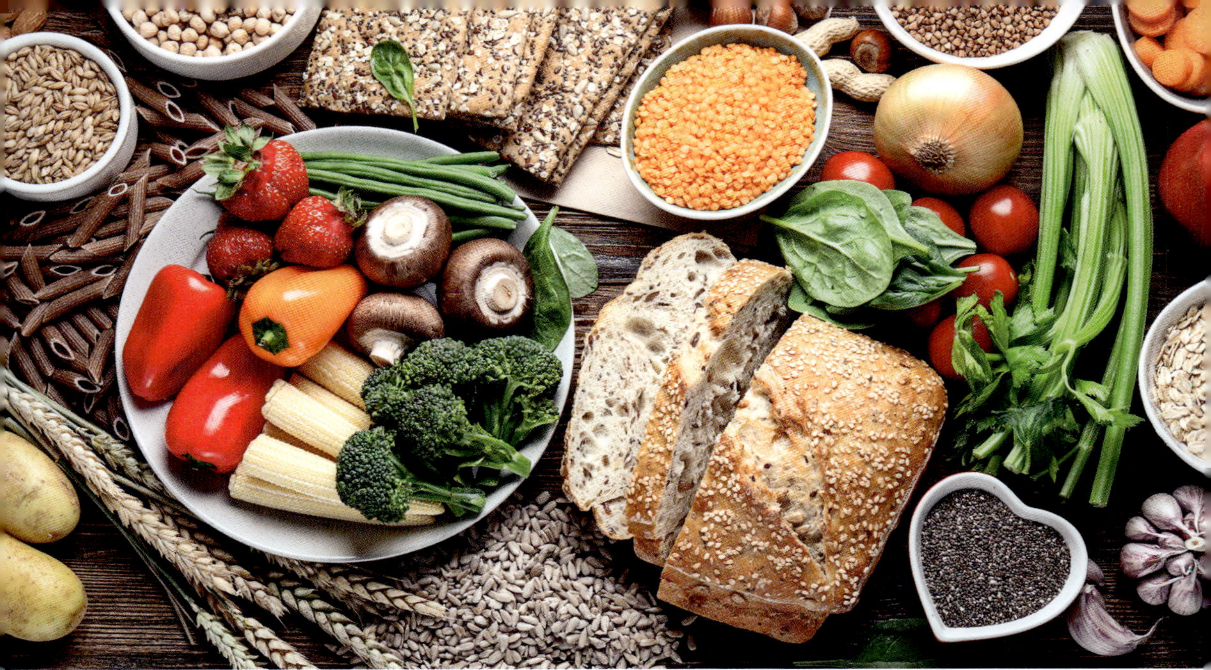

Natürliche Hilfe bei Verstopfung

Ein träger Darm ist für viele ein Tabuthema. Die Ursachen sind vielfältig, lösen aber immer ein starkes Unwohlsein aus. Es ist allerdings leichter, als mancher denkt, die Verdauung wieder in Schwung zu bringen. Eine gesunde Lebensweise, alte Hausmittel und Heilkräuter helfen dabei.

Wenn es im Darm nicht so läuft, wie es soll, sinkt das allgemeine Wohlbefinden enorm, da eine Verstopfung – medizinisch Obstipation genannt – mit Völlegefühl, aufgeblähtem Bauch und schmerzhafter Stuhlentleerung einhergeht.

Viele Betroffene greifen daher zu oft und zu lange auf Medikamente zurück, die auf Dauer den Darm nicht nur schädigen können, sondern ihn durchaus noch träger machen, sodass eine Abhängigkeit von Abführmitteln die Folge sein kann.

Es gibt jedoch auch viele erprobte Hausmittel und Heilkräuter, die natürlich und ohne in die Abhängigkeit zu führen helfen.

Vermeidbare Ursachen

Bei einer gesunden Ernährungsweise mit genügend Ballaststoffen und Vitaminen kommt eine Verstopfung nahezu nie vor.

Viel Gemüse, Obst und Vollkornprodukte sind der Schlüssel zu einer gesunden Darmtätigkeit.

Doch auch dauerhaft stressige Lebensumstände oder die enorme Aufregung vor dem Urlaub können bereits eine Obstipation zur Folge haben.

Entspannungsübungen wie Yoga oder Autogenes Training helfen dem gestressten Geist und Körper und damit auch dem Darm, mühelos zu funktionieren.

Kinder leiden übrigens nur sehr selten unter Verstopfung, da sie sich in der Regel viel mehr bewegen als Erwachsene. Regelmäßiger moderater Sport als Ausgleich zu einer vielleicht ausschließlich sitzenden beruflichen Tätigkeit ist deswegen sehr hilfreich, da so der Stoffwechsel auf Trab gehalten wird.

Sport ist allerdings eine schweißtreibende Angelegenheit, sodass man nicht vergessen sollte, die Flüssigkeitszufuhr entsprechend zu erhöhen. Wer ausreichend und regelmäßig Wasser oder milde Kräutertees trinkt, sorgt dafür, dass der Speisebrei weich bleibt und nicht austrocknet. Bei der Zubereitung von Tee sollte man auf harntreibende Kräuter wie beispielsweise Brennnessel oder Ackerschachtelhalm verzichten, da sie die Wasserausscheidung erhöhen.

Alte Hausmittel

Eine Umstellung der Ernährung und Lebensführung braucht allerdings seine Zeit, die erwünschten Ergebnisse werden nicht sofort erzielt.

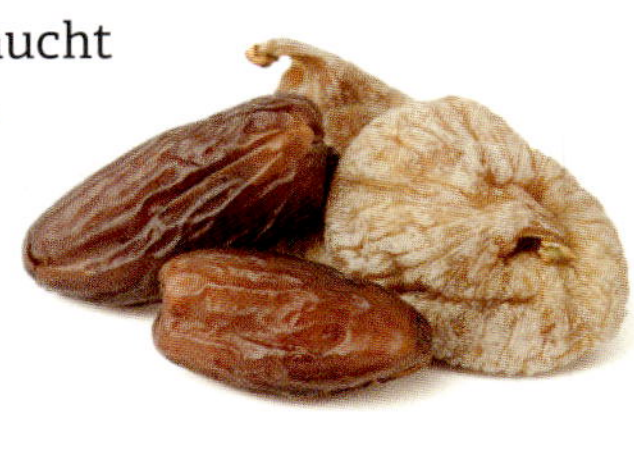

Was also tun, wenn die Verstopfung akut vorhanden ist?

Hier helfen viele alte erprobte Hausmittel weiter.

GETROCKNETE, UNGESCHWEFELTE FRÜCHTE

Über Nacht in Wasser eingelegte Dörrpflaumen liefern den sehr hilfreichen Dörrpflaumensaft. Zwei Tassen am Tag sollten ausreichen, um eine nicht allzu hartnäckige Verstopfung zu beheben.

Wenn mit dieser Dosierung noch kein zufriedenstellendes Ergebnis erzielt wurde, kann man sie erhöhen, sollte aber nach der zweiten Tasse Saft erst einmal eine Nacht abwarten. Häufig stellt sich die Wirkung der Kur erst nach einer gewissen Zeit ein.

Wahlweise kann auch auf Feigen zurückgegriffen werden, sie enthalten sowohl wasserlösliche als auch unlösliche Ballaststoffe und reinigen dadurch den Darm.

Eine Handvoll getrocknete Trauben wirkt ähnlich.

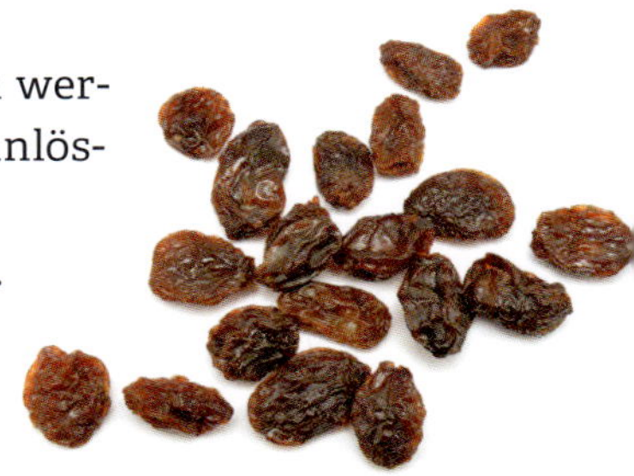

REZEPT

Dörrpflaumensaft

Sanft abführend

ZUTATEN

- 10–12 getrocknete Dörrpflaumen
- 2 Tassen Wasser

SO GEHT'S

» 10–12 getrocknete Früchte über Nacht in 2 Tassen Wasser einweichen.

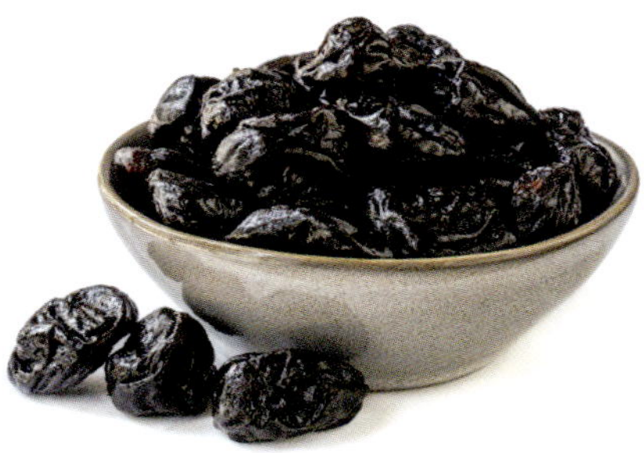

ANWENDUNG

» Die Pflaumen über den Tag verteilt essen.

» 1 Tasse Pflaumenwasser am Morgen und eine weitere am Nachmittag trinken.

TIPP

Diese Anwendung funktioniert ebenfalls mit getrockneten Feigen. Dafür reichen 4–5 Feigen aus.

WEITERE ALTE HAUSMITTEL SIND ÖLE

Ein Teelöffel hochwertiges Olivenöl oder Leinsamenöl in Bio-Qualität vor dem Frühstück eingenommen pflegt die Darmschleimhäute und wirkt verdauungsstimulierend.

Doch auch schon ein Glas Wasser oder eine Tasse starker Kaffee können wahre Wunder bewirken.

SANFTE KRÄUTER

Bei gelegentlicher Verstopfung sind gallenanregende Bitterstoffpflanzen wie der Gelbe Enzian, Tausendgüldenkraut oder Wermut sehr hilfreich.

Auch eine Handvoll Gänseblümchen im Salat hat eine sanft abführende Wirkung.

MIT GÄNSEBLÜMCHEN EINER VERSTOPFUNG VORBEUGEN

Bei leichter Verstopfung und zur Vorbeugung sind keine stark wirkenden Mittel notwendig. Hier reicht eine erhöhte Flüssigkeitszufuhr und eine Handvoll **Gänseblümchenblüten**. Sie duften zart und angenehm und sind als gesunde Salatbeigabe überraschend schmackhaft.

Zusätzliches Würzen mit **Anis**, **Koriander**, **Kümmel** oder **Fenchelsamen** wirkt sekretionsfördernd, sodass der Darm wieder in Schwung kommt.

Kochen und würzen mit der scharfen Ingwerwurzel regt die Darmtätigkeit ebenfalls an und wirkt so einer Darmträgheit entgegen.

Auch die Wurzel der hübschen Pflanze **Topinambur**, die mit der Sonnenblume verwandt ist, enthält reichlich lösliche und unlösliche Ballaststoffe, die der Darmträgheit entgegenwirken. Als Gemüse gegessen oder zur Suppe verarbeitet und auch roh in den Salat gehobelt ist die Topinamburwurzel sogar ein Leckerbissen.

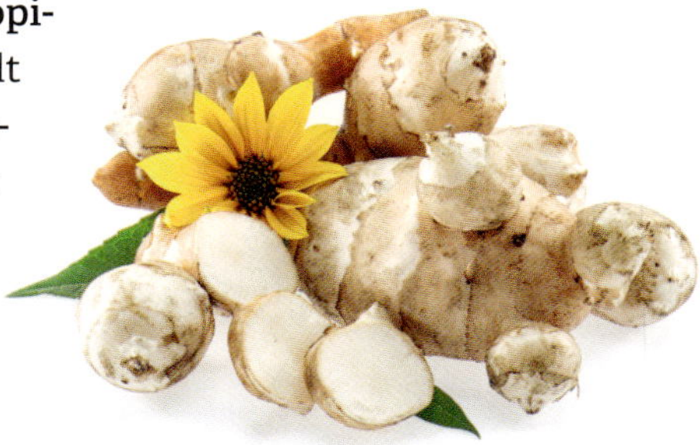

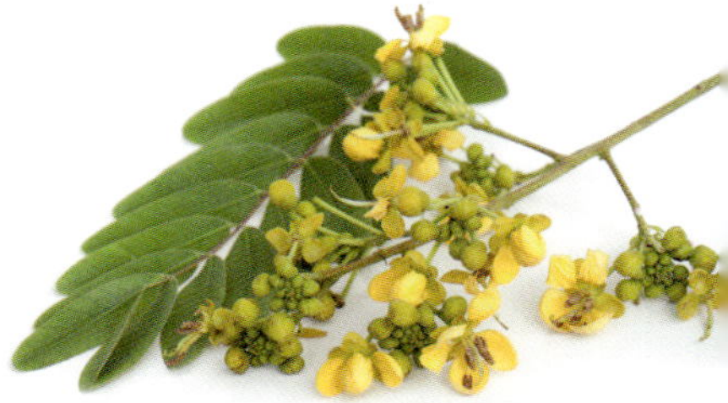

Ein häufig verwendetes Abführkraut ist die **Sennespflanze**. Seine Früchte wirken generell milder als die Blätter. Sennestee hat eine stuhlerweichende Wirkung und zusätzlich wird die Darmtätigkeit angeregt. Bereits nach wenigen Stunden kann auch eine etwas hartnäckigere Verstopfung gelöst werden.

Länger als 8–10 Tage sollte die Sennespflanze allerdings nicht angewendet werden. **Aufgrund der abortiven Wirkung ist sie für Schwangere nicht geeignet.** Sie verwenden besser Leinsamen, Weizenkleie, Flohsamenschalen oder eine Tasse Löwenzahnwurzeltee.

DRASTIKA

In einigen alten Hausmittel- und Kräuterbüchern werden die sogenannten Drastika empfohlen.

Dabei handelt es sich um Pflanzen, die sehr stark reizend auf den Dünn- und Dickdarm wirken. Hierzu zählen vor allem Koloquintenfrüchte, auch Purgiergurke oder Teufelsapfel genannt, die Jalapenwurzel, das Gottesgnadenkraut und Rizinus.

Drastika wirken bereits nach 30–120 Minuten.

Sie sollten jedoch aufgrund der starken Gewebereizung, des hohen Wasserverlustes und kolikartiger Schmerzen unbedingt gemieden werden!

Beispielsweise ist Gottesknabenkraut giftig und wird trotzdem noch in einigen Kräuterbüchern erwähnt. Von einem Gebrauch ist aber dringend abzuraten, da bereits kleinste Dosierungen schwere Nebenwirkungen hervorrufen können.

Es ist auf Dauer einfacher und wirksamer, seine Ernährungsgewohnheiten und Lebensumstände zu ändern und so gänzlich von Verstopfung verschont zu bleiben, als häufig zu intensiv wirkenden Mitteln zu greifen.

Wer unter chronischer Verstopfung leidet, sollte ohnehin einen Arzt aufsuchen, da es sich dann nicht mehr um eine bloße Befindlichkeitsstörung handelt und der Körper geschädigt werden könnte.

Kräuter, die man im Winter ernten kann

Die Winterzeit ist die Ruhezeit der Heilkräuter und der Kräuter, die man in der Wildpflanzenküche frisch ernten kann. Die meisten Gewächse bereiten sich in dieser Zeit auf einen Neuanfang im Frühling vor, doch einige wenige unermüdliche sind auch in dieser Jahreszeit noch frisch essbar. Auch wenn die Heilkraft der meisten dieser Pflanzen im Winter nicht so ausgeprägt wie im Frühling oder Sommer ist und der Gehalt an Vitaminen geringer, lohnt es sich nach ihnen Ausschau zu halten und sie zu nutzen. Der Winter ist hauptsächlich die Zeit der mystischen Mistel.

BRENNNESSEL *(Urtica dioica)*

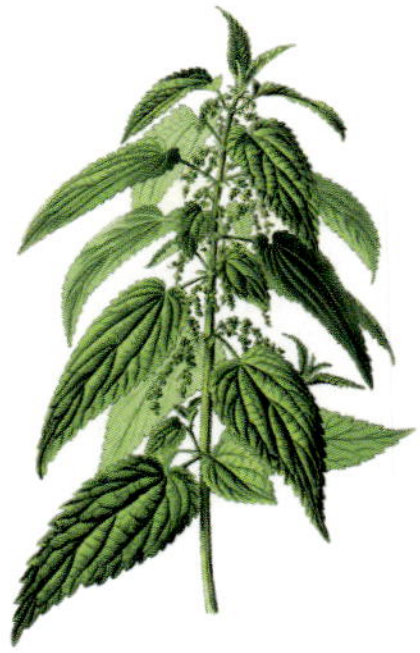

(Siehe *Natürlich heilen mit Kräutern und traditionellen Hausmitteln – Frühling* Seite 21, 48, 73 und 118)
Bei milder Witterung treibt sie auch im Winter neue Triebe. Diese lassen sich gut für einen entschlackenden Tee oder für die gesunde Ernährung nutzen, denn sie liefern Eisen, Eiweiß und viele Vitamine.

Ihre Wurzeln sind ebenfalls zu Heilzwecken in den Wintermonaten frisch verfügbar.

EIBISCH *(Althaea officinalis)*

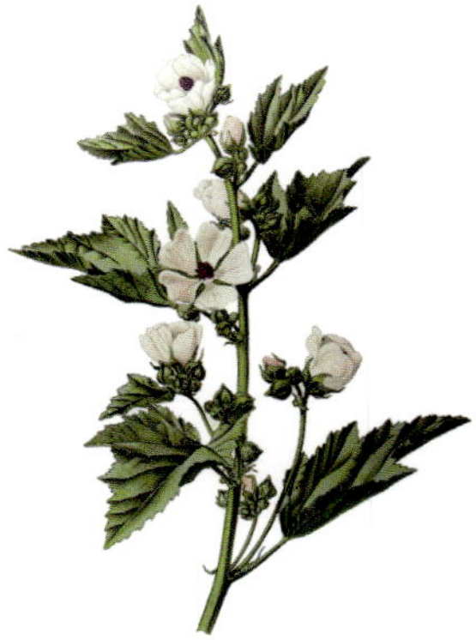

Jetzt ist die Zeit der Eibischwurzel-Ernte. Die frischen, geschälten oder ungeschälten Wurzeln werden als Heilwurzeln zur Immunsystemstärkung, bei Entzündungen im Mund- und Rachenraum und trockenem Reizhusten verwendet. Da die heilenden Inhaltsstoffe vor allem die Schleime sind, ist ein Kaltauszug erforderlich.

» Dafür werden 2 TL Wurzelstückchen über Nacht in 250 ml kaltem Wasser ausgezogen und am nächsten Tag kalt oder lauwarm erwärmt getrunken.

GÄNSEBLÜMCHEN *(Bellis perennis)*

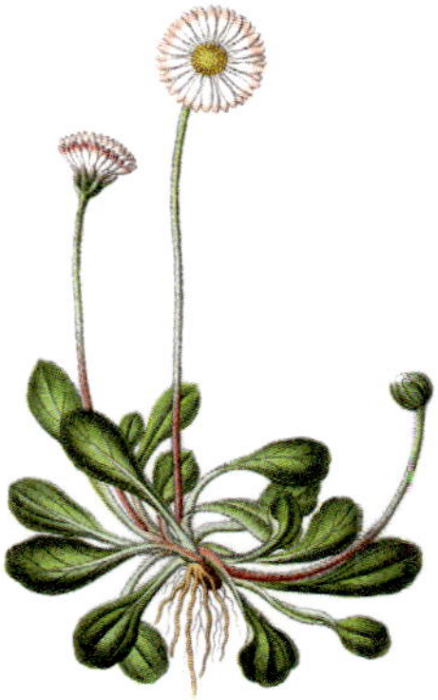

(Siehe *Natürlich heilen mit Kräutern und traditionellen Hausmitteln – Frühling* Seite 48 und 118)
Das Gänseblümchen blüht sogar im tiefsten Winter, sobald die Sonne sich zeigt und der Schnee über ihm geschmolzen ist. Das Kraut liefert reichlich Vitamin C, Eisen und Magnesium. Die Blüten sind eine essbare Dekoration auf Salaten und Aufläufen.

Das Gänseblümchen wird seit alters her als Tee bei Katarrhen, Hauterkrankungen und Leberleiden genutzt.

GUNDERMANN *(Glechoma hederacea)*

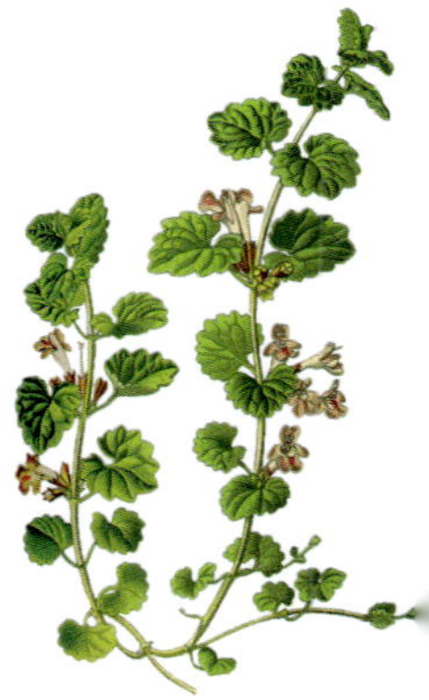

(Siehe *Natürlich heilen mit Kräutern und traditionellen Hausmitteln – Frühling* Seite 117)
Der Gundermann gehört zu den Unermüdlichen, die auch in der kalten Jahreszeit als Tee aufgebrüht bei leichten Erkrankungen der Atemwege, Magen-Darm-Katarrhen und äußerlich als Waschung bei Hauterkrankungen und kleinen Wunden hilfreich sein kann.

Als würziges Wildkraut ist er auch in der Winterküche frisch einsetzbar.

KNOBLAUCHRAUKE *(Alliaria petiolata)*

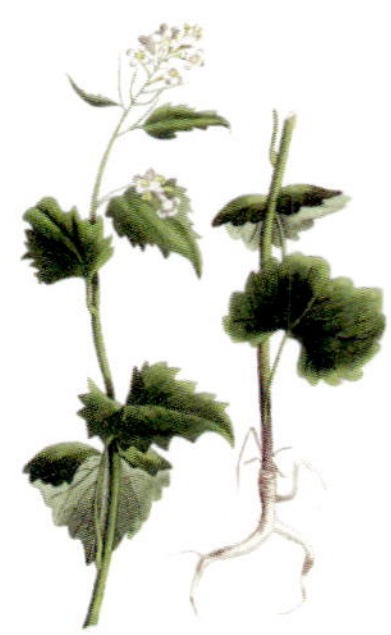

Der Knoblauchrauke werden antibiotische Eigenschaften zugesprochen, weshalb man sie bei Atemwegserkrankungen und als Umschlag bei schlecht heilenden Wunden einsetzt.

Die leicht nach Knoblauch schmeckenden Blätter eignen sich hervorragend für die Wildkräuterküche und liefern Vitamin C und Provitamin A.

LÖWENZAHN *(Taraxacum officinale)*

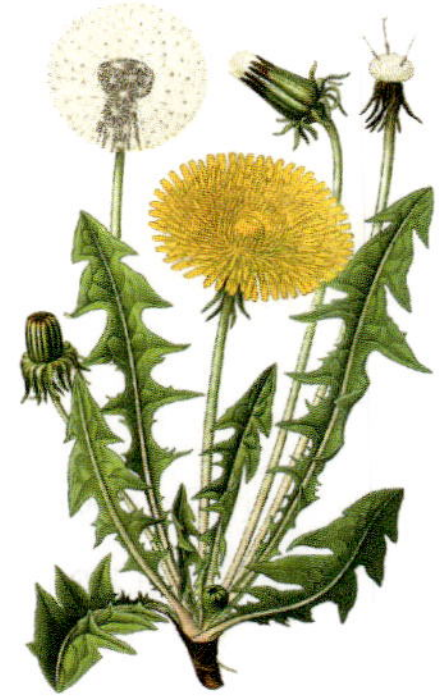

(Siehe *Natürlich heilen mit Kräutern und traditionellen Hausmitteln – Frühling* Seite 48, 70, 117 und 174)
Löwenzahn treibt in milden Wintern neu aus und liefert frische Vitamine. Seine Bitterstoffe regen die Verdauung an und haben eine leicht harntreibende Wirkung. Damit kann das Frühlingsentschlacken bereits vorverlegt werden.

Die Wurzel kann ebenfalls im Winter geerntet werden, wenn der Boden nicht durchgefroren ist.

MISTEL *(Viscum album)*

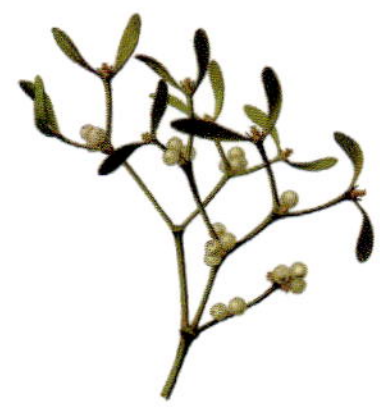

Harmonisierend bei Bluthochdruck, Herzschwäche, Arterioskleroseprophylaxe, immunsystemstimulierend

MERKMALE

Höhe 20–60 cm. Immergrüner, verzweigter, kleiner Strauch mit ledrigen, gegenständigen Blättern. Sie sind länglich bis spatelig. Die Blüten sind unscheinbar grünlich und stehen oft zu dritt oder fünft beieinander. Die Scheinbeeren sind beige-weiß und gelten als leicht giftig, werden aber zu Heilzwecken mitgeerntet.

BLÜTEZEIT

Februar bis Mai

VORKOMMEN

Halbparasit auf Kiefern, Tannen und Laubbäumen

VERWENDUNG ALS HEILPFLANZE

Innerlich:

Vor allem der im Kaltauszug gewonnene Tee aus den jungen Ästen mit Blättern, Blüten und Früchten wird gegen hohen Blutdruck und in der Volksmedizin zusätzlich zur Vorbeugung gegen Arteriosklerose verwendet. Als extrahiertes Präparat, das injiziert wird, gilt es im anthroposophischen Therapieansatz als begleitendes Mittel bei Krebserkrankungen. Hier steht vor allem die Verbesserung der Immunabwehr und nicht die direkte zytostatische Wirkung im Vordergrund.

Äußerlich:
In der Volksmedizin wird der Tee-Kaltauszug in Form von Umschlägen bei Krampfadern, Ekzemen und zur Linderung von Nervenschmerzen verwendet.

VERWENDUNG IN DER KÜCHE

keine

ANWENDUNGSFORM IN DER HEILKUNDE

Tee, Umschläge, Extrakt zur Injektion

SAUERAMPFER *(Rumex acetosa)*

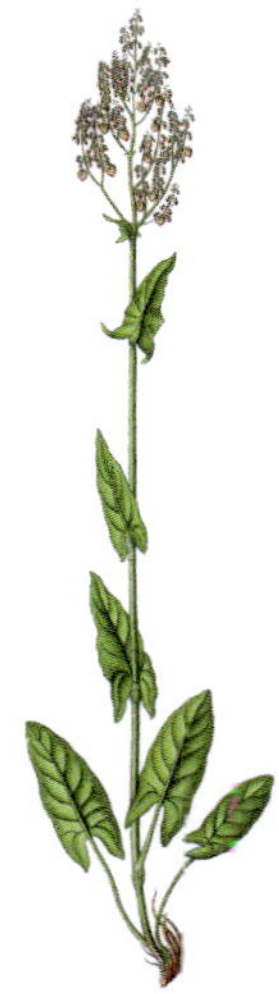

Der Sauerampfer hat eine entschlackende Wirkung und hilft in der dunklen Jahreszeit, den Körper mit Vitamin C fit zu halten. Sobald es ein paar Tage sonnig ist, treibt er neu aus und kann in der Küche verwendet werden.

SPITZWEGERICH *(Plantago lanceolata)*

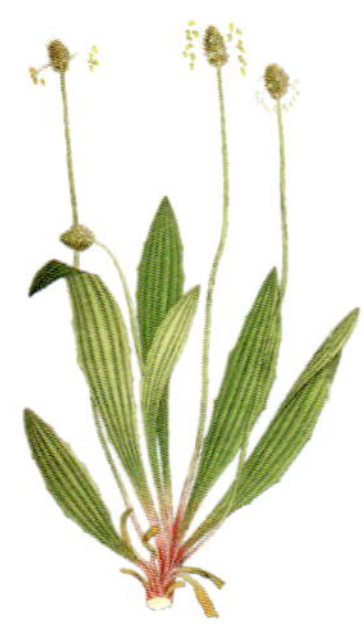

(Siehe *Natürlich heilen mit Kräutern und traditionellen Hausmitteln – Frühling* Seite 69 und 248 und Kurzportrait *Winter* Seite 231)
Den ganzen Herbst und Winter hindurch lassen sich die frischen, zarten Blätter ernten. Sie schmecken mild in Salaten und helfen unter anderem als Tee festsitzenden Husten zu lösen.

VOGELMIERE *(Stellaria media)*

(Siehe *Natürlich heilen mit Kräutern und traditionellen Hausmitteln – Frühling* Seite 48 und 118)
Sie enthält viel Kalium und Vitamin C. Als Frischpflanzenumschlag wird sie bei Hauterkrankungen und als Tee bei Lungenerkrankungen eingesetzt.

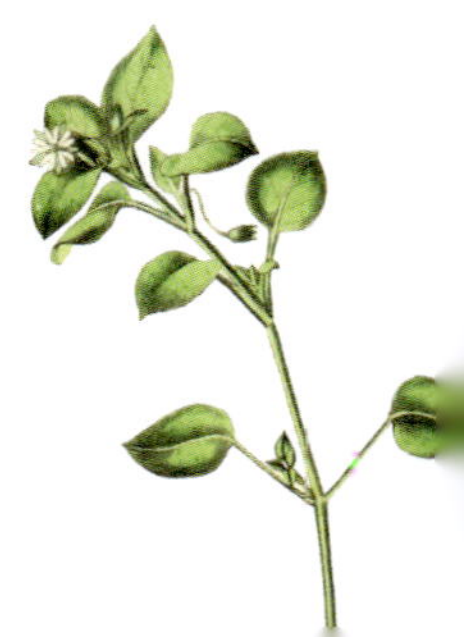

Literaturverzeichnis

- Bader Marlis, *Räuchern mit heimischen Kräutern*, Goldmann Arkana, München 2008
- Bühring Ursel, *Praxis-Lehrbuch der modernen Heilpflanzenkunde*, Karl F. Haug Verlag, Stuttgart 2011
- Dörfler Friedrich Dr.Dr./Roselt Gerhard Prof. Dr. habil., *Unsere Heilpflanzen*, Urania-Verlag, Leipzig–Jena–Berlin 1976
- Fintelmann Volker/Weiss Fritz Rudolf, *Lehrbuch der Phytotherapie*, Hippokrates Verlag, Stuttgart 2006
- Fleischhauer Guido Steffen/Guthmann Jürgen/Spiegelberger Roland, *Enzyklopädie Essbare Wildpflanzen*, AT Verlag, Aaarau (CH) und München 2013
- Hänsel/Sticher/Steinegger, *Pharmakognosie-Phytopharmazie*, Springer Verlag, Berlin–Heidelberg–New York 2010
- Koch Judith, *Alte Heiler – Ein neuer Weg zu den Wildkräutern*, Verlag Freya GmbH, Linz (A) 2016
- Mayer Gottfried Johannes Dr./ Ueklke Bernhard Dr. med. / OSB Saum Kilian Pater, *Handbuch der Kloster-Heilkunde*, Verlag Zabert Sandmann GmbH, München 2004
- Mutter Joachim Dr. med., *Grün Essen*, VAK Verlags GmbH, Kirchzarten bei Freiburg 2014
- Schilcher H./Kammerer S./Wegener T., *Leitfaden Phytotherapie*, Urban & Fischer, München 2016
- Storl Wolf-Dieter, *Borreliose natürlich heilen*, AT Verlag, Baden (CH) und München 2007
- Wichtl Max, *Teedrogen und Phytopharmaka*, Wissenschaftliche Verlagsgesellschaft, Stuttgart 2009
- Wiesenauer Markus, *PhytoPraxis*, Springer Verlag, Berlin–Heidelberg 2016

Index

C

D

E

H

I

L

T

W

Y

Z

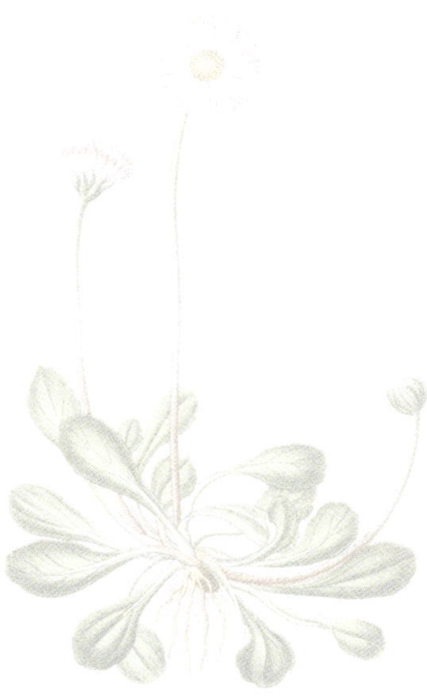

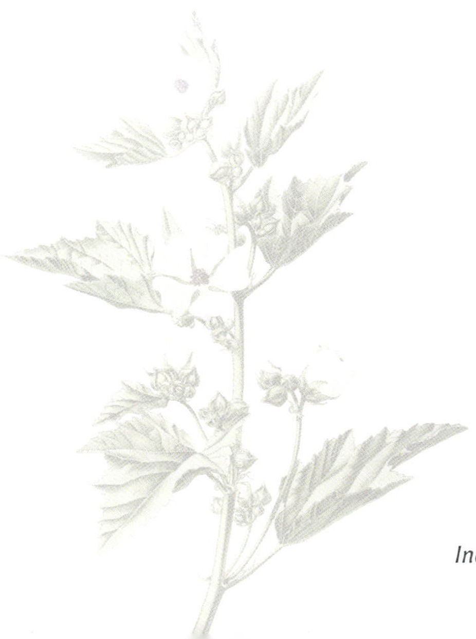

Rezepte-Index

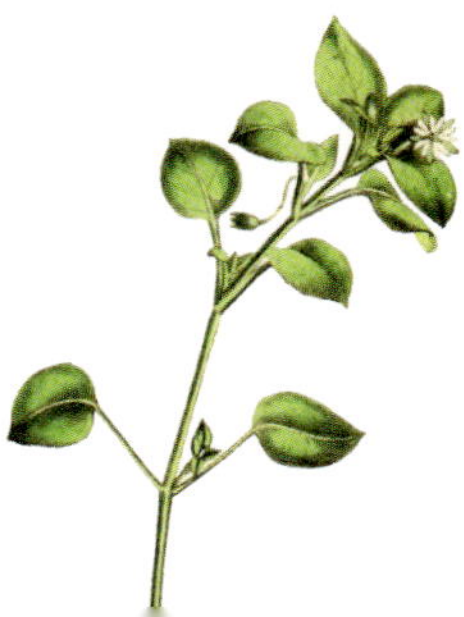

FOTONACHWEISE: © Adobe Stock: COVER: Lilly, REDPIXEL (Gemüse schneiden) / Dionisvera (Honig) / Magdalena (Illustration Mistel) //
KERN: icemanphotos S. 8 / Michael Meijer S. 10 / praewpailin (Papierstreifen) S. 10/ Otto Durst S. 12 / Ruckszio S. 14, S. 60, S. 119, S. 127, S. 153, S. 199 / Andrey Kuzmin S. 17 / marcin jucha S. 18 / volff S. 26, S. 237 / Alexander Raths S. 32, (Ringelblume) S. 171 / Natika S. 33 / Africa Studio S. 34, (Kakao) S. 59 / nikolaydonetsk S. 37, S. 124 / 13smile S. 39, (Huflattich) S. 170 / maxsol7 (Sanddorn) S. 45 / Christian Pedant (Hamamelis) S. 45 / Iurii Kachkovskyi (Beeren) S. 45 / kolesnikovserg s. 46 / Björn Wylezich S. 49 / Sea Wave S. 50 / New Africa S. 55 / oxie99 (Anis) S. 56, (Schnittlauch) S. 57 / womue (Basilikum) S. 56, (Knoblauch) S. 61, S. 88, (Reis) S. 96 / Quade (Kerbel) S. 56 / Scisetti Alfio (Liebstöckel) S. 56, (Bohnenkraut) S. 59, (Nelken) S. 66, S. 107 (Melisse; Salbei) S. 122, S. 148, (Mistel) S. 156, S. 173, S. 181, (Salbei) S. 198 / thelefty (Majoran) S. 56 / Joachim (Oregano) S. 56, (Beifuß) S. 64, (Gänserfingerkraut) S. 118, (Hirtentäschelkraut) S. 120 (Baldrian r. o.) S. 128, S. 223 / Tim UR (Peperoni) S. 57 / lantapix (Thymian) S. 57 / amy_lv (Zimt) S. 57, (Wacholderbeeren) S. 65, S. 91 / lewal2010 (Zwiebel) S. 57, S. 162 / Vesna Cvorovic (Fenchel) S. 61 / Juanamari Gonzalez (Muskatnuss) S. 61 / atika S. 63 / hsagencia (Aniskraut) S. 64 / sommai (Ingwer) S. 64 / Schlierner (Kümmel) S. 64 / IrisArt (Liebstöckel) S. 65 / Dmitriy Syechin (Oregano) S.65, S. 82 / Thomas Francois (Muskatnuss) S. 66 / Unclesam (Vanille) S. 66 / fine pics S. 68 / Nata Studio (Wurzeln) S. 69 / margo555 (Hopfenzapfen) S. 69 / Marina Lohrbach S. 70, S. 200 / leomalsam S. 71 / Madeleine Steinbach (Kardenwurzelfoto) S. 74, 75 / unpict (Karde-Freisteller) S. 74, S. 77, (Mariendistel) S. 81, S. 83, (Baldrianwurzel) S. 128, S. 129, (Kren) S. 195, S. 228 / scphoto48 S. 76 / mizina S. 79, S. 177 / dule964 S. 80 / eyetronic S. 84 / M. Schuppich S. 86, S. 87, S. 109 / baibaz (Birnen-Freisteller) S. 92 / annabell2012 (Smoothie) S. 92 / innafoto2017 (Walnüsse-Freisteller) S. 93 / iaroshenko (Müsli) S. 93 / hcast (Tomaten) S. 94 / nataliazakharova (Basilikum) S. 94 / Jiri Hera S. 95 / uwimages (Sprossen) S. 96 / der hugo2 S. 97 / Vitalii_Mamchuk S. 98 / Diana Taliun S. 101 / Coprid S. 102 / Subbotina Anna S. 104 / EM Art S. 105 / Rozmarina S. 110 / aris sanjaya S. 111 / VRD S. 112 / Harald Biebel S. 114 / photocrew S. 115, S. 146, (Kakao) S. 157, S. 214 / JPC-PROD (Ackerschachtelhalm) S. 116 / spline_x (Mönchspfeffer) S. 116 / Robert Biedermann S. 117 / azure (Tüpfel-Johanniskraut) S. 118 / Henrik Larsson (Beifuss) S. 120, S. 143 / Soho A studio S. 121 / voren1 (Schafgarbe) S. 122 / Rita Priemer S. 123 / Richard Griffin S. 131, S. 174 / voltan S. 132 / emberiza (Eibisch) S. 133 / Valerii Zan (Klette) S. 133 / Elena Schweitzer S. 135, S. 141 / Barbara-Maria Damrau S. 138 / Kotkoa S. 142 / PIXbank S. 144 / Aleksandr Volkov S. 147 / Michail S. 149 / melica S. 150 / Carola Schubbel S. 152 / Elenathewise (Echinacea) S. 156 / emuck (Pfeffer) S. 157, Mirjam Claus S. 158 / Serena Tayyan S. 160 / ArtCookStudio (Schafgarbe) S. 166 / Adi Ciurea (Wacholder) S. 166 / marilyn barbone S. 167 / Xavier (Sanddorn) S. 170, S. 229 / Olga Vasilkova (Brombeeren) S. 171 / Dionisvera S. 172 / Günter Albers S. 175 / annguyen S. 179 / euthymia S. 180 / Татьяна Пинкасевич S. 182 / kazakovmaksim S. 183 / Pawel Burgiel (Thymian) S. 186 / rsooll S. 187 / boonchuay1970 S. 188 / multik79 S. 189 / robert6666 S. 191, (Rosinen) S. 236 / sbgoodwin (Zwiebel) S. 195 / kurapy S. 296 / fotoali S. 197 / Krafla S. 201 / Dmitri Stalnuhhin S. 202 / Floydine S. 203 / Smileus S. 204 / yodaswaj S. 207 / Daria Lukoiko S. 208 / onairjiw S. 211 / supamas S. 212 / kichigin19 S. 217 / REDPIXEL S. 218 / Mira Drozdowski S. 220 / Yingko S. 222 / domnitsky S. 226 / unverdorbenjr S. 227 / Leonid Nyshko (Erbsen) S. 230 / Raffalo (Äfpel) S. 230 / Christian Jung S. 231 / Tetiana S. 232 / bit24 S. 234 / Andrea S. 235 / robynmac (Dörrpflaumen) S. 236 / Suradech S. 238 /